药学综合性与设计性实验

主　编 ◎ 臧志和　李　羿
副主编 ◎ 孙毅毅　马松涛

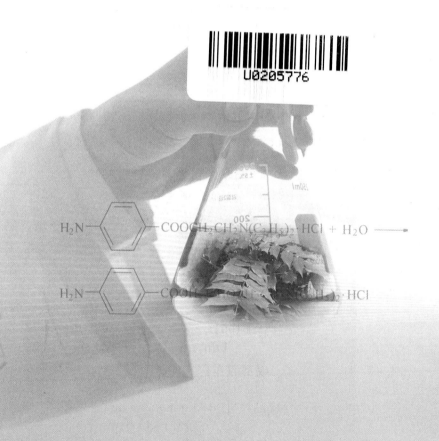

西南交通大学出版社
·成都·

内容简介

《药学综合性与设计性实验》由上、下两篇共 5 章构成。上篇为基础知识与研究方法篇，涉及药学综合实验与设计性实验的基本特性和在人才培养中的地位及作用，药学实验室的基础知识、实验方案设计的基础知识、实验记录的基础知识和实验数据获取、分析及处理的基础知识，药物药效和毒理研究思路与方法、中药质量评价研究思路与方法、药物分析研究思路与方法、药物化学研究思路与方法和药物制剂研究思路与方法。下篇为实验方法篇，共选取有鲜明药学特色的综合性实验 11 个，设计性实验 5 个。在实验项目的设置上，着力体现药学各二级学科交叉、融合的特点，做到实验教学内容与科研、社会应用实践密切联系，实现基础与前沿、经典与现代的有机结合。

本书可供全国高等医药院校药学、工学（制药工程等）、管理学（医药营销等）等专业的学生使用，亦可用作有关专业成人教育或自学教材选用。

图书在版编目（C I P）数据

药学综合性与设计性实验 /臧志和，李羿主编. — 成都：西南交通大学出版社，2013.4（2022.1 重印）
ISBN 978-7-5643-2259-5

Ⅰ. ①药… Ⅱ. ①臧… ②李… Ⅲ. ①药物学 – 实验 – 医学院校 – 教材 Ⅳ. ①R9-33

中国版本图书馆 CIP 数据核字（2013）第 056236 号

药学综合性与设计性实验

主编 臧志和 李羿

*

责任编辑 李芳芳
特邀编辑 罗在伟
封面设计 墨创文化
西南交通大学出版社出版发行
（四川省成都市金牛区二环路北一段 111 号西南交通大学创新大厦 21 楼
邮政编码：610031 发行部电话：028-87600564）
http://press.swjtu.edu.cn
成都蓉军广告印务有限责任公司印刷

*

成品尺寸：185 mm×260 mm 印张：14
字数：345 千字
2013 年 4 月第 1 版 2022 年 1 月第 4 次印刷
ISBN 978-7-5643-2259-5
定价：29.80 元

药学综合性与设计性实验

（供药学类专业用）

主　编　臧志和　李　羿

副主编　孙毅毅　马松涛

编　者（按姓氏笔画）

马松涛	王地娟	尤思路	邓晶晶
代　晶	许小红	刘冬恋	朱　军
孙毅毅	张仲林	宋　丽	辛志伟
李　羿	杨　胜	杨　倩	李　晨
吴　敏	李婷婷	郑　砾	钟世红
秦　琴	曹丽萍	盛艳梅	谢兴亮
蒋庆琳	彭延娟	臧志和	廖昌军
廖洪利	颜晓燕		

前　言

　　药学是一门涉及化学、医学、生物学等多领域的学科，具有较强的实践性和应用性。药学实验教学在高等药学教育中占据着十分重要的地位，是培养药学应用型人才的关键环节。然而传统的药学实验按学科划分，各学科的实验内容自成体系，难以反映学科间交叉渗透、相互融合的实际状况。国家在实施高等学校本科教学质量与教学改革工程中强调要强化实践教学，进一步推进教育教学与生产劳动和社会实践的紧密结合，提高学生的实践能力，使培养出来的学生能够适应社会的需求。因此，编者遵循药学实验教学理念，依据学生的心理发展特点，致力于药学实验教学的改革，打破过去药学实验教学学科独立、各学科实验内容互不相干的传统，将药学专业的专业主干课程中分散的、有关联的实验内容进行有机组合。做到实验教学内容与科研、社会应用实践密切联系，实现基础与前沿、经典与现代的有机结合。其目的是经过实验课程的学习、训练后使学生具有分析并解决综合性较复杂问题的能力，系统掌握药学的实验技术与研究方法，培养学生的创新能力和综合素质，形成良性互动，以适应社会发展的需要。

　　全书分上、下两篇，共 5 章。上篇为基础知识与研究方法篇，分为 3 章，分别介绍了药学综合实验与设计性实验的基本特性和在人才培养中的地位及作用，药学实验室的基本知识、实验方案设计的基本知识、实验记录的基本知识和实验数据获取、分析及处理的基本知识，药物药效和毒理研究思路与方法、中药质量评价研究思路与方法、药物分析研究思路与方法、药物化学研究思路与方法和药物制剂研究思路与方法。下篇为实验方法篇，分为 2 章，共选取综合性实验 11 个，设计性实验 5 个。在实验项目的设置上，力求突出药学专业特色及药学各二级学科交叉融合的特点，实现课程在内容和知识点上的立体交叉、逐步递进的原则。即先安排一些知识点比较单一的学科经典性基础性实验内容，使学生对本专业学科相关实验知识和方法有初步的认识；然后再向多学科知识交叉融合、实验技术涉及面较广的综合性实验递进。综合性实验中既有正常药物提取分离测定，又有不同合成路线的合成方法变化观察；既有经典及现代的药物分析方法，又有药物干预机理的探讨；既包括典型的机能学知识，又增加了部分形态与生化代谢方面的实验内容，使同学们对实验研究有一个比较全面和立体的概念；最后再递进到模拟科研过程、培养学生创新精神的探索性实验。旨在使学生通过实验课程的学习及训练后，掌握药学的实验技术及研究方法，使学生在实验设计能力、分析解决问题能力和创新能力等方面都有较大的提高，实现学生知识、能力和素质的全面协调发展。

　　综观全书内容翔实，有理有据，特色鲜明。除介绍药学综合性与设计性实验基础知识外，在论述各学科发展的研究思路与方法上体现出较鲜明的特色。同时，根据专业课程设置和人才培养需要，更新了实验课程体系，形成了夯实基础知识技能（基础实验）——形成综合应用能力（综合性实验）——拓展科研创新素质（设计性实验）的多层次实验技能培养模式。

  本书的出版旨在抛砖引玉，希望能使高等药学实验教学的理论研究及实践引起更多的关注，更好地推动高等药学教育的改革，促进高等药学教育水平和学生综合素质的提高。

  本书在编写过程中得到了成都医学院领导、药学院教师及西南交通大学出版社领导和工作人员的关心和支持，在此表示衷心的感谢！本书的编者是以臧志和教授领衔的教学团队，都是从事药学教育、科研的工作者。编者在繁忙的工作中抽出时间，发挥团队合作精神共同努力完成了本书的编写工作，在此表示诚挚的谢意！

  由于本书编写是全新的尝试，不足之处在所难免，恳请广大读者、专家批评指正，以便在今后修订时进一步提高完善。

《药学综合性与设计性实验》编委会

2012 年 12 月

目　录

上篇

基础知识与研究方法

第1章 绪 论

学生做实验的目的不仅是对所学理论知识的验证与巩固，更是通过实验学习科学的思维方法，形成正确的科学实践观。实验教学既是理论联系实际的重要环节，又是训练学生基本技能，培养工作能力和良好作风，全面提升综合素质的重要途径。因此，药学实验对药学专业学生而言具有非常重要的地位和作用。以往药学专业的实验教学中药学综合性实验较少，又缺乏药学设计性实验，而课程之间的重复实验却很多。为了加强对药学专业人才的培养，提高学生的实践动手能力，培养学生的创新意识，本书对药学实验进行了大胆改革，减少了验证性实验的比重，增加了综合性和设计性实验的比重，将多门药学专业实验课有机重组为一门药学综合性设计性实验课程，避免了多门课程之间的重复实验，节约了实验时间和实验费用。

1.1 药学综合性实验

1.1.1 药学综合性实验概述

药学是一门实践性较强的专业。药学综合性实验主要是指实验内容涉及本学科的综合知识或与之相关学科知识的实验，实验过程比较复杂，需综合运用多个学科理论知识或多种实验操作技能。目的是让学生通过综合性实验，掌握多种分析技术综合运用的能力，提高分析解决问题的能力，培养良好的科学素质。

传统药学实验按学科划分，教学内容为理论教学的验证或孤立的单元操作，造成基础课实验与专业课实验项目低效重复，缺乏对学生独立思考能力和实践动手能力的培养，难以教会学生综合运用多学科知识解决实际问题，存在着模仿性强、缺少思考和学习兴趣不足等诸多弊端。本书打破了过去学科独立、实验内容互不相干的传统，将药用植物学、生药学、天然药物化学、药理学、药剂学、药物化学、药物分析等课程中分散的、有关联的实验内容进行有机组合，编写了综合性大实验，力争实现实验教学内容与科研、社会应用实践密切联系，基础与前沿、经典与现代的有机结合。

本课程要求学生在学习有机化学、分析化学、药用植物学、生药学、药物化学、天然药物化学、药物分析、药剂学、生物药剂学与药物动力学等相关学科知识的基础上，将各学科知识融会贯通。学生通过药学综合性实验的学习，能综合应用各学科知识对药物进行质量评价，促进学生科研思维的形成和实践动手能力的提高。

1.1.2 药学综合性实验的基本特性

药学综合性实验具有互补性、交融性、渗透性、发展性、系统性、递进性等基本特性。

1.1.2.1 互补性

传统的实验教学注重学生基本实验技能的培养，而综合性实验则强调学生综合应用多学科知识能力的培养。为了实验能顺利开展，学生必须具有基本的实验技能，熟悉常用仪器的使用。将两者进行有效的整合，充分发挥协同作用，提高实验教学的效果。

1.1.2.2 交融性

长期以来，药学实验教学多是按照二级学科划分，围绕或从属于各门理论课程，受学科知识及实验条件的限制，实验内容在不同课程之间缺乏有机联系。因此，本书在编写上打破了学科界限，对实验项目进行重新整合，既突破了学科本位的思想，又加强了各学科间知识的相互渗透与融合。

1.1.2.3 渗透性

药学包含了药理学、药剂学、药物分析和药物化学等学科的内容，随着药学的快速发展，各学科之间的相互渗透也越来越深入。通过药学实验课的学习，使学生能了解到药品研究、生产、检验和使用的全过程。因此，对各药学学科内容进行整合后的综合性实验涵盖了更广泛的药学知识，对学生综合素质的提高起到至关重要的作用。

1.1.2.4 发展性

课堂教学要贯彻"以学生发展为本"的教学思想，教师应尊重学生的主体地位，引导学生自主学习，增强学生主体参与意识，培养学生解决问题的能力，促进学生潜能的挖掘和个性的发展，开辟实施素质教育的新途径。

1.1.2.5 系统性

改革后的药学实验分为"基础性实验、综合性实验、设计性实验"三个层次，通过层层深入的实验教学，形成了系统化的药学实验教学体系。学生在基础性实验中学习基础知识和基本技能，为之后创造性自主设计实验和独立完成实验打下基础，并在综合性实验与设计性实验中得到反复应用和巩固。

1.1.2.6　递进性

成功的课堂教学应体现知识和能力这两条主线，以能力主线为主，知识主线服务于能力主线的教学模式。这样设计形成了基础性实验—综合性实验—设计性实验的递进性知识主线，也形成了感知—操作探究—实验探索—形成结论的递进性能力主线。

1.1.3　药学综合性实验在人才培养中的地位及作用

开展药学综合性实验可以提高学生的自主学习能力，变被动灌输为主动思考，培养学生综合运用基础训练实验中所学知识从事初步研究的能力，有利于学生系统掌握药学的实验技术与研究方法，提高其实践动手能力、独立思考能力和分析解决问题的能力。学生能把学到的知识和技能综合性地运用在综合性实验中，提高其理论水平和研究能力，促进适应社会发展需要的高素质的药学专业人才的培养。

总之，与传统实验教学相比，药学综合性实验要求学生的知识面更广；在实验技术方面涉及多种实验技能，可以多方面地提高学生的实践动手能力。在本科教学环节中提高综合性实验教学环节所占的比重，能够开阔学生的视野，促进学生实验技能和创新意识的培养。因此，在大力提倡素质教育和创新教育的今天，药学综合性实验是值得推广应用的一种药学实验课教学模式。

1.2　药学设计性实验

1.2.1　药学设计性实验概述

药学学生创新素质的培养已经成为药学高等教育改革的重要目标。本书编者更新了教学理念，改变传统教学模式，立足于培养学生的学习能力，构建一种开放式、学生主动参与的教学新模式。在药学实验中开设设计性实验，旨在构建一个全面提升学生综合能力的平台。

所谓药学设计性实验是指给定实验目的、要求和实验条件，由学生自行设计实验方案并加以验证的实验。要求学生不拘泥于课堂实验时空和内容的限制，以学生为主体，学生自主选题，查阅相关文献资料，运用所学实验方法，自行设计一个科学可行的实验方案，并在老师指导下依照方案自行完成实验、获取和分析实验数据并得出结论。设计性实验注重学生能力和素质的全面提高，主要涉及学生实践动手能力、创新能力、信息收集整理的能力、根据具体要求设计实验的能力、发现解决问题的能力及撰写论文的能力等。这些能力的培养在过去的常规实验中往往被忽视。

本教材相应设计性实验项目的编写与传统的教材有较大区别，教材中只有建议没有实验步骤，只有问题没有实验原理，学生须查阅资料，提出问题，认真研究，反复实践，才能完成实验。选取的实验项目具有一定的创新性，涉及的实验内容与方法具有较强的综合性。

1.2.2　药学设计性实验的基本特性

药学设计性实验具有科学性、创新性、可行性等基本特性。

1.2.2.1　科学性

实验设计方案涉及对实验原理的正确认识和理解，包括选择合理的实验方法与合适的实验器材，设计科学可行的实验步骤，选择适当的统计分析方法，最后给出总结和评价。

1.2.2.2　创新性

创新性是设计性实验的灵魂，学生应具有敢于创新的意识，要在符合科学规律的前提下有执著的探究精神，大胆假设，小心求证。

设计性实验题目一般比较新颖且与科研、生产相关，题目具有一定的难度。学生自己查阅文献资料，运用学过的实验方法，针对所要解决问题的性质，根据实际的实验条件，可以设计不同的方案。即使在相同条件下，也可以进行不同的设计。这些都促使设计者积极思考以确定最佳的实验方案。

1.2.2.3　可行性

设计性实验要求学生应具备一定的实验基础知识和基本技能。学生拟定实验设计方案后，交由指导老师批阅，教师对学生设计方案中较为严重的错误给予纠正，一般问题给予提示，然后返还给学生进行修正。要求学生设计的实验方案安全可靠，不会对人身及仪器造成危害。实验应当便于操作、读数及数据处理。若有多种可能的实验方案，应综合考虑实验时间、实验成本和实验误差等因素，选择相对最优的实验方案。

1.2.3 药学设计性实验在人才培养中的地位及作用

1.2.3.1 激发学生的学习兴趣，促进学生综合素质和能力的协调发展与提高

传统实验教学都是教师详细讲解实验操作步骤及注意事项，学生仅是被动地按实验指导来完成教学大纲所规定的实验内容，影响了学生学习的主动性和积极性，妨碍了学生创造性思维的发展。而在设计性实验中，要求学生广泛查阅文献资料，自己设计实验方案，再经反复商讨后修订设计方案，让学生有更多的思维空间，更有利于培养学生的自主学习能力、实验创新能力、团队协作能力和科研论文的撰写能力。由于实验全程学生都十分投入，对所进行的实验内容印象深刻，对相关理论知识的理解也更透彻，对实验也更加重视，认识到科学研究的艰辛与严谨。即使实验失败，学生也能吸取教训，同样可收到良好的学习效果。总之，设计性实验有利于学生参与和实践动手能力的提高，有利于创新思维和创新能力的培养，有利于适应时代发展的高素质药学人才的培养。

1.2.3.2 对教师提出更高的要求，全面提升教师的知识结构

药学设计性实验需要教师集思广益、集体备课、认真讨论，寻找适合用来开设的实验内容。并在确定实验内容后，需教师反复进行预实验。由于设计性实验没有规定操作步骤，也没有限定实验方案，再加上学生的专业知识和实践经验的不足等原因，因此学生难以设计出较为完整的实验方案。同时学生对于实验过程中遇到的一些不可预料的情况也难以独立处理好，如果实验教师不及时进行指导，就会影响到实验教学的效果。教师如要对每一种实验方案的优缺点及可能会出现的问题了然于心，就必须采用不同方案进行预实验，而不能像在以往的验证实验中按部就班地开展实验。这些都对教师提出了更高的要求，除了需要花更多的时间和精力进行预实验外，还要有更丰富的理论知识和实验技能。教师在实验结束小结时，不仅仅要评价合理的实验设计方案，更要有针对性地分析学生实验中存在的问题，这样才能上好一堂设计性实验课。

1.2.3.3 开设设计性实验是对实验教学改革的有益探索

传统药学实验课教学注重于药学知识的传授，以验证性的实验为主，偏重于演示现象、验证理论。而设计性实验的基本步骤是：确定课题，查阅文献，收集整理信息，制定实验方案，实验操作，统计学分析，评价实验结果，最后进行总结与反思。这种新的教学模式努力构建自主、合作、探索的课堂教学方式与生动、活泼、创新的学习方式，使学生的知识与技能、过程与方法、情感态度等方面都得到充分的发展。因此，药学设计性实验是对传统药学实验的有益补充和扩展，也是药学实验教学改革的一种有益探索。

参考文献

[1] 孙晶波，张丽华，李洪宇，等. 药学专业综合性实验的设计与实践[J]. 中国医学杂志，2007，5（7）：23-24.

[2] 梁香. 药学专业中开展综合性实验的探讨[J]. 现代医药卫生，2008，24（1）：153-154.

[3] 齐艳，甄宇红，韩旭，等. 药学多学科综合性实验的探索与思考[J]. 大连医科大学学报，2005，27（6）：481-482.

[4] 庞小雄，张德志. 药学实验教学改革探讨[J]. 药学教育，2007，23（2）：46.

[5] 王伟祖，郑旭明. 构建实验教学新体系，培养学生创新能力[J]. 实验室研究与探索，2007，26（2）：71.

[6] 吴勇，成丽. 现代药学实验教程[M]. 成都：四川大学出版社，2008.

第2章 药学综合性与设计性实验基础知识

2.1 药学实验室基础知识

2.1.1 实验设备的基础知识

实验设备是开展实验工作的物质基础，是实验室的硬件设施。设备管理是实验室的一项经常性、基础性的工作，其目的是提高实验设备的使用效率。设备管理的好坏直接关系到实验室能否正常开展工作，因此必须予以高度重视。

2.1.1.1 建立账、卡、物管理制度

设备账一般按购置时间顺序登记，包括设备名称、编号、规格型号、生产厂家、制造年份、价格等信息资料。卡除包括账上登记的内容外，还包括设备性能、用途、随机附件、外形尺寸、设备购置费、运输费、安装费、维修费和报废年月等信息资料。账、卡和物应分离管理以起到互相监督、制约的作用。账、卡、物相符是设备管理的基本要求。

2.1.1.2 建立岗位责任制

实验设备应分室并由专人管理和使用。岗位责任人对设备的保养、维修、使用及实验室安全负有责任，并对实验室主任负责。岗位责任人必须熟悉所管仪器设备的性能和操作规程，并能熟练进行实验操作，能排除常见的小故障，定期对实验设备进行必要的保养和维护，使实验设备处于正常的使用状态。非岗位责任人使用仪器设备须经过岗位责任人的同意，并在岗位责任人指导下或按其要求进行操作。

2.1.1.3 建立实验设备检定制度

为了确保实验设备处于正常的使用状态，确保实验结果准确无误，新启用的实验设备

应进行计量检定，使用中的实验设备必须进行定期或不定期的计量检定。应由计量部门对计量、测力装置进行计量检定，并出具检定报告。使用频率较高的设备一般一年检定一次。设备在使用过程中应根据需要随时进行必要的检定，如试验结果有异常时。对于新启用的容器、测温仪器等在使用前应进行标定或校正。

2.1.1.4　建立正常使用维护制度

实验设备在使用前应检查其是否处于工作状态。使用完毕后要及时断电，清扫擦洗，套上外罩，防止落尘，保持仪器清洁。对于电器设备，如不经常使用，应定期通电运行，一般一个月一次，每次运行时间不少于 30 min；如遇阴雨天气，因空气湿度大，应增加通电运行次数，并延长通电时间。

2.1.1.5　建立使用维修登记制度

大型或较大型实验设备应建立使用登记制度，内容包括使用日期和时段、实验内容、设备状况和故障情况等。使用登记由使用人填写，非岗位责任人在使用设备后应经岗位责任人验收检查，并在登记册上签字认可后方可离去。实验设备维修情况也应在使用登记册上进行登记，内容包括维修时间、项目、所更换的零部件、费用和维修人等。使用维修登记反映设备在使用期间的性能状况，是设备使用、维修和报废的依据，应该认真填写。

2.1.2　实验材料的基本知识

2.1.2.1　化学试剂的基本知识

1. 化学试剂

化学试剂（Chemical regent）是进行化学研究、成分分析的相对标准物质，广泛用于物质的合成、分离、定性和定量分析。早期的化学试剂是指"化学分析和化学试验中为测定物质的组分或组成而使用的纯粹化学药品"。后来又被扩展为"为实现化学反应而使用的化学药品"，而现在的"化学试剂"所指的化学药品早已超出了这一范畴。即在化学试验、化学分析、化学研究及其他试验中使用的各种纯度等级的化合物或单质。在我国，采用优级纯、分析纯、化学纯三个级别表示化学试剂，按照中华人民共和国国家标准和原化工部部颁标准，共计 225 种。这 225 种化学试剂以标准的形式，规定了我国的化学试剂含量的基础。其他化学品的含量测定都是以此为基准，通过测定来确定其含量。

2. 危险化学试剂

危险化学试剂指具有能燃烧、爆炸、毒害、腐蚀或放射性等危险性质的化学试剂。在采购、保管和使用各种危险化学试剂的过程中，必须严格遵照国家的有关规定和产品说明书的条文进行办理。实验中可能用到的危险化学试剂主要有以下几类：

1）易燃液体

易燃液体易挥发，遇明火易燃烧。其蒸气与空气的混合物达到爆炸极限范围，遇明火、火星、电火花均能发生猛烈的爆炸。例如汽油、苯、甲苯、乙醇、乙醚、乙酸乙酯、丙酮、乙醛、氯乙烷、二硫化碳等。保存时需要密封（如盖紧瓶塞）防止倾倒和外溢，存放在阴凉通风的专用橱中，要远离火种（包括易产生火花的器物）和氧化剂。

2）易燃固体

易燃固体着火点低，易点燃，其蒸气或粉尘与空气混合达一定程度，遇明火或火星、电火花能激烈燃烧或爆炸；跟氧化剂接触易燃烧或爆炸。例如硝化棉、萘、樟脑、硫黄、红磷、镁粉、锌粉、铝粉等。保存时跟氧化剂分开存放于荫凉处，远离火种。

3）自燃品

自燃品跟空气接触易因缓慢氧化而引起自燃。例如白磷（白磷是剧毒品）保存时放在盛水的瓶中，白磷全部浸没在水下，加塞，保存于阴凉处。使用时注意不要与皮肤接触，防止因体温引起其自燃。

4）遇水燃烧物

遇水燃烧物可与水激烈反应，产生可燃性气体并放出大量热。例如钾、钠、碳化钙、磷化钙、硅化镁、氢化钠等。应保存于坚固的密闭容器中，存放于阴凉干燥处。少量钾、钠应放在盛煤油的瓶中，使钾、钠全部浸没在煤油里，加塞存放。

5）爆炸品

爆炸品指因摩擦、震动、撞击、碰到火源、高温而发生激烈爆炸的物品。例如三硝基甲苯、硝酸甘油、硝化纤维、苦味酸、雷汞等。装瓶单独存放在安全处。使用时要避免摩擦、震动、撞击和接触火源。为避免造成爆炸，实验中用量要尽可能少。

6）强氧化剂

强氧化剂与还原剂接触易发生爆炸。例如过氧化钠、过氧化钡、过硫酸盐、硝酸盐、高锰酸盐、重铬酸盐和氯酸盐等。应将其与酸类、易燃物、还原剂分开，存放于阴凉通风处。使用时切勿混入木屑、炭粉、金属粉、硫、硫化物、磷、油脂、塑料等易燃物。

7）强腐蚀性物质

强腐蚀性物质对衣物、人体等有较强腐蚀性。例如浓酸（包括有机酸中的甲酸、乙酸等）、固态强碱或浓碱溶液、液溴、苯酚等。盛于带盖（塞）的玻璃或塑料容器中，存放在低温阴凉处。使用时勿接触衣服、皮肤，严防溅入眼睛。

3. 有毒试剂

有毒试剂指人体摄入能造成毒害的化学试剂。例如氰化钾、氰化钠等氰化物，三氧化二砷、硫化砷等砷化物，升汞及其他汞盐。汞和白磷等均为剧毒品，人体摄入极少量即能中毒致死。可溶性或酸溶性重金属盐以及苯胺、硝基苯等。

有毒试剂应严格按相关管理制度进行存放和操作。实验人员应按规定穿戴好工作衣、帽、鞋、保护眼镜、面具和手套等以确保安全。使用有毒药品时，应按需要称量取用。有毒试剂的领取、使用、消耗、剩余都要有详细的记录，便于跟踪管理。取用完有毒试剂后注意及时密封，并在专用区域保存。实验人员不得擅自离开工作岗位，如需要离开时应委托可靠的人员代为管理。

实验室要做好通风排气工作。有强刺激或有毒烟雾的实验必须在通风橱内进行。明确并严格遵守有毒区域划分及相应的仪器使用规则。杜绝各种有毒物品侵入人体皮肤、呼吸系统和消化系统。如有撒落，应立刻采用科学方法进行处理。处理的有毒试剂、溶液及相应的器皿，应及时清理，或冲洗或稀释或中和。接触过有毒药品的手，应及时清洗干净。

2.1.2.2　实验室用水的基础知识

1. 水的常用评价指标及分级

水的常用评价指标及分级见 2-1-1 表。

表 2-1-1　水的常用评价指标及分级

级别	pH 值范围（25 ℃）	电导率（μs/cm · 25 ℃）	比电阻（MΩ · cm · 25 ℃）	可氧化物质[以（O）计]，mg/L	吸光度（254 nm, 1 cm 光程）	蒸发残渣（105±2）℃，mg/L	可溶性硅[以（SiO₂）计, mg/L
一级	—	≤0.1	≥10	—	≤0.001	—	<0.01
二级	—	≤1	≥1	<0.08	≤0.01	≤1.0	<0.02
三级	5.0～7.5	≤5	≥0.2	<0.40	—	≤2.0	—

注：① 由于在一级水、二级水的纯度下，难于测定其真实的 pH 值，因此，对一级水、二级水的 pH 值范围不作规定。
② 一级水、二级水的电导率需用新制备的水"在线"测定。
③ 由于在一级水的纯度下，难于测定可氧化物质和蒸发残渣，对其限量不做规定。可用其他条件和制备方法来保证一级水的质量。
④ 一级水用于有严格要求的分析实验，包括对颗粒有要求的实验，如高压液相色谱分析用水。
⑤ 一级水可用二级水经过石英设备蒸馏或离子交换混合床处理后，再经过 0.2 μm 微孔滤膜过滤来制取。二级水用于无机痕量分析等实验，如原子吸收光谱分析用水。二级水可用多次蒸馏或离子交换等方法制取。
⑥ 三级水用于一般化学分析实验。三级水可用蒸馏或离子交换等方法制取。

2. 实验室用水的分类

实验室用水主要有蒸馏水、去离子水、反渗透水和超纯水。

1）蒸馏水

蒸馏水（Distilled water）是实验室最常用的一种纯水，虽设备便宜，但极其耗能和费水且速度慢，应用会逐渐减少。蒸馏水能去除自来水内大部分的污染物，但某些杂质无法去除，如二氧化碳、氨、二氧化硅以及一些有机物。新鲜的蒸馏水无菌，但储存后易感染细菌并繁殖。此外，储存的容器也很讲究，若是非惰性的物质，离子和容器的塑形物质会析出造成二次污染。

2）去离子水

去离子水（Deionized water）为用离子交换树脂去除水中的阴离子和阳离子所获取的水，但水中仍然存在可溶性的有机物，可以污染离子交换柱从而降低其功效，去离子水存放后也容易引起细菌的繁殖。

3）反渗透水

反渗透水（Reverse osmosis water）生成的原理是水分子在压力的作用下，通过反渗透膜成为纯水，水中的杂质被反渗透膜截留排出。反渗透水克服了蒸馏水和去离子水的许多缺点，利用反渗透技术可以有效地去除水中的溶解盐、胶体、细菌、病毒、细菌内毒素和大部分有机物等杂质，但不同厂家生产的反渗透膜对反透渗水的质量影响很大。

4）超纯水

超纯水（Ultra-pure grade water）的标准是水电阻率为 18.2 $M\Omega \cdot cm$。但超纯水在总有机碳（Total organic carbon，TOC）、细菌、内毒素等指标方面并不相同，要根据实验的要求来确定，如细胞培养则对细菌和内毒素有一定要求，而高效液相则要求 TOC 低。

2.1.2.3 药物标准物质的基础知识

1. 标本物质

标本物质指保持实物原样或经过整理，供学习、研究时参考用的动物、植物、矿物。

2. 药物标准物质

药物标准物质是指供药品标准中物理和化学测试及生物方法实验用，具有确定特性量值，用于校准设备、评价测量方法或者给供试药品赋值的物质，包括标准品、对照品、对照药材和参考品。

国家药品标准物质是国家药品标准的物质基础，它是用来检查药品质量的一种特殊的专用量具，是测量药品质量的基准，也是校正测试仪器与方法的物质标准。在药品检验中，它是确定药品真伪优劣的对照，是控制药品质量必不可少的工具。药物标准物质由中国药品生物制品检定所负责标定。中国药品生物制品检定所可以组织有关的省、自治区、直辖市药品检验所、药品研究机构或者药品生产企业协作标定国家药品标准物质。

3. 化学对照品

化学对照品是指用于鉴别、检查、含量测定和校正检定仪器性能的标准物质。

化学对照品和标准品一样系指国家药品标准中用于鉴别、检查、含量测定、杂质和有关物质检查等标准物质，它是国家药品标准不可分割的组成部分。

目前，中国药品生物制品检定所已能提供各类国家标准物质 1 242 种，其中中药化学对照品 288 种，对照药材 400 种，两者占总数的一半以上。

4. 对照药材

药材是指未经加工或未制成成品的中药原料，即中药材。对照药材指对照品当中的中药材对照品。对照药材常用于中药复方制剂的鉴别。

5. 对照提取物

对照提取物是中药有效部位新药的鉴别研究中作为对照用的提取物，其所用药材及工艺一般与有效部位新药一致。在研究时，也可选取一批或多批有效部位原料药混合制成具有代表性的对照提取物。对照提取物要求在相同条件下色谱行为有稳定性和可重现性。要达到这一要求必备的条件是：对照提取物的物质组成应当稳定。应对对照提取物开展研究，制定严格的质量标准，保证其在相同条件下色谱行为的稳定，并对其稳定性、储存条件、包装等进行考察，明确有效期。在对照提取物相关研究工作完成后，还应向中国生物制品检定所提供一定数量的对照提取物样品以及相关研究资料。

2.1.2.4 实验动物的基础知识

实验动物是指经人工饲育，对其携带的微生物实行控制，遗传背景明确或者来源清楚，用于科学研究、教学、生产、检定以及其他科学实验的动物。实验动物的管理应遵循统一规划，以促进实验动物的科学研究和应用。

1. 饲 育

（1）从事实验动物饲育工作的单位，必须根据遗传学、微生物学、营养学和饲育环境方面的标准，定期对实验动物进行质量监测。各项作业过程和监测数据应有完整、准确的记录，并建立统计报告制度。

（2）实验动物的饲育室、实验室应设在不同区域，并进行严格隔离。实验动物饲育室、实验室要有科学的管理制度和操作规程。

（3）实验动物的保种、饲育应采用国内或国外认可的品种、品系，并持有效的合格证书。

（4）实验动物必须按照不同来源、品种、品系和实验目的，分开饲养。

（5）实验动物分为四级：一级，普通动物；二级，清洁动物；三级，无特定病原体动物；四级，无菌动物。对不同等级的实验动物，应当按照相应的微生物控制标准进行管理。

（6）实验动物必须饲喂质量合格的全价饲料。霉烂、变质、虫蛀、污染的饲料，不得用于饲喂实验动物。直接用作饲料的蔬菜、水果等，要求新鲜并经过清洗消毒。

（7）一级实验动物的饮水应符合城市生活饮水的卫生标准。二、三、四级实验动物的饮水应符合城市生活饮水的卫生标准并经灭菌处理。

（8）实验动物的垫料应当按照不同等级实验动物的需要，进行相应处理，达到清洁、干燥、吸水、无毒、无虫、无感染源和无污染。

2. 防疫与检验

（1）对引入的实验动物，必须进行隔离检疫。为补充种源或开发新品种而捕捉的野生动物，必须在当地进行隔离检疫，并取得动物检疫部门出具的证明。野生动物运抵实验动物处所，需经再次检疫后，方可进入实验动物饲育室。

（2）对必须进行预防接种的实验动物，应当根据实验动物要求或者按照《家畜家禽防疫条例》的有关规定，进行预防接种，但用作生物制品原料的实验动物除外。

（3）实验动物患病死亡的，应当及时查明原因，妥善处理，并记录在案。

（4）实验动物患有传染性疾病的，必须立即视情况分别予以销毁或者隔离治疗。对可能被传染的实验动物，进行紧急预防接种，对饲育室内外可能被污染的区域采取严格消毒措施，并报告上级实验动物管理部门和当地动物检疫、卫生防疫单位，采取紧急预防措施，防止疫病蔓延。

3. 实验动物的使用

（1）应用实验动物应当根据实验目的选用相应的合格实验动物。申报科研课题和鉴定科研成果，应当把应用合格实验动物作为基本条件。应用不合格实验动物取得的检定或者安全评价结果无效，所生产的制品不得使用。

（2）供应用的实验动物应当具备下列完整的资料：

① 品种、品系及亚系的确切名称；

② 遗传背景或其来源；

③ 微生物检测状况；

④ 合格证书；

⑤ 饲育单位负责人签名。无上述资料的实验动物不得应用。

（3）实验动物运输工作应当有专人负责，实验动物的装运工具应当安全、可靠。不得将不同品种、品系或者不同等级的实验动物混合装运。

（4）从事相关工作的单位和人员的要求：

① 实验动物工作单位应当根据需要，配备科技人员和经过专业培训的饲育人员。各类人员都要遵守实验动物饲育管理的各项制度，熟悉操作规程。

② 地方各级实验动物工作的主管部门，对从事实验动物工作的各类人员，应当逐步实行资格认可制度。

③ 实验动物工作单位对直接接触实验动物的工作人员，必须定期组织检查。对患有传染性疾病，不宜承担所做工作的人员应调换工作。

④ 从事实验动物工作的人员对实验动物必须爱护，不得戏弄或虐待。

⑤ 对长期从事实验动物饲育管理，取得显著成绩的单位或者个人，由管理实验动物工作的部门给予表彰或奖励。

⑥ 对违反条例规定的单位，由管理实验动物工作的部门视情节轻重，分别给予警告、限期改进、责令关闭等行政处罚。

⑦ 对违反本条例规定的有关工作人员，由其所在单位视情节轻重，根据国家有关规定，给予行政处分。

4. 实验动物的福利

早在 1831 年，英国生理学家 Marshall Hall 建议对动物实验加以规范。他曾提出以下 5 条建议：

（1）如果靠观察可获得所必需的资料，则不需要进行动物实验；

（2）如果没有明确的限定和预期结果，则不需要进行动物实验；

（3）科学家应对前人和同代人的工作有充分的了解，以避免不必要的重复实验；

（4）良好的实验应该使动物受到最少的痛苦（可改用较低等的，反映迟钝的动物）；

（5）任何实验均需在能提供明确结果的环境下进行，以避免或减少重复实验。

这 5 条建议可能是最早的动物实验管理原则。Marshall Hall 于 1857 年去世，直到 100 年后，英国和美国《动物福利法》问世，他的观点方为世人所知，并受到尊崇。

动物福利立法已经成为一种国际趋势。最早有关动物实验的法规出自英国。1875 年，Eranees Powers Cobbe 在上议院提出英国历史上第一个反活体解剖法，并成立了"维多利亚大街学会"；他在下议院也提出了"科学家法"，并成立了皇家研究会来研究它们。1876 年通过了《禁止虐待动物法》，初步制定了颁发许可证和执照等具体事宜。《禁止虐待动物法》延续运用，一直到 1986 年《科学实验动物法》问世才被替代。

在美国，参众两院于 1966 年正式通过《动物福利法》。1892 年，"美国人道主义协会"要求制定法律以制止在教学或示范已公认的资料重复用动物进行痛苦的实验。1951 年，动物福利研究所成立，1954 年"美国动物保护协会"成立，1958 年通过了《联邦人道屠宰法》，1963 年卫生署出版《实验动物管理及使用指南》。美国 1966 年颁布了《动物福利法》和《实验动物福利法》，法令涉及的动物有犬、猫、非人灵长类、豚鼠、仓鼠和兔。1970 年该法令修改后，重申包括上述动物（活的或死的均在内）以及"农业部同意用于科研的其他温血动物"。1971 年美国农业部再一次修订此法，包含了在实验过程尽量减少动物所受的痛苦和不适，可使用适当的麻醉剂、止痛药或安死术，还增加了"犬需要运动"、"灵长类要给予良好的心理环境"等内容。1989 年，动物福利人士又一次请求美国农业部修改其 1971 年法令，要把小鼠、大鼠和鸟类包括进去。1990 年，因农业部拒绝此请求，"美国动物保护法基金会"和"美国动物保护协会"向法院控告农业部。最终，农业部将马及其他用于科研的农畜包括在该法之内，并把 1985 年法规内容修改为包括豚鼠、仓鼠、兔、水生哺乳动物以及其他温血动物。1992 年美国地方初审法院命令美国农业部应把鸟类和小鼠、大鼠包括在《动物福利法》内。美国《动物福利法》文本厚达 110 页，由农业部动植物检疫局制定颁布。其内容包罗万象，对各种科学实验用动物的饲养、管理、运输、接触操作、饲料饮水、饲养条件和空间，饲养人员的条件与职责，专职兽医师的任务、合格证制度、申请手续、年检制度等均作了详细的规定。

现在，动物福利制度已在世界范围内迅速发展起来。自 1980 年以来，欧盟及美国、加拿大、澳大利亚等国先后都进行了动物福利方面的立法。动物福利组织也在世界范围内蓬勃发展起来，WTO 的规则中也写入了动物福利条款。为此，应看到动物保护主义是人类社会进步的合理组成部分。为了保护动物资源，如何进一步寻找替代或优化，减少实验中动物数量已成为当前实验动物界的当务之急。

2.2 实验方案设计基础知识

2.2.1 实验设计的基本要素

实验对象、实验因素和实验效应是实验设计的 3 个要素。它们在实验中是不可缺少的，在实验设计时必须认真予以考虑。

2.2.1.1 实验对象

实验所用的材料或实验因素所作用的对象称为实验对象。如用小鼠做实验，小鼠就是实验对象，或称为受试对象；若用小鼠肝细胞做实验，其表现形式叫样品（有时一个样品由若干只鼠的肝细胞混合而成）。此时，一个样品就是一个实验对象。不同性质的实验研究需要选取不同种类的实验对象，一个完整的实验设计中所需实验对象的总数称为样本含量。最好根据特定的设计类型估计出较合适的样本含量。样本过大或过小都有弊端。

实验对象包含以下几种情形：

（1）一般医学科研常用动物、离体标本或人体内取得的某些样本作为受试对象；

（2）新药的临床前试验一般用动物作为受试对象；

（3）新药的临床试验阶段一般用人作为受试对象。

新药临床试验一般分为 4 期，在 I 期临床试验阶段，通常用健康志愿者作为受试对象；而在其他各期临床试验阶段，常用患特定疾病的患者作为受试对象。选择患者的标准应有严格的规定。

2.2.1.2 实验因素

所有影响实验结果的条件都称为影响因素。根据不同的分类标准，影响因素可分为客观影响因素与主观影响因素，主要影响因素与次要影响因素。研究者希望通过研究设计进行有计划的安排，从而能够科学地考察其作用大小的因素称为实验因素（如药物的种类、剂量、浓度、作用时间等）；对评价实验因素作用大小有一定干扰性且研究者并不想考察的因素称为区组因素或重要的非实验因素（如动物的窝别、体重等）；其他未加控制的许多因素的综合作用统称为实验误差。最好通过一些预实验，初步筛选实验因素并确定取合适的水平，以免实验设计过于复杂而致使实验难以完成。

实验研究的目的不同，对实验的要求也不同。若在整个实验过程中影响观察结果的因素很多，就必须结合专业知识，对众多的因素做全面分析，必要时做一些预实验，区分重要的实验因素和非实验因素，以便选用合适的实验设计方法妥善处理这些因素。水平选取的过多会增加实验次数，许多相邻的水平对结果的影响十分接近，不仅不利于实现研究目的，而且会浪费人力、物力和时间；反之，该因素的不同水平对结果的影响规律不能真实地反映出来，易于得出错误的结论。在缺乏经验的前提下，应进行必要的预实验或借助他人的经验，选取较为合适的若干个水平。所谓质量因素，就是因素水平的取值是定性的，如药物的种类、处理方法的种类等。应结合实际情况和具体条件，选取质量因素的水平，不能不顾客观条件而盲目选取。

2.2.1.3　实验效应

实验因素取不同水平时对实验对象所产生的反应称为实验效应。实验效应是反映实验因素作用强弱的标志，一般是通过某些观测指标数值的大小来体现。

指标应具有特异性强、灵敏度高、准确可靠等特点。要结合专业知识，尽可能多地选用客观性强的指标，在仪器和试剂允许的条件下，应尽可能多选用特异性强、灵敏度高的客观指标。对一些半客观（如读取病理切片或 X 片上所获得的结果）或主观指标（如给某些定性实验结果人为打分或赋值），一定要事先规定读取数值的严格标准，必要时还应进行统一的技术培训。

总之，研究者应当对研究的问题有较全面的了解，避免遗漏某些重要的实验因素和观测指标，以免实验研究结果对事先提出的问题给出错误的回答。

2.2.2　实验设计的基本原则

实验设计基本原则主要包括对照原则、重复原则、均衡原则、随机原则、弹性原则和最经济原则。

2.2.2.1　对照原则

在药学实验中，实验因素和非实验因素对实验结果都有很大影响。除了对实验所要求研究因子或操作处理外，其他因素都保持一致，并把实验结果进行比较，称为对照实验。

1. 空白对照组的设立

对照组指不做任何实验处理的对象组。此种对照一般用于动物实验中，在临床上只适用于慢性病的对比研究，而且必须慎用。

2. 相互对照组的设立

有时要考察的某因素不能取零水平，如考察某化学实验中反应温度对实验结果影响。此时，各实验组分别在不同温度条件下进行实验，各组在实验中起到了相互对照的作用。

3. 标准对照组的设立

为了比较某新药的疗效，往往以当前社会上被公认的、疗效比较好且比较稳定的同类药物作为标准对照。

4. 实验对照组的设立

当某些处理本身夹杂着重要的非处理因素时，还需设立仅含该非处理因素的实验组作为实验对照组。历史或中外对照组的设立应慎用，其对比的结果仅供参考，不能作为推理的依据。多种对照形式同时并存。

2.2.2.2　重复原则

所谓重复原则，就是在相同实验条件下必须做多次独立重复实验。一般认为重复 5 次以上的实验，且实验结果一致，该结果才具有较高的可信度。

2.2.2.3　均衡原则

均衡原则也称为齐同原则，是指实验组和对照组或各实验组之间，除了观察的受试因素外，其他一切条件应尽可能相同或一致。在动物实验中，往往要求各组间动物的数量、种系、性别、年龄、体重、毛色等尽量一致，实验仪器、药品、时间等其他方面也应一致，这样才能有效地减少实验误差。

2.2.2.4　随机原则

即运用随机数字表实现随机化；运用随机排列表实现随机化；运用计算机产生伪随机数实现随机化。尽量运用统计学知识来设计自己的实验，减少外在因素和人为因素的干扰。在实验设计的过程中要注意时间上的分配,避免因时间安排不合理而出现闲忙不均的情况。

2.2.2.5　弹性原则

弹性原则指的是在时间分配图上留有空缺。适当的空缺是非常必要的，只有这样才能富有弹性地实施实验计划，并可根据实际情况不断地调整好自己的实验进度。

2.2.2.6　最经济原则

综合评价完成一个实验所需的资金、人力和时间，选择一个相对最优的实验方案。在选择最优方案时，可以预测一下实验产出和投入的比值，这个比值越大越好。

2.2.3 实验设计的常用方法

实验设计的常用方法包括完全随机设计、配对设计、交叉设计、拉丁方设计和析因实验设计。

2.2.3.1 完全随机设计

完全随机设计（Completely random design）不考虑个体差异的影响，仅涉及一个处理因素，但可以有两个或多个水平，所以亦称单因素实验设计。该设计常用于将受试对象按随机化原则分配到处理组和对照组中，各组样本例数可以相等，也可以不等，但相等时效率高。完全随机设计的优点是设计和统计分析方法简单易行；缺点是只分析一个因素，没有考虑个体间的差异，因而要求各观察单位要有较好的同质性，否则，需扩大样本含量。

先将实验对象编号，按预先规定，利用随机排列表或随机数字表产生的随机数字将实验对象随机分配到各组中去（用随机排列表进行分组时，各组例数相等；用随机数字表进行分组时，各组例数常不相等，故常用前者）。

2.2.3.2 配对设计

配对设计（Paired design）是将受试对象按配对条件配成对子，每对中的个体接受不同的处理。配对设计一般以主要的非实验因素作为配比条件，而不以实验因素作为配比条件。动物实验中，常将同性别、同窝别、体重相近的两个动物配成一对；人群试验中，常将性别和年龄、生活条件、工作条件相同或相近的两个人配成对子，再按随机化原则把每对中的受试对象分别分配到实验组和对照组，或不同处理组。

此外，某些医学实验研究中的自身对照也可看作是配对设计，如某指标治疗前后的比较；同一受试对象不同部位、不同器官的比较；同一标本不同检测方法的比较。

2.2.3.3 交叉设计

交叉设计（Cross-over design）是一种特殊的自身对照的实验设计方法。按事先设计好的实验次序，在各个时期对受试对象先后实施各种处理，以比较处理组间的差异。最简单的是 2×2 交叉设计，先将条件相近的受试对象配对，然后用随机分配的方法确定其中之一先进行 A 处理后进行 B 处理，另一受试对象则先进行 B 处理后进行 A 处理，即对于 A 和 B 两种处理，在所研究的受试对象中，有一半第一阶段用 A，第二阶段用 B，有一半第一阶段用 B，第二阶段用 A，两种处理在两个阶段中交叉进行，但是注意两个阶段之间要有一个洗脱期，来消除或减少第一阶段的处理对第二阶段处理效果的影响。其优点是节约样本含量，效率较高，均等考虑。但每个处理时间不能太长，对象的变化可能中断实验，可能增加统计分析的困难。

2.2.3.4 拉丁方设计

拉丁方设计（Latin square design）是按拉丁方阵的字母、行和列安排实验的三因素等水平的设计。该设计同时考虑三个因素对实验结果的影响。

利用拉丁方阵安排实验。拉丁方阵亦称 γ 阶拉丁方或 $\gamma \times \gamma$ 拉丁方，是用 γ 个拉丁字母排成 γ 行 γ 列的方阵，每个字母在每行每列中只出现一次。

1. 设计的基本要求

必须是三个因素的实验，且三个因素的水平数相等（若三因素的水平数略有不同，应以主要处理因素的水平数为主，其他两因素的水平数可进行适当调整）；三因素间是相互独立的，均无交互作用；各行、列、字母所得实验数据的方差齐。

2. 设计步骤

根据主要处理因素的水平数，确定基本型拉丁方，并从专业角度使另两个次要因素的水平数与之相同。先将基本型拉丁方随机化，然后按随机化后的拉丁方阵安排实验。可通过对拉丁方的任两列交换位置，或/及任两行交换位置实现随机化。规定行、列、字母所代表的因素与水平，通常用字母表示主要处理因素。

2.2.3.5 析因实验设计

析因实验设计（Factorial experimental design）又称完全交叉分组实验设计，是一种将两个或多个因素的各水平交叉分组，进行实验的设计方法。它不仅可以检验各因素内部不同水平间有无差异，还可检验两个或多个因素间是否存在交互作用。若因素间存在交互作用，表示各因素不是独立的，一个因素的水平发生变化，会影响其他因素的实验效应；反之，若因素间不存在交互作用，表示各因素是独立的，任一因素的水平发生变化，不会影响其他因素的实验效应。

该设计是通过各因素不同水平间的交叉分组进行组合的。因此，总的实验组数等于各因素水平数的乘积。应用析因实验设计时，分析的因素数和各因素的水平数不宜过多，一般因素数不超过 4，水平数不超过 3。

2.2.4 实验设计的书写规范

2.2.4.1 实验设计的项目

实验设计的项目包括：实验名称、实验目的、实验原理、实验对象、实验条件（仪器设备、试剂等）、实验方法与步骤、实验结果预测分析（可以有多种假设）、实验测量与记录、实验结论。

2.2.4.2 书写规范

按照逻辑顺序书写出以上实验设计必要的项目；步骤设计需要分段叙述；试管（或烧杯、水槽等）要给予编号，如 A、B 或甲、乙；使用规范的专业术语；注意语言表达的形象化和直观性；提倡用简图（表）、曲线、流程图（线）来表示实验的步骤和结果。

2.3 实验记录基础知识

2.3.1 实验记录的重要性

在实验操作前，实验记录是操作指南。实验的目的、设计、计划、方法、材料、步骤（仪器等）的准备，都应体现在实验记录中。包括试剂配制方法（每种药品的称量、调 pH 值的方法、溶液的储存条件）、实验中的消耗品用量等。

实验记录是实验中每一步骤操作过程的真实记录。尤其是细节更不应该忽视，例如：实验方法中已经有某种缓冲液的配方，配制时要记录"按××页方法配制××体积的××缓冲液"。如果要缩小或加大配制的量（体积），应该在记录本上详细记录本次配制该容量缓冲液时称量的各种药品的量。实验过程中出现的问题、现象、失误也都应如实记在记录本上，如解剖动物时发现动物有异常、病、残等都应记录在案。

实验操作后，实验记录是数据的计算、统计分析的依据。例如在考察数据时发现有奇异值或极值，应重新核查记录本，查看实验过程中是否有异常情况，再决定如何处理这些数据。实验记录也是记载实验结果和结论的载体，实验数据处理完成后的结果应及时记录到记录本上。此外，实验记录作为科研档案资料，应该能供自己或别人查询。研究工作结束及研究成果发表后，研究者有义务提供实验记录用以查证。

2.3.2 实验记录内容

2.3.2.1 实验目的

实验目的是指通过本次药学实验，想要达到的目标或实现的结果。

2.3.2.2 研究内容

本次实验具体要研究的内容及所要解决的问题。

2.3.2.3 实验设计原理

根据实验的目的和内容，采用统计学原理来设计实验，便于实验数据的分析和统计，有利于得出科学客观的实验结论。

2.3.2.4 研究方法

根据实验设计确定本次实验的方法，详细记录本次实验所要采取的具体实验设计、技术路线、实验方法、工艺流程，详细记录实验步骤。常规实验方法应在首次实验记录时注明方法来源，并简述主要步骤。改进、创新的实验方法应详细记录实验步骤和操作细节。

2.3.2.5 实验材料

应详细记录样品的来源，取材的时间，实验原料的来源、特性，保存好购买所开的相关票据复印件。记录所用试剂、标准品、对照品等的名称、来源、厂家、批号、规格及配制方法等，应保留称量的原始记录纸，并贴在实验记录本上；自制试剂应标明配制方法、配制时间和保存条件等；实验材料如有变化，应在相应的实验记录中加以说明。所使用的仪器、设备的名称、厂家、出厂日期、生产批号、规格型号。

2.3.2.6 实验过程

详细记录本次实验过程中所出现的具体情况及所观察到的反应过程。需保留所有的原始记录于实验记录本上。应详细记录实验过程中的具体操作及观察到的现象，异常现象的处理，产生异常现象的可能原因及影响因素的分析等。

2.3.2.7 实验结果

准确、真实、详细地记录实验所获得的各种实验数据及反应现象，每次实验结果应进行统计分析，并有实验总结。不得在实验记录本上随意涂改实验结果，如确需修改应保留原结果，修改的结果写在边上并要附有说明和课题负责人签字。

2.3.2.8 实验讨论

对本次实验结果进行分析、讨论，详细说明在实验过程中所发现的问题及解决的方法，为下一步的实验制订实施方案。

2.3.2.9 参考文献

详细记录所参考的文献资料的作者、文题（书名）、刊物（出版社）、发表时间及卷、期号、页码等。要求保留参考文献的复印件。

2.3.2.10 记录者签名

参加记录的人需在实验记录本上签名，最后由课题组长审核后签名。

2.3.2.11 实验日期

记录本次实验的年、月、日、时。注意在记录本的每一页都应填写日期。

2.3.3 实验记录要求

各种原始资料应仔细保存，与实验研究有关的任何原始资料都应贴在记录本上。实验记录本或记录纸应保持完整，不得缺页或挖补；如有缺、漏页，应详细说明原因；每次实验必须按年月日顺序记录实验日期和时间。实验记录应用字规范，字迹工整，须用蓝色或黑色字迹的钢笔或签字笔书写。不得使用铅笔或其他易褪色的书写工具书写。实验记录应使用规范的专业术语，计量单位应采用国际标准计量单位，有效数字的取舍应符合实验要求；常用的外文缩写（包括实验试剂的外文缩写）应符合规范，首次出现时必须用中文加以注释；属外文译文的应注明其外文全名称。实验记录必须做到及时、真实、准确、完整，防止漏记，不得随意涂改。严禁伪造和编造数据。实验记录应妥善保存，避免水浸、墨污、卷边，保持整洁、完好、无破损、不丢失。文字记录应以中文工整书写，不得使用外文书写。避免因使用外文出现文理不畅等问题导致今后的技术或法律纠纷。

2.4 实验数据处理基础知识

2.4.1 实验数据获取

实验数据是表达实验结果的重要方式之一，因此，要求实验者将测量的数据正确地记录下来，加以整理，归纳，处理，并正确表达实验结果所获得的规律。对于实验数据的获取应遵循以下几个方面：

（1）获取实验数据时应服从实验目的；

（2）获取实验数据时要考虑便于测量和计算；

（3）获取实验数据时要尽量减小实验误差。

2.4.2 实验数据处理、分析

2.4.2.1 数据处理

数据处理是指从获得数据开始到得出最后结论的整个加工过程，包括数据记录、整理、计算、分析和绘制图表等。数据处理是实验工作的重要内容。数据处理的方法一般分为列表法、图解法、逐差法和最小二乘法。

1. 列表法

对一个物理量进行多次测量或研究几个量之间的关系时，往往借助于列表法把实验数据列成表格。其优点是使大量数据表达清晰醒目，条理化，易于检查数据和发现问题，同时有助于反映出物理量之间的对应关系。

2. 图解法

用图解法表示实验数据，能直观地显示出所研究的变量的变化规律，如极大值、极小值、转折点、周期性和变化速率等重要特征，并可以从图上简便找出各变量中间值，还便于数据的分析比较。

3. 逐差法

当两个变量之间存在线性关系，且自变量为等差级数变化的情况下，用逐差法处理数据，既能充分利用实验数据，又能有效地减小误差。具体做法是将测量得到的偶数组数据分成前后两组，将对应项分别相减，然后再求平均值。

4. 最小二乘法

由一组实验数据拟合出一条最佳直线，常用的方法是最小二乘法。设物理量 y 和 x 之间的满足线性关系，则函数形式为

$$y = a + bx$$

最小二乘法就是要用实验数据来确定方程中的待定常数 a 和 b，即直线的斜率和截距。

2.4.2.2 数据分析

1. 误差分析

由于实验方法和实验设备的不完善，周围环境的影响，以及人的观察力和测量程序等限制，实验观测值和真值间总是存在一定的差异。人们常用绝对误差、相对误差或有效数

字来说明一个近似值的准确程度。为了评定实验数据的精确性或误差，认清误差的来源及其影响，需要对实验的误差进行分析和讨论。判定哪些因素是影响实验精确度的主要因素，从而进一步改进实验方案，减少实验观测值和真值之间的差值，提高实验的精确性。

根据误差的性质和产生的原因，一般分为系统误差和偶然误差两类：

系统误差（Systematic error）也称为可定误差，是由某种确定原因造成的误差。系统误差的特点是具有固定的方向和大小，并且重复测定时会重复出现，消除系统误差可采用加校正值的方法。根据系统误差的来源，可把系统误差分为方法误差、仪器误差、试剂误差和操作误差四种。

偶然误差（Accidental error）也称为随机误差，是由偶然因素引起的误差。偶然误差常由实验室温度、湿度、电压、仪器性能等的偶然变化以及对操作者平行试样的微小差异等引起。偶然误差的特点是方向和大小都是不固定的，并且不能用加校正值的方法避免。偶然误差的出现服从统计规律。

有效数字（Significant figure）是指在分析工作中实际能够测量到的数字，包括可靠数字和存疑数字。在科学与工程中，该用几位有效数字来表示测量或计算结果，总是以一定位数的数字来表示。不是说一个数值中小数点后面位数越多越准确。实验中从测量仪表上所读数值的位数是有限的，而取决于测量仪表的精度，其最后一位数字往往是仪表精度所决定的估计数字。即一般应读到测量仪表最小刻度的十分之一位。数值准确度大小由有效数字位数来决定。

2. 数据处理软件

目前，常用的数据处理软件有：SPSS，SAS，SigmaPlot，Origin，CAI，Microsoft Office 系列中的 Excel 等。

SPSS 软件是美国 SPSS 公司开发的统计软件，是世界公认的标准统计分析软件之一，也是应用最为广泛的统计分析软件。它的特点是操作简单、易学易用，只需要通过鼠标点击，便可以完成统计计算和分析，且输出结果直观。

由美国 SAS 公司开发的 SAS 软件统计分析系统，是世界权威的统计分析软件。它具有强大的编程功能，可以让用户实施最完整、最细致的统计分析。它具有强大的纠错功能，可以让用户对其运算结果与其他软件计算结果进行比较。

SigmaPlot 是功能强大的数据分析和科学绘图软件。用 SignaPlot 对实验数据进行处理，解决了实验中数据多、处理麻烦、手工作图误差大等问题，使处理过程简单、快捷，提高了效率和准确性。

应用 Origin 绘图软件，可以快捷准确地完成实验数据的处理和绘图，减小人工处理数据带来的误差，绘图细致美观，方法简便易行。

Microsoft Office 系列中的 Excel 软件具有统计函数、图表功能，能自动完成数据的分析和图表的处理。可以方便、快捷地获得实验结果，提高实验效率和分析的准确性。

实验数据处理 CAI 软件除了具有必要的信息处理功能外，还具有清晰的人机交互界面，灵活方便的数据输入、编辑、保存功能，良好的容错性以及软件易于扩充更新等优势。

参考文献

[1] 汤敏英，江树勋，郑晶，等. 浅谈如何做好实验室仪器设备管理工作[J]. 现代测量与实验室管理，2008，6：54-55.

[2] 李侃社，刘向荣，贺诗华. 基础化学实验化学[M]. 北京：化学工业出版社，2009.

[3] 张成军. 实验设计与数据处理[M]. 北京：化学工业出版社，2009.

[4] 李青山，丁红. 现代药学实验技术[M]. 北京：中国医药科技出版社，2006.

[5] 胡琴，黄庆华. 分析化学[M]. 北京：科学出版社，2009.

第3章 药学综合性与设计性 实验研究思路与方法

随着我国医药行业的快速发展，社会对药学人才的需求逐年增加，特别是高素质的药学专业人才的需求存在着较大的缺口。如何提高药学学生的专业能力和综合素质成为亟待解决的一个难题。

药学是一门涉及化学、医学、生物学等领域的学科，具有较强实践性和应用性。因此，实验教学在高等药学教育中占据重要的地位，是培养药学创新人才的关键环节，具有其他任何教学形式不可替代的独特作用。近年来，国家加大了自主创新药物的研究开发和药品质量监管的力度，为顺应国家药学领域的这一战略转变，培养创新思维活跃、实验动手能力强的应用型和研究型人才，就成为高等药学教育的重要任务。药物药效和毒理研究、中药品质评价的研究、药物分析研究、药物化学研究、药物制剂研究等是药学研究的重要方向。本章重点论述各研究方向相关的研究思路与方法，同时介绍了各研究方向在国内外的最新研究进展，以活跃同学们的科学思维，提高科学研究的能力。这些研究侧重点各不相同，但又相互联系、互为补充，有利于药学的发展与创新。

3.1 药物药效和毒理研究思路与方法

新药进入临床前必须首先确认其有效性和安全性。为达此目的，首先应当进行临床前药效学和毒理学的研究与评价，以深入了解新药在化学和生物学两个方面的特性。

3.1.1 药效学研究

药物效应动力学简称药效学，是研究药物与机体相互作用的机制和规律的学科。药效学研究与评价是新药评价的基础和前提。目的是确定待评价药物预期用于临床的药理效应，包括药物作用的性质、强度及特点，也包括药物作用的可能部位及机制，并发现药物可能引起的非预期的广泛药理作用。

一个药物在结构确定，合成路线基本固定，也有一定稳定性的基础上就需开始临床前药效学的系统评价。药物药效研究的内容包括主要药效学和一般药理学。

3.1.1.1　主要药效学研究

1. 概　述

主要药效学是指与新药防治作用有关的主要药理作用。如降血糖药需评价其降血糖作用，降压药需评价其降低血压的作用。它是新药临床前评价的重要内容之一，主要目的在于确定受试药物的主要药理作用，力求阐明其量效关系并揭示其可能的作用机制。

2. 研究思路和方法

1）药效学研究的一般原则和要求

药效学研究应遵循 Fisher 提出的"随机、对照、重复"的基本原则。

随机是指对实验动物的分组必须随机化，即不能主观确定哪只实验动物进入哪个实验组。随机的方法有完全随机化法、配对随机法（先将动物按性别、体重、窝别或其他因素加以配对）、区组随机法（将全部动物按性别、体重、及其他条件分成若干组）。随机是为了减少实验的系统误差。

对照是指在实验设计中除实验组外需另设对照组。对照组又可分为空白对照组、模型对照组、阳性对照组等。对照组的动物在种属、性别、窝别、体重、健康状况等方面要尽可能与实验组相同或相近。设对照组的目的主要是排除心理因素及其他因素对药物效应的影响。

重复是指实验结果可在同样的实验条件被他人所重现。只有经得起重复的实验结果才是可靠的实验结果。因此，实验设计时应保证每组动物要有足够的符合统计学要求的动物数及实验次数。

主要药效学研究需要证实药物的主要治疗作用及较重要的其他治疗作用。因此，要求药效学实验的设计应尽量反映受试药物的特点，指标明确，实验结果力求能反映药物的量效关系及可能的作用机制。主要作用一般设 1~3 项，每项选做 2~3 种实验方法。其他作用（辅助疗效）酌情做 2~5 项，每项选做 1~2 种实验方法。

2）研究方法

药效学研究方法一般有体内实验法和体外实验法。

（1）体内与体外试验方法的选择

体内实验重现性较体外实验差，但接近人体情况，是药物有效性必须评价的内容。新药的药效实验应以体内实验为主，体外实验为辅。体内实验必须是整体的正常动物或模型动物。动物模型必须能反映药理作用的本质。选用合适的动物模型是客观评价新药药理作用的关键。体外实验则能从器官、组织、细胞甚至分子水平对药物作用及作用机制进行深入的研究。

（2）实验动物的选择

进行临床前药效学研究与评价应选择品系清楚、成年、健康、雄雌各半，符合实验动物管理要求、且对药效学反应敏感的实验动物。

实验动物的选择应注意动物个体间的均一性、动物遗传的稳定性及动物的易获得性，并遵循以下原则：选择与人的形态结构、生理机能、代谢特点、疾病特点相似的实验动物，选择解剖特点、生理特点符合实验目的要求的实验动物，选择某些品种、品系对实验可出现特殊反应的实验动物，选择人兽共患病实验动物或人类疾病模型的动物，选择遗传稳定、背景明确、标准化的实验动物，选择与实验要求一致的动物规格。

一般多选用成年动物。但也要根据具体实验研究的需要选择不同年龄动物，如研究生长发育和影响内分泌的药物多选用幼年动物，观察抗衰老药物时选用老年动物。

一般实验若对动物性别无特殊要求，则宜选用雌雄各半。但用热板法进行镇痛实验时，因雄性动物阴囊对热敏感，故不宜选用；进行妇科实验时，则应选择雌性动物；男科实验应选择雄性动物。一般妊娠期、哺乳期动物不宜选用，但特殊实验可以选用。某些药效学实验需进行动物筛选使实验指标在一定范围内，以免因个体差异太大而影响药物疗效评价。如小鼠的镇痛、学习记忆实验等。

进行体外实验时，可以选择动物的离体器官和组织、细胞、亚细胞器、受体、离子通道和酶等。

（3）样本数

为了对实验数据进行科学解释，主要药效学研究动物数和体外实验样本数应十分充分。每组小鼠或大鼠数一般不少于 10 只，犬一般不少于 6 只。原则上动物应雌雄各半，当临床拟用于单性别时，可采用相应性别的动物。

（4）观测指标的选择

观测指标应能反映药物主要药效作用的药理本质，应选用客观、灵敏、特异、重现性好、能定量或半定量的指标进行。为了准确、全面地判断新药的有效性，常需多指标综合运用，而各种指标各有其优点，也常有其局限性或不足之处。一项观测指标往往很难满足上述多方面的要求，因此要求指标选择要越能说明问题越好。

（5）给药途径

原则上应与临床拟用药途径一致。

（6）剂量

整体动物试验至少设高、中和低三个剂量组，以利反映药物的量-效关系。体外实验应能测出半数有效量（50% Effective Dose，ED_{50}）或有效剂量范围，量效关系不明确的药物应说明原因。具体给药剂量的设计，可参考半数致死量（Median Lethal Dose，LD_{50}）、临床等效剂量、文献中同类药物的剂量等。但无论参考何种方法，均应通过预试验的摸索，再确定正式试验的剂量。剂量设计应适度，不能为追求药效学结果而随意提高给药剂量，因为给药剂量提高的同时还可能出现其他药物作用和不良反应，同时还应考虑病人对药物剂量的承受情况。高效、低毒的剂量范围是临床安全有效用药的保证。剂量梯度通常按等比级数安排，整体动物剂量按 2 倍或 3.16 倍递增；离体器官剂量按 3 倍或 10 倍递增。安全范围较小的药物（如抗肿瘤药物）可采用等差级数分组；纯度较高的化学药物应尽量作出量-效曲线和时-效曲线。进行药效对比时，一般选用中效剂量。

（7）给药次数

一般应采用单次给药。如果受试药物的药效作用在给药一段时间后才出现，或者重复给药的非临床研究结果或人用结果出现安全性问题时，应根据这些作用或问题合理设计给药次数。

（8）对照药的选择

没有对照就没有比较。药效实验必须设立合理的对照。一般应设立模型对照组、阴性对照组和阳性对照组，有时尚需设立正常对照组。阴性对照可以是溶媒对照，也可以是生理盐水对照。阳性对照组的药物通常是已知有效药，设立阳性对照的目的主要是检查试验体系是否可靠，以及对比两药之优劣与特点，故一般用西药作阳性对照药。阳性对照药的选择应注意可比性、合法性及择优选用的原则。如果是改变剂型的还需要设立原剂型对照组。

（9）数据统计分析

统计资料一般可分为定量资料、定性资料和分级资料。定量资料又称量反应资料，如血压值、血糖值、尿量值、体温值等，多采用 t 检验或方差检验；定性资料又称质反应资料，如死亡、惊厥等，常用百分率来表示，一般用卡方检验；分级资料也叫有序的计量资料，如药效的持续时间、病理程度按等级划分的资料，通常用秩和检验等非参数统计分析方法。

3.1.1.2　一般药理学

1. 概　述

在完成主要药效研究的同时，还应完成一般药理学研究。广义的一般药理学研究是指除主要药效学作用以外的广泛药理研究，包括安全药理学（Safety pharmacology）和次要药效学（Secondary pharmacology）研究。主要检测药物对清醒动物的中枢神经系统、循环系统及呼吸系统等的影响。

一般药理学研究可确定受试物可能关系到人的安全性的非期望出现的药物效应，评价受试物在毒理学和/或临床研究中观察到的药物不良反应和/或病理生理作用，研究所观察到的和/或推测的药物不良反应机制。通过一般药理学研究，可为临床研究和安全用药提供信息，也可为长期毒性试验设计和开发新的适应症提供参考。

2. 研究思路和方法

1）动物选择

应尽量在清醒动物上进行。可选用小鼠、大鼠、犬等。若使用麻醉动物，应注意麻醉药物的选择和麻醉深度的控制。所用动物应符合国家有关药物非临床研究的要求。

2）剂　量

一般药理学研究剂量设计的基本原则是体内研究应尽量确定药物的量效关系和时效关

系，至少应设 3 个剂量组。低剂量应相当于主要药效学的有效剂量，高剂量以不产生严重毒性反应为限。小鼠、大鼠、犬的低剂量可与药效学研究的中剂量相当，高剂量可与长期毒性研究中相应动物的中剂量相当，从而确定中剂量。在此原则下采用的剂量研究，才能合理评价受试物对重要系统（如神经、心血管和呼吸系统）的安全性。体外研究也应尽量确定受试物的量-效关系。受试物的上限浓度应尽可能不影响生物材料的理化性质和其他影响评价的特殊因素。

3）观察指标

心血管系统、呼吸系统和中枢神经系统是维持生命的重要系统，临床前一般药理学实验必须完成对这些系统的一般观察。当其他非临床试验及临床试验中观察到或推测对人和动物可能产生某些不良反应时，应进一步追加对前面重要系统的深入研究或补充对其他器官系统的研究。神经系统主要观察动物一般行为（外表、毛发、姿势等）及特殊反应（镇静、催眠、麻醉、对光敏感、肌肉震颤等）；心血管系统主要观察动物心率、心律、血压及心电图变化；呼吸系统主要观察动物呼吸频率和呼吸幅度的变化。

3.1.2 毒理学研究

药物的毒理学研究内容包括急性毒性试验，长期毒性试验，致畸、致癌、致突变试验及其他毒性试验（刺激性试验、皮肤过敏性试验、皮肤光敏性或光毒性试验、全身过敏性试验和药物依赖性试验）等。本节将详细介绍急性毒性试验和长期毒性试验研究的思路和方法。

3.1.2.1 急性毒性试验

1. 概　述

急性毒性是指动物 24 h 内一次或多次（中药或毒性很低的化学药品在 24 h 内分 2～3 次给药）接受一定剂量的受试药物，在 14 d 内出现的毒性反应。

毒性试验的观察应从定量和定性两方面进行。定量观察给药后药物毒性反应与剂量的关系，以半数致死量为主要定量指标。中药、天然药物及其复方制剂若无法测出 LD_{50}，可只求最大耐受量（Maximally Tolerated Dose，MTD）。定性观察给药后动物有哪些中毒表现，其毒性反应出现和消失的速度如何，涉及哪些组织和器官，最主要的毒性靶器官可能是什么，损伤的形状及可逆程度如何，中毒死亡过程有哪些特征，可能的死亡原因等。

急性毒性试验主要是定量和定性观察动物的死亡情况，根据不同给药剂量组动物的死亡只数计算或统计得到药物的 LD_{50} 值及其 95% 可信区间或 MTD。除观察动物死亡情况外，还应定性观察给药后动物各系统的中毒表现及饮食量、体重等变化。

通过急性毒性试验能了解药物急性毒性的强度，可计算药物的相对毒性参数，如治疗指数（Therapeutic Index，TI）TI = LD_{50}/ED_{50}、安全系数（Safety Factor，SF）SF = LD_5/ED_{95}

和安全范围（Safety Margin，SM）SM =（LD_1/ED_{99} – 1）× 100，提示在后续试验中需要重点观察的指标信息，为长期毒性、特殊毒性试验（生殖毒性试验、致突变试验、短期致癌试验）、一般药理学试验、药动学试验的剂量设计提供参考依据。

2. 基本原则和基本方法

1）实验动物

一般应采用健康成年的哺乳动物，如小鼠、大鼠等，雌雄各半，如临床为单性别用药，则可采用相对应的单一性别的动物。根据具体情况，可选择啮齿类和/或非啮齿类动物。如果受试物拟用于儿童，建议考虑采用幼年动物。所用动物应符合国家有关药物非临床安全性研究的要求：动物初始体重不应超过或低于平均体重的 20%。通常小鼠 4 ~ 5 周龄，大鼠 5 ~ 6 周龄，小鼠体重以 18 ~ 22 g、大鼠 180 ~ 240 g、豚鼠 200 ~ 250 g、家兔 2.0 ~ 2.5 kg、猫 1.5 ~ 2.0 kg 为宜。应根据动物的种属和试验目的来确定动物数，预试验先选用少量动物，通常小鼠每组 3 ~ 5 只。正式试验选用动物数量较多，通常小鼠每组 10 ~ 12 只。小动物的每组数目相对多于大动物的数目。动物数选择的一般原则是在获得尽量多信息的前提下，使用尽量少的动物数。动物数应符合结果分析评价的要求。

2）受试药物及给药方案

（1）剂量、分组和方法

LD_{50} 测定法首先进行预试验，再进行正式试验。预试验先选用少量小鼠，一般随机分 3 ~ 4 组，每组 3 ~ 5 只，各组间剂量（相邻两组）为 2∶1。如某剂量下 3 只小鼠全部死亡，则降低一个剂量，直至 3 只小鼠全部不死亡，以摸出受试药物的 0%（全活量，a）和 100%（全死量，b）死亡的试验剂量。然后按等比数插入几个中间剂量组进行正式试验。等比数值的确定有 2 种方法：

① 按公式，$r = \sqrt[n]{b/a}$ 确定等比数值 r，n 是急性毒性试验设定的组数（通常是 5 组，即 $n = 5$）；

② 在 0.65 ~ 0.85 取等比值进行分组。

小动物一般分 4 ~ 6 个剂量组，给药后连续观察 14 d，根据每组动物的死亡只数计算 LD_{50}。LD_{50} 的计算方法包括 Bliss 法、改良寇氏法、简化几率单位法，或通过 SPSS、SAS、PEMS 等统计软件进行统计。试验除设受试药物的不同剂量组外，还应设空白（和/或阴性）对照组。

由于大多数中药、天然药物及其复方制剂毒性较低，即使用最大允许浓度和最大允许容积给予动物时，仍可能测不出 LD_{50}。此时可只求最大耐受量（MTD），并用 MTD 来描述药物的毒性。MTD 的测定方法是：用最大浓度（以药液稠度达到需稍用力方能吸进注射器的浓度为最大浓度）和最大允许容积 24 h 内一次或多次给 20 只动物受试药物后，连续观察 14 d，未见任何动物死亡，则可描述为 MTD>×× g/kg。若仅有个别死亡，则宜写成 LD_{50}>×× g/kg。

（2）给药途径

给药途径不同，受试物的吸收率、吸收速度和暴露量会有所不同。为了尽可能观察到动物的急性毒性反应，可采用不同给药途径进行急性毒性试验。给药途径应至少包括临床拟用途径和一种能使原型药物较完全进入循环的途径（如静脉注射）。如果临床拟用途径为静脉给药，则仅此一种途径即可。经口给药时应禁食 12～16 h，但不禁水。给药后应继续禁食 3～4 h。

（3）给药容量

用不同浓度等容量给药，常规给药容量为：

小鼠 ig 0.2～0.4 mL/10 g，ip、sc 和 iv 0.1～0.2 mL/10 g。

大鼠 ig 1～1.5 mL/100 g，ip、sc 和 iv 0.5 mL/100 g。

其他动物及给药途径的给药容量可参考相关文献及根据实际情况决定。

（4）观察期限

观察期限一般为 14 d，如果毒性反应出现较慢应适当延长观察时间。一般应详细观察给药后 4 h 内动物的反应情况，然后每天上、下午各观察一次。

3）观察指标和结果判断

（1）观察指标

观察指标包括动物体重变化、饮食、外观、行为、分泌物、排泄物等。记录所有动物的死亡情况、中毒症状及中毒反应的起始时间、严重程度、持续时间、是否可逆等。对濒死及死亡动物应及时进行大体解剖，其他动物在观察期结束后进行大体解剖，当发现器官出现体积、颜色、质地等改变时，应对改变的器官进行组织病理学检查。具体观察项目包括神经系统、呼吸系统、心血管系统、消化系统、泌尿生殖系统和皮肤、毛发及饮食量、体重变化等方面，见表 3-1-1。

表 3-1-1　急性毒性试验观察的动物反应指标

中毒部位	毒性症状表现
神经系统	包括行为和反应，如不正常叫声、烦躁、不安、肌肉抽搐、僵硬、强迫运动、共济失调、肌张力增强或减弱等
呼吸系统	呼吸急促或过缓、腹式呼吸、窒息、紫钳，死亡动物尸检气管分泌物是否增多
心血管系统	触心前区时心率快慢、血管扩张或收缩、心输出改变、心律失常，死亡动物尸检心脏是否淤血
消化系统	呕吐、干呕、腹部胀气、腹部收缩幅度过大、腹泻、便秘，死亡动物尸检胃浆膜或肠浆膜颜色是否正常、有无小颗粒、胃浆膜或肠黏膜有无充血和水肿等
泌尿生殖系统	阴唇、阴囊肿大、乳腺肿胀、会阴部肮脏、尿颜色，死亡动物尸检肾、肾上腺、子宫、卵巢、睾丸、附睾、前列腺、膀胱等有无囊肿等
皮肤、毛发	皮肤有否充血、发疹，毛色光泽度等
眼睛	眼睑下垂、眼球突出、眼震颤、眼分泌物是否增多、瞳孔有无缩小或放大、流泪
其他	饮食量、体重变化

（2）结果处理和分析

根据所观察到的各种反应出现的时间、严重程度、持续时间等，分析各种反应在不同剂量时的发生率、严重程度。根据观察结果归纳分析，考察每种反应的剂量-反应及时间-反应关系。根据动物毒性反应，判断出现的各种反应可能涉及的器官、组织或系统等。根据大体解剖中肉眼可见的病变和组织病理学检查的结果，初步判断可能的毒性靶器官。组织病理学检查应附有病理学检查负责人签字的报告及有病变组织的病理照片。

根据不同剂量组各种反应的发生率、动物死亡情况等，确定动物对受试物的最大无反应剂量、最小毒性反应剂量、最大耐受剂量、最小致死剂量等，初步判断药物的安全范围。对于需要测定 LD_{50} 值的药物，采用合理的统计学方法求算 LD_{50} 值。

3.1.2.2 长期毒性试验

1. 概述

长期毒性试验是重复给药的毒性试验的总称，描述动物重复接受受试物后的毒性特征。它是药物非临床安全性评价的重要内容，是药物从实验室研究进入临床研究的重要环节，与急性毒性、生殖毒性以及致癌性等毒理学研究有着密切的联系。

长期毒性试验可预测受试物可能引起的临床不良反应，包括不良反应的性质、程度、量效和时效关系、可逆性等；推测受试物重复给药的临床毒性靶器官或靶组织；预测临床试验的起始剂量和重复用药的安全剂量范围；提示临床试验中需重点监测的指标；对毒性作用强、毒性症状发生迅速、安全范围小的药物，长期毒性研究还可以为临床试验中的解毒或解救措施提供参考信息。

2. 基本原则和基本方法

长期毒性试验周期长，耗资高，工作量大，为避免因试验设计不合理等情况造成人力、物力、财力的浪费，影响新药的研究速度，应注意实验动物、受试药物及给药方案、观察指标和结果判断及恢复期观察等方面。

1）实验动物

所用动物应符合国家有关药物非临床安全性研究的要求。长期毒性试验一般需采用两种动物进行，一种为啮齿类，常用大鼠；另一种为非啮齿类，常用 Beagle 犬或猴。一般选择正常、健康和未孕的动物，必要时也可选用疾病模型动物进行试验。原则上动物应雌雄各半。当临床拟用于单性别时，可采用相应性别的动物。应根据研究期限的长短和受试物的使用人群范围确定动物的年龄。一般大鼠 6～9 周龄，体重 80～120 g，Beagle 犬为 4～12 月龄，动物体重差异应在平均体重的 20% 之内。一般情况下，各试验组动物雌雄各半，每组动物的数量应能够满足试验结果的分析和评价的需要。通常，大鼠雌、雄各 10～30 只，犬或者猴雌、雄各 3～6 只。若中期要处死动物，应相应增加动物数。

2）受试药物及给药方案

所用受试物应能够代表临床试验受试物和上市药品，与临床试验受试物和上市药品符合同一质量标准。一般用中试样品，并标明名称、批号、来源、理化性质、纯度、稳定性、保存条件和配制方法等。

（1）分组与给药剂量

一般设高、中、低3个剂量组和1个溶媒或赋形剂对照组，必要时还需设立空白对照组和/或阳性对照组。一般以不同浓度等容量给药。高剂量组原则上应使动物产生明显的毒性反应，或个别动物出现死亡（对于毒性较小的中药，可尽量采用最大给药量）。其目的是为寻找毒性靶器官、毒性反应症状及抢救措施提供依据，也为临床毒副反应监测提供参考。低剂量组原则上应高于同种整体动物药效学试验的等效剂量或预期临床治疗剂量的等效剂量，且不使动物出现毒性反应。目的是寻找动物安全剂量范围，为临床剂量设计作参考。中剂量应使动物产生轻微的或中等程度的毒性反应，其剂量在高、低剂量之间，并与二者成倍数关系。空白对照组为溶媒或其他赋性剂组，若所用溶媒或赋性剂有毒性时还应增加正常对照组。

长期毒性试验的剂量设计是影响试验成功与否的关键因素之一。为了真正达到毒理学试验目的，在剂量设计时一定要综合考虑急性毒性试验结果、长期毒性预试验结果、药物已有的其他研究结果及处方相近药物的临床用药情况，确定合理的用药剂量。对毒性较大的受试药物，预试验显得尤为重要；对于毒性较小的受试药物高剂量可采用最大给药量或采用药效学同种动物有效剂量的10～15倍进行。低剂量可参照药效学试验，中剂量可采用高剂量的1/3～1/5或采用高、低剂量的几何均数。也可参考以下方法：

① 参考 LD_{50} 值：大鼠高、中、低三个剂量分别为 LD_{50} 值的1/10、1/5、1/100，犬用更小的剂量，一般可相应地用大鼠的一半剂量。

② 参考最大耐受量（MTD）：大鼠高、中、低三个剂量分别为 MTD 值的1、1/3、1/10，犬和猴可相应地用大鼠的一半左右剂量。

③ 参考拟用临床剂量：一般大鼠3个月长期毒性试验，低剂量为拟用临床剂量的10～20倍（6个月为5～10倍），中剂量为拟用临床剂量的30～50倍（6个月为15～25倍），高剂量为拟用临床剂量的50～100倍（6个月为30～50倍）。犬3个月长期毒性试验，低剂量为拟用临床剂量的2～5倍（6个月2～3倍），中剂量为拟用临床剂量的15～30倍（6个月15～20倍），高剂量为拟用临床剂量的30～50倍（6个月15～25倍）。

④ 参考药动学实验结果，以峰浓度（ C_{max} ）和 $t_{1/2}$ 来设计高、中、低剂量组。一般以最大有效浓度的剂量为低剂量组，中、高剂量组分别往上增加若干倍。

（2）给药途径

原则上应与临床拟用药途径相同。口服给药者一般采用灌胃给药，临床用药为静脉注射时，若由于给药周期长，大鼠静注有困难时，可用其他适宜的注射途径代替，并充分保证受试物给药剂量的准确性和药物的稳定性。

（3）给药频率

原则上应每天给药，且每天给药时间相同。试验周期长者（3个月或以上），也可采取每周给药6d。特殊类型的受试物由于其毒性特点和临床给药方案等原因，应根据具体药物的特点设计给药频率。

（4）给药周期

长期毒性试验给药期限的长短，通常与拟定的临床疗程长短、临床适应症、用药人群相关，应充分考虑预期临床的实际疗程。给药周期的应是临床疗程的3～4倍。但应注意的是，临床疗程是指临床可观察到受试物疗效的试验周期，对于一些慢性病需长期反复应用的药物，长期毒性试验则要求根据临床实际用药疗程，按照最长试验周期进行实验。根据指导原则的要求，一般药物的长期毒性试验给药期限见表3-1-2。

表 3-1-2　长期毒性试验受试物给药周期选择表

| 药物临床疗程 | 长期毒性试验给药期限 | | 可以支持的 |
	啮齿类动物	非啮齿类动物	临床研究阶段
单次给药	2 周	2 周	Ⅰ期、Ⅱ期、Ⅲ期
≤2 周	1 个月	1 个月	Ⅰ期、Ⅱ期、Ⅲ期
>2 周*	1 个月	1 个月	Ⅰ期
≤1 个月	1 个月	1 个月	Ⅱ期
≤3 个月	3 个月	3 个月	Ⅲ期
	3 个月	3 个月	Ⅱ期
≤6 个月	6 个月	6 个月	Ⅲ期
	6 个月	6 个月	Ⅱ期
>6 个月	6 个月	9 个月	Ⅲ期
	6 个月	9 个月	Ⅱ期
	6 个月	9 个月	Ⅲ期

注：试验周期在3个月以上的试验，需要在3个月时进行中期检查。

3）观察指标和结果判断

观察指标包括动物的一般状况观察、血液学指标、血液生化学指标、系统尸解和组织病理学检查4个方面。

（1）一般状况的观察。观察内容包括摄食量、体重、外观体征和行为活动。在试验期间，每天观察动物外观体征、行为活动（包括神态萎靡、蜷缩不动或过度兴奋，躁动惊跳，肌肉麻痹或震颤，步态异常等）、皮毛（贴身或稀疏竖散）、腺体分泌、呼吸、粪便（形状和颜色改变）、给药局部反应，甚至死亡及其他中毒表现。每周测定一次体重和 24 h 摄食量。雌雄动物的体重及摄食量分别统计，并绘制曲线。

（2）血液学指标。

（3）血液生化指标：血液学和血液生化指标应分组进行统计描述，并与空白对照组或溶剂对照组进行比较。若有统计学差异，还应当结合背景数据、文献资料等考虑这种差异是属于正常波动还是有明确的生物学意义。

（4）系统尸解和组织病理学检查：试验结束时，放血处死，对其进行系统尸解，计算心、肝、脾、肺、肾、肾上腺、胸腺、甲状腺、卵巢、子宫、睾丸、附睾、脑等的脏器系数，雌雄分开统计，必要时还应当增加对动物脏器绝对重量的统计。当所用动物为非啮齿类动物时，因动物数较少，应对所有剂量组、所有动物的器官和组织进行组织病理学检查。当所用动物为啮齿类动物时，应对高剂量组和对照组的器官和组织进行组织病理学检查，其他剂量组取材保存。在高剂量组发现异常病变时，应对保存的更低剂量组的相应脏器、组织标本进行检查，并应附有相应的组织病理学照片。组织病理学检查报告应经检查者签名和病理检查单位盖章。

此外，除了规定必须检查的项目，还应当根据药物的作用特点和试验中已观察到的异常增加相应的检测指标。如含有附子类中药的复方制剂，需要增加心电图方面的指标，并增加记录次数；在犬试验中其发现血细胞减少时，最好增加骨髓检测。非啮齿类动物还应进行体温、眼科检查、尿常规检查和心电图检查等。

4）恢复期观察

长期毒性试验应在给药期满 24 h 后每组活杀 2/3 ~ 1/2 动物监测各项指标，留下 1/3 ~ 1/2 动物进行恢复期观察，以了解毒性反应的可逆程度和可能出现的延迟性毒性反应。应根据受试物的代谢动力学特点、靶器官或靶组织的毒性反应和恢复情况确定恢复期的长短。一般恢复期为 2 ~ 6 w。恢复期观察期间除不给受试物外，其他观察内容与给药期间相同。在整个试验期间，对濒死或死亡动物应及时检查并分析原因。

3.2　中药品质评价研究思路与方法

中医药是中华民族的瑰宝，中药是中医治疗疾病的主要物质。中药品质评价是中药研究的核心问题之一。鉴于中药的复杂性、多样性和物质基础认知的有限性，如何有效地控制中药质量，保证其临床用药的安全有效，正日益受到全社会的关注。中药品质已成为制约中医药事业发展和中药国际化的瓶颈问题。

3.2.1　中药品质评价研究概述

3.2.1.1　中药品质的定义

万德光教授依据中药的特点指出"中药品质是一组中药固有特性达成中药临床要求的整体的特征或特性。"中药品质主要可分为种子品质、立地品质、栽培品质、采收加工品质、储存品质、饮片（含配方颗粒）品质、提取物品质、中成药品质等，前五者直接影响药材品质，后三者直接影响临床疗效；而从对象、内容和技术的角度又可分为遗传品质、立地品质、栽培品质、形态品质、加工品质、化学品质、效用品质等。而药材品质是饮片品质和中成药品质的基础，要提高中药的疗效，必须重视中药材品质；要提高中药材品质，必须重视中药种子品质和立地品质、栽培品质；优良的遗传品质和立地品质、栽培品质是中药材品质的保证。

3.2.1.2 中药品质评价发展历程

中药的发现和使用有悠久的历史，对中药品质的认识和评价处在不断完善中。纵观中药应用和发展的历史，可把中药品质评价的发展历程划分为系统评价初级阶段、整理提高阶段和质量检测阶段等三个阶段。

在系统评价阶段，以"认、采、制、用"为主线，构建了中药品质系统评价理念和方法。如明《本草蒙筌》的总论中分别列出"产择地土、采收按时月、藏留防耗坏、贸易辨真假、咀片分根梢、制造资水火、治疗用气味、药剂别君臣、四气、五味、七情、七方、十剂、五用、修合条例"等条目进行了论述。

在整理提高阶段，以"辨状论质"为主线，形成以主要商品形式为对象，以药物的真、伪、优、劣判别为目标的评价理念。随着近代西方科技的传入和医药的分工细化，生物学和生药学的知识逐步融入到中药品质评价中。如出现辨识中药的专著《增订伪药条辨》、《中药材手册》、《中药志》等，对鉴别中药的真、伪、优、劣提供了丰富的经验。

在质量检测阶段，借助于现代分析技术，形成以"物质基础（化学成分）"的含量检测为主的品质评价。20世纪后期，中药从制剂工艺到生产方式都发生了很大变化，随着社会需求的提高和相关学科的发展，现代化学分析的方法和理念逐步应用到中药的质量评价中。

3.2.1.3 中药品质评价的现状及展望

中药品质评价经历了外观形态和性状鉴别、显微鉴别、理化鉴别等发展历程。中药品质的本质是具有治疗预防疾病相关的化学物质，要稳定中药的疗效，就需要对中药中能够表征其治病特性的化学物质进行定性、定量检测并制定质量标准。但如何确定这些化学表征是近一个世纪中药化学成分研究尚未解决的难题。基于中药多成分的复杂性特点，中药指纹图谱技术可以有效地对中药的化学成分群进行分析评价，目前中药指纹图谱技术已经成为评价中药品质的有效手段。另外，生物学评价、安全性评价、药理学评价也被广泛地应用在中药品质评价中，目前倾向于多种方法进行综合性评价。

由于中药的复杂性和人们认知水平的局限，中药品质评价目前尚需要解决以下问题：常用的品质评价方法缺乏与生物活性的关联研究，对品质的评价具有较大的局限性；大多数药品的有效成分或指标性成分不清楚，含量测定具有较强的盲目性。因此，难以科学客观地反映中药多活性成分、多靶点的内在品质。

目前，中药品质评价的发展趋势集中在建立一种科学、规范的质量评价体系，在体现中药特色的基础上建立中药质量的整体的、综合的评价方法。分别监测种质遗传特性、化学成分、性状、生物活性以及安全性，并进行综合评价，从而有效地建立中药品质评价的科学体系，以科学规范地进行中药的品质评价。

3.2.2 研究内容、方法和思路

参照化学药品的质量评价模式在今后一段时间内仍将是中药质量研究和评价的主流，目前应用的形态学评价、化学评价、生物学评价、安全性评价、药理学评价和综合性评价等方法在保证中药品质方面也发挥了重要作用。尽管目前尚未建立完善的中药品质评价体系，建立体现中医药特色且符合国际标准的中药品质评价标准，建立体现中医药特色的质量评价体系仍是未来的发展方向。

3.2.2.1 形态学评价

中药材形态学研究是借助于生物学上形态学的方法，通过研究物种形态差异性来判断中药材的真伪优劣。因此，形态学研究是中药品质评价的重要内容，传统中药品质评价的"辨状论质"主要就是指进行形态学评价。

1. 生药的原植（动）物鉴定

生药的原植（动）物鉴定，又称分类学鉴定或基源鉴定，是应用植（动）物分类学的知识，对生药的来源进行鉴定，确定其正确的学名、以保证所应用品种的准确性，为生药生产、资源开发及新药研究打下基础。

1）原植物鉴定

原植物鉴定（Identification of original plant）就是利用分类学的知识，对生药的来源进行鉴定。首先，实地调查和采集标本。其次，观察、记录植物形态。注意根、茎、叶、花、果实等器官的观察，应特别仔细地观察繁殖器官（花、果实或孢子囊、子实体等）。第三，核对文献。借助《中国植物志》、《植物科属检索表》、《中国高等植物图鉴》以及各地方植物志等植物分类方面的著作，和《中华本草》、《全国中草药汇编》、《中药志》等中药品种方面等具有工具书性质的著作，进行初步鉴定。最后，核对标本。需要结合模式标本或鉴定准确的同类标本进行比对分析，验证形态鉴定的结果。

2）原动物鉴定

原动物鉴定流程参照原植物鉴定流程。

2. 生药的性状鉴定

性状鉴定（Macrospical identification）是利用人体的眼、手、鼻、口等感觉器官，通过眼观、手摸、鼻闻、口尝、水试、火试等简便的方法，对生药的外观性状进行鉴定，以确定生药真伪优劣的方法，又称传统经验鉴别。以形态、大小、色泽、表面特征、质地、断面、气、味、水试和火试等特征为依据对生药进行鉴别。性状鉴定主要用于完整的生药及饮片的鉴定，具有简单、易行的优点，但对鉴定人员经验要求较高。

1）形　状

生药的形状与药用部位有关。在观察外形时，对皱缩的商品生药如叶和花类，鉴定时须先用热水浸泡，展平后观察。

2）大　小

生药的大小指长短、粗细、厚薄。应观察较多的样品，得出正确的数值范围。

3）色　泽

不同生药的颜色不同，而同一生药的色泽变化与生药质量有关。如玄参要黑，黄连要黄，丹参要紫。

4）表面特征

生药的表面特征不尽相同，如光滑、粗糙、皱纹、皮孔、毛茸或被粉霜等。

5）质　地

生药质地的特征可分软硬、坚韧、疏松、致密、黏性或粉性等。药材因基原或加工方法不同造成质地不相同。

6）断　面

药材折断时的现象和断面形状，以及药材横切面的特征。鉴定时应注意观察折断时的难易程度和断面特征，或折断时或放置一定时间后断面出现的现象，如有无粉尘散落、有无胶丝和结晶析出等。

7）气

某些药材含挥发性物质而具有特殊的香气或臭气。对于气味不明显的生药，可搓碎、切碎后或用热水浸泡后再闻。

8）味

用舌尖舔或取少量药材入口咀嚼而尝到的实际滋味。每种药材的味感比较固定，味感的类型和强弱与药材所含的成分及含量有关，因此味感也是评价药材质量的标准之一，如乌梅、山楂均以味酸为好；黄连、黄柏以味苦为好；甘草、党参以味甜为好等。

9）水　试

利用某些生药在水中或遇水发生沉浮、溶解、颜色变化、透明度、膨胀性、旋转性、黏性、酸碱变化等特殊现象进行鉴定。如沉香有"坚黑沉水者，即沉香也。半浮半沉与水面平者，为鸡骨香"。

10）火　试

利用某些生药遇火燃烧后能产生特殊的气味、颜色、烟雾、闪光、响声、膨胀、熔融等特殊现象进行鉴定。如海金沙遇火易燃烧，发出轻微的爆鸣声及闪光，并可全部燃尽；麝香少许用火烧时有轻微爆鸣声，起油点如珠，香气浓烈四溢，灰白色。

3. 显微鉴定

生药的各种组织形态均有较为稳定的显微特征，多具有物种的特异性。生药的显微鉴定（Microscopical identification）是利用显微镜观察药材内部的组织、细胞及内含物，掌握该药材的显微特征，作为品质评价的标准之一。显微鉴定对于不易识别的生药，性状相似不易区别的多来源生药，破碎和呈粉末状的药材以及用粉末制成的丸、散、片、胶囊等中成药的鉴定有重要意义（见图 3-2-1～图 3-2-3）。

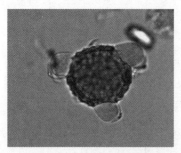 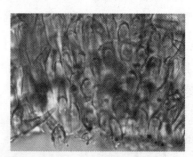

图 3-2-1　红花花粉粒　　　　　　　　图 3-2-2　红花花冠顶端细胞

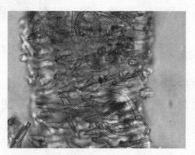

图 3-2-3　红花花柱表皮细胞

1）光学显微镜的应用

利用光学显微镜可对植物、动物、矿物来源的完整药材或碎片，粉末及中成药进行鉴别。根据观察对象和目的不同，选择具有代表性的生药，制成不同的显微片。显微制片具有所需设备简单，操作简便的特点，是显微鉴定中最常用的手段。但由于放大倍数有限，因此难于观测到一些细微的结构。

显微制片技术关系到观察结果的准确性。常用的显微制片法包括徒手切片法和临时制片法两种类型。

（1）徒手切片法：徒手切片法是指手持刀片将新鲜的或固定的实验材料切成薄片的制作方法，是一种最常用和简便的观察植物内部结构的方法。徒手切片法的优点是简单，不需要机器设备，由于未经复杂的化学处理，能较好地保持活体的形态。

（2）临时制片法：临时制片法是将实验材料（如单个细胞、表皮、已切好的徒手切片或一些低等植物如衣藻、水绵等）放置于载玻片上，加一滴水（或其他封藏液），然后加盖盖玻片，制成片子的方法。临时制片法主要包括水装片法和水合氯醛装片法两种类型。

2）扫描电子显微镜的应用

叶表皮结构以及孢子、花粉粒、果皮、种皮的表面纹饰等细微特征在分类学及品质评价中具有重要的意义，但使用光学显微镜研究这些超微结构非常困难。同属植物的叶多具有相似性，用光学显微镜很难将其区分开。在扫描电镜下观察会发现叶表皮的角质层表面结构很复杂，具有许多皱褶、突起或凹陷等，这些特征可作为种间的鉴定特征。研究人员对板蓝、假杜鹃、可爱花、小驳骨和白花穿心莲 5 种新鲜爵床亚科植物的叶片进行扫描电镜观察。发现 5 种爵床亚科植物有共同特征，其下表皮均具有腺鳞和钟乳体，小驳骨的上表皮纹饰和气孔特征与其余 4 种明显不同。种子表面构造的许多超微特征，如表面纹饰、毛茸的分布与构造等均具有分类学价值，可以作为鉴别的依据。

扫描电镜所观察的样品处于镜筒的真空之中，观察前必须对样品作相应的处理。对含水量少的花粉、孢子、种子等通常只经过表面清洁、装台（粘胶）、导电处理等简单过程即可进行观察。对含水分较多的组织器官，如叶片、果皮，在金属镀膜前一般都需经过清洁、固定、脱水、干燥等处理，如不经处理或处理不当，就会造成样品损伤和变形，出现各种假象。扫描电镜样品的前期处理主要包括表面清洁、固定、漂洗和脱水等过程。

3）绘图的要求与方法

除了文字、照片、实物外，绘图也是展示生药形态特征的一种简便易行的方法，可以帮助学生更好地理解生药的结构和特征。

学生应掌握绘图的基本技巧，学会用绘图来形象地展示生药的形态特征。绘图的具体要求如下：

（1）仔细观察目的物，掌握各个部位的特征及比例。

（2）画图之前，应根据实验指导要求在图纸上安排好各个图的位置比例，并留出书写图题与注字的地方。

（3）先绘草图，用 HB 铅笔轻轻地在图纸上勾画出图形的轮廓，以便修改。

（4）草图经修饰后再绘出物象。正式绘制时要用 2H 或 3H 的绘图硬铅笔，按顺手的方向运笔。把上述轮廓描绘下来，再对细小的部分逐步添加。线条要一笔勾出，粗细均匀，光滑清晰，接头无叉和痕迹（切忌重复描绘）。

（5）生药图一般用圆点衬阴，表示明暗和颜色的深浅，给予立体感。点要圆而整齐，大小均匀，根据需要灵活掌握疏密变化，不能用涂抹阴影的方法代替圆点。

（6）图纸要保持整洁，图注一律用正楷书写，并要求在图的右侧用平行线整齐一致地引出。

（7）绘图及注字一律用铅笔，不用钢笔或圆珠笔。

（8）实验题目写在绘图报告纸的上方，图题和所用的生药材料的名称和部位写在图下方。并注明显微镜放大倍数。

4）计算机的应用

基于二维平面和定性描述的显微鉴定，对于易混淆中药材的品种及品质难以作出客观准确的判断。随着 20 世纪 60 年代图像分析技术的出现，促使传统显微检测设备向量化、数字化、信息化、智能化发展。图像分析技术的发展将中药组织形态学研究逐渐推向三维化、可视化、定量化，使中药整体和局部的概貌、特征以及特征细胞的空间相互位置关系被更生动、准确地体现出来。

3.2.2.2 化学评价

中药的有效性取决于其内在的物质基础，其物质基础直接反映药材的品质。随着对中药的来源、化学成分、药理作用以及临床研究的不断深入，中药品质评价的方法也日渐增多，除了传统的药材的外观性状鉴定外，化学分析方法和手段在中药品质评价中应用日益广泛。采用现代化学技术，对中药化学成分或组分的量或其相对比例进行定性或定量地分析，以揭示中药品质的化学特性表征，达到中药品质评价的目的，称之为中药品质化学评价法。

中药化学评价法经历了从模糊到清晰，从简单到复杂的发展历程，并向着分析方法便捷化、化学评价指标多元模糊化、分析技术联动化、数据处理智能化的趋势发展。

目前的化学评价主要包括以下几个方面：

1. 一般定性化学评价方法

（1）显色反应：利用药材的某些化学成分能与某些试剂产生特殊的颜色反应来鉴识。例如番红花粉末加浓硫酸后变成深蓝色，渐变为紫色，最后变为红棕色。

（2）沉淀反应：利用药材的某些化学成分能与某些试剂产生特殊的沉淀反应来鉴别。如含生物碱药材提取液加入生物碱沉淀试剂可发生橘红色、黄白色沉淀等。

（3）泡沫反应：利用皂苷的水溶液振摇后能产生持久性的泡沫，可测定含皂苷类成分药材的泡沫指数作为品质评价依据。

（4）显微化学反应：将中药粉末、切片或浸出液置于载玻片上，滴加某些化学试剂使之产生沉淀、结晶或特殊颜色，在显微镜下观察鉴定。

2. 光谱法

中药材的光谱鉴别是指用一定波长的光照射或者扫描中药材、中药材提取液后取得特定的图谱和数据，并用以鉴别中药材的真伪优劣的现代分析技术。利用物质的光谱进行定性、定量和结构分析的方法称为光谱分析法，简称光谱法。主要包括红紫外光谱、红外光谱、荧光光谱、原子吸收光谱等。

3. 色谱法

色谱法又称色层法或层析法，是一种物理或物理化学的分离分析方法，也是评价中药品质的重要方法之一。色谱法具有极高的分离效率，不仅可以实现性质相似成分从混合物中分离，还可以实现同分异构体的分离。其基本原理是利用物质在流动相与固定相中的分配系数的差异、吸附与解吸附差异或其他差异而被分离。根据色谱分离原理，色谱法可分为吸附色谱法、分配色谱法、离子交换色谱法与排阻色谱法等。

3.2.2.3 DNA分子标记鉴定

长期以来中药质量评价主要以形态评价和化学评价为主，通过形态特征和化学表征的手段控制中药质量。我国幅员广阔，各地用药品种和习惯不尽相同，中药中同名异物、同物异名和多基原现象较为普遍，使用传统的性状和理化鉴定有时难以对中药的真伪优劣进行鉴别。应用 DNA 分子标记技术研究种间、属间的 DNA 变异情况，揭示物种的亲缘关系，为生药和道地药材的鉴定提供依据。

1. 限制性内切酶酶切片段多态性

限制性内切酶酶切片段多态性（Restriction fragment length polymorphism，RFLP）是研究最早的 DNA 分子标记技术，其基本原理是利用特定的限制性内切酶识别并切割基因组 DNA，得到大小不等、数量不同的 DNA 片段，经凝胶带电泳分离这些限制性片段，再通过 Southern 印迹将分子片段转移到支持膜上，用放射性同位素或非同位素标记探针与之杂交，经放射自显影或酶学检测显示出不同材料的 RFLP 谱带。不同物种基因组 DNA 由于在检测区域内发生了点突变、缺失、插入或重排，都会导致酶切位点数量和长度发生改变，从而使谱带上表现出不同程度的多态性。

RFLP 的标记量大，用于探测 RFLP 的探针可随机选择，为研究植物类群特别是属间、种间甚至种内的亲缘关系提供依据。由于 RFLP 在操作过程中需要同位素标记，同时所需 DNA 量较大、操作步骤繁杂、花费高等因素也使其应用受到了一定限制。

2. 随机扩增多态 DNA 标记

随机扩增多态 DNA 标记（Random amplified polymorphism DNA，RAPD）是以一系列不同碱基的随机排列的寡核苷酸单链为引物，对所研究的基因组 DNA 进行 PCR 扩增，检测扩增产物 DNA 片段的多态性，扩增片段多态性反映了基因组相应区域的 DNA 片段多态性。

RAPD 的主要优点在于有一套随机引物可用于任何物种的检测，具有检测效率高、样品用量少、灵敏度高和检测容易的特点。适用于近缘属、种间及种以下等级的分类学研究。如有研究人员采用 RAPD 法建立了川木通的分子鉴定法，为川木通的快速鉴定打下了基础，以确保药材来源的正确性。

3. 扩增片段长度多态性标记

扩增片段长度多态性标记（Amplified restriction fragment polymorphism，AFLP）是通过对基因组 DNA 酶切片段的选择性扩增来检测 DNA 酶切片段长度多态性。利用两种能产生黏性末端的限制性内切酶将基因组 DNA 切割成分子量大小不等的 DNA 片段，然后将这些片段和与其末端互补的已知序列的接头连接，形成的带接头的特异片段用作随后的 PCR 扩增的模板，扩增产物通过变性聚丙烯酰胺凝胶电泳检测，最后进行多态性分析。AFLP 适用于种间、居群、品种的分类学研究。

4. 简单序列重复长度多态性标记

简单序列重复长度多态性标记（Length polymorphism of simple sequence repeat，SSR）也被称为微卫星 DNA，是由 2~6 个核苷酸为基本单位组成的串联重复序列，不同物种其重复序列及重复单位数不同，形成 SSR 的多态性。每个 SSR 两侧通常是相对保守的单拷贝序列，可根据两侧序列设计一对特异引物扩增 SSR 序列，由于不同物种其重复序列及重复单位数都不相同，扩增产物经聚丙烯酰胺凝胶电泳检测，比较谱带的迁移距离就可知 SSR 的多态性。SSR 适用于植物居群水平的研究。

5. 序列特征扩增多态性标记

序列特征扩增多态性标记（Sequence characterized amplified regions，SCAR）通常是由 RAPD 标记转化而来的。将 RAPD 的目的片段从凝胶上回收并进行克隆和测序，根据碱基序列设计一对长 18 ~ 24 个碱基左右的特异引物,以此特异引物对基因组 DNA 进行 PCR 扩增，这种经过转化的特异 DNA 分子标记称为 SCAR 标记。SCAR 标记一般表现为扩增片段的有无，也可表现为长度的多态性。SCAR 标记可用于中药栽培品种和某些中药材的鉴定。

3.2.2.4　药理评价

中药品质的直接反映是其有效性，有效性是中药的根本属性，药理实验作为药物有效性评价的基本手段，是新药申报不可缺少的前提。因此，中药品质评价的药理评价是从预期用于临床预防、诊断和治疗目的的药理作用开展研究，验证与本草记载的疗效的一致性，进而从药理的药效学方面评价其品质。例如为研究和评价一个抗肿瘤药，应从"扶正祛邪"、"增效减毒"作用开始，研究该药的药效学是否具备上述作用；研究和评价一个治疗跌打损伤药，则应从"活血化瘀"、"消肿止痛"等作用开始，进行有针对性的试验研究工作，研究是否具备上述作用。通过研究可进一步了解该中药药理作用的有无、强弱、范围、特点，从而评价中药品质的优劣。

为规范新药研究，我国对包括中药在内的药理实验模型制定了实验指南，如《中药新药药效学研究指南》、《中药新药审评办法》、《中药新药临床前技术指南》、《中药新药研制与申报》等有关对新药药效学研究的政策、法规及技术要求。我国对药效学研究中的动物模型、观察指针和统计分析等提出了指导性意见。如对中药的药效学研究，共收载 48 种病症的药效学研究方法及注意事项，同时收载了 20 项中药新药药效及毒理学研究实例，对每一种"证"和病的药效实验动物模型、检测指针均作了明确的规定，为我国新药的药理学研究提供了初步规范。

3.2.2.5　生物评价

生物评价法是指利用中药或其所含的化学组分对生物体（整体动物、离体组织、微生物和细胞等）所起的特定生物效应（药效、活力或毒力），运用特定的实验设计与对比检定的方法进行各种反应、试验、检查，来评价中药的有效性和安全性的一种方法。生物评价法的目的是研究中药作用于机体的活性、作用强度及毒性，研究中药的作用机制及其药效物质基础。

生物评价法按检测对象的不同可以分为：体内测定法（以整体动物为研究对象）和体外测定法（以离体器官、组织、微生物、酶和细胞等为研究对象）。整体动物的体内测定法能反映中药对人体的作用方式，是最经典的生物检定法；体外生物评价法包括离体动物器官测定法、细胞培养测定法、生化酶促反应测定法、免疫学活性测定法等。按结果要求的不同又可分为定量测定方法、半定量测定方法和定性测定方法 3 种。常见生物评价方法有生物检定法、免疫活性测定法、酶促反应测定法、生物热活性检测法、受体结合分析法和细胞培养法。

3.2.2.6 安全性评价

中药安全性评价是指研究中药对机体造成的影响程度及这种影响是否具有迟缓性、可逆性。应用现代生物技术、中药药理学、中药毒理学等实验技术方法，结合中药有关背景信息（中医药理论、临床应用史、处方中各药味的基础研究情况），研究中药异常反应的性质和毒性的大小；通过比较中药的有效剂量和安全剂量，考察药物的安全范围；研究导致机体损伤的原理，以最大限度地获得中药的安全性信息，为临床安全用药提供科学依据。中药安全性历来是临床应用中备受关注的问题，也是中药国际化的主要障碍之一。

中药安全性评价包括临床前安全性评价及临床安全性评价两大部分。临床前安全性评价主要包括单次给药及反复给药的毒性试验、生殖毒性试验、遗传毒性试验、致癌试验、局部毒性试验、依赖性试验、毒代动力学研究、安全性药理研究等。临床安全性评价主要是对中药不良反应监测。

中药毒理学研究涉及一般毒性评价和特殊毒性评价，主要有急性毒性试验、长期毒性试验、特殊毒性试验、皮肤用药及腔道用药毒性试验、药物依赖性试验及抗生育药、细胞毒性抗肿瘤药的毒性评价等。包括以下几方面：急性毒性试验、长期毒性试验、致突变试验、致癌试验、生殖毒性试验、毒代动力学研究、毒效关系研究和其他毒性试验。

3.2.2.7 综合评价

中药的多基原性、中药成分的多组分性、中药药效的多靶点性决定了中药品质评价的复杂性，单纯的一种方法或一类方法难以全面地对中药品质进行有效的评价，因此综合评价逐渐成为一种必需的手段。如可建立生药鉴定与质量评价的二元条形码系统的方法来解决生药来源繁多、药材质量参差的难题。即基于小片段基因序列的 DNA 条形码和基于代谢谱的化学条形码数据库：分子条形码可准确鉴定物种基原，化学条形码可弥补其在质量评价方面的欠缺；待检测生药分别提取分子条形码和化学条形码，输入数据库进行数据处理，即可获得其准确的基原、产地、质量等全面信息。二元条形码系统可望为生药的准确鉴定与全面质量评价提供新途径，并可用于探讨植物间的亲缘关系及系统发育。

综合应用基因组学、转录组学、蛋白组学和代谢组学等多种组学来评价中药质量，可以使人们更全面地认识中药质量，逐步从局部观走向整体观，从线性思维走向复杂性思维的认识模式。因此，应用宏基因组学和代谢组学等技术监测药材的整体代谢物组，以国际标准的制定原则和思路，基于系统生物学研究的思路和方法建立中药品质整体综合分析模式将是中药品质评价发展的必然趋势。

3.3　药物分析研究思路与方法

药品属于特殊商品，其质量控制远较其他商品严格。药品质量的优劣直接影响到药品的安全性和有效性。药物分析学（Pharmaceutical analysis）是运用物理、化学、物理化学、生物学以及微生物学、信息学等方法，通过对研发（Research and development，R&D）、制造（Manufacture）和临床使用（Clinical use）等过程中各环节的严格检验，全面保证和控制药品质量的一门科学。

随着药物科学的迅猛发展，各相关学科对药物分析学科不断提出更高更新的要求。传统的药物分析，大多数是应用化学方法分析药物分子，控制药品质量。然而，现代药物分析，无论是分析领域还是分析技术，都已经大大拓展。从静态分析发展到动态分析，从体外分析发展到体内分析，从品质分析发展到生物活性分析，从单一技术分析发展到联合技术分析，从小样本分析发展到高通量分析，从人工分析发展到计算机辅助分析。

为了全面控制药物的质量，保证用药的安全、合理、有效。在药品的研究、生产、供应、使用等过程中都应该经过严格的分析检验。在药品研发阶段，药物分析主要为临床前药学研究各阶段提供支持，如药物分离或合成工艺的筛选与优化、药物中间体质量控制、药物结构确证，生物活性物质的高通量分析、药物制剂处方筛选与质量分析、药品质量极其质量标准研究等。在药物生产阶段，药物分析主要对药品制造过程中的质量进行全面控制，包括各种在线分析技术用于监控反应过程、浓度变化、颗粒均匀度等；离线分析技术用于检测中间体和最终产物；计算机控制技术和统计分析技术用于集成制造和生产过程的控制。在药物应用阶段，药物分析主要用于指导合理用药和个体化给药，如临床药物代谢动力学研究、药品生物利用度和生物等效性研究、治疗药物浓度检测、临床药物相互作用、兴奋剂检测、滥用药物和法医毒物分析等。除此以外，药物分析学科还为相关学科的发展提供帮助。

总之，有药物就有药物分析。药物分析是一门研究与开发药物的"方法学科"和"眼睛学科"，同时也是药学领域中的一个重要组成部分。

3.3.1　药物分析的研究方法

药物分析是研究药物化学组成的分析方法及有关理论的一门科学，是分析化学在药学中的应用。它的任务主要有三方面：鉴定药物的化学组成或成分、测定药物各组分的相对含量及确定药物的化学结构。在药学教育中，各门专业课都要应用药物分析的理论和方法，以解决该门学科中的某些问题。例如，药物化学中的原料、中间体及成品分析，理化性质与化学结构关系的探索；药剂学中制剂的稳定性及生物利用度的测定；天然药物化学中天然药物有效成分的分离、定性鉴别及化学结构鉴定；药理学中药物分子的理化性质与药理作用、药效的关系及药物代谢动力学研究等，无不与药物分析研究密切相关。

3.3.1.1 药品质量控制依据与药物分析方法验证

1. 药 典

药品质量的内涵包括三个方面：真伪、纯度和品质的质量要求，三者集中表现于使用过程中的有效性和安全性。因此，各原料药与制剂必须有能控制其质量的要求。在我国，《中华人民共和国药典》是国家监督管理药品质量的法定依据，它和其他法令一样具有法定的约束力。

药典的内容一般分为凡例、正文、附录三部分。为了正确地理解与使用药典，对凡例部分应予逐条地阅读与弄懂。正文部分为所收载药品或制剂的质量标准，其主要内容包括：药品的性状、鉴别、检查、含量测定、类别、剂量以及储藏方式等。有关临床用药问题，另组织编著了《中国药典临床用药须知》一书，以指导临床用药。附录部分记载了制剂通则、一般杂质检查方法、一般鉴别试验、有关物理常数测定法、试剂配制法，以及色谱法、氧瓶燃烧法等内容，而红外吸收图谱已另有专辑出版。

若在有特别要求和特殊情况下（如进出口药品、赶超国际水平等）需要按国外药典进行检验。目前，世界上很多国家都有其本国的药典。在药物分析工作中可供参考的国外药典主要有：《英国药典》、《欧洲药典》、《美国药典》、《日本药局方》。

2. 分析方法的验证

在临床用药的质量控制和新药的质量标准制定以及生物利用度和药动学研究中，各种样品基质中的药物的分析方法学研究具有非常重要的作用。为了分析结果的准确、可靠，必须采用特征参数对分析方法的科学性、准确度和可行性进行验证，以充分表明分析方法符合测试目的与要求。分析方法验证的内容包括：精密度、准确度、检测限、定量限、选择性、耐用性、线性与范围等，并对分析过程进行质量控制。

1）精密度

精密度是指利用该法测得的一组测量值彼此符合的程度，也就是表示该法测量的客观性；用标准偏差或相对标准偏差（变异系数）来衡量。

2）准确度

准确度是指利用该法测得的测量值与真值接近的程度，一般用回收试验来衡量。它反映分析方法对样品中被测组分给予全量响应的能力及各步操作和误差对测量值的响应程度。

3）检测限

检测限是一种限度试验的参数，用以表示测量方法在所述条件下对被测样品的最低检出浓度。根据采用的方法来确定检测限度。当用仪器分析方法时，可用已知浓度的样品与空白试验对照，以信噪比为 2∶1 或 3∶1 来确定检测限的最低水平；也可通过多次空白试验，求得其背景响应的标准差，再乘以 2 或 3，作为检测限的估计值，然后依之制备相应检测限浓度的样品，反复测试来进行确定。如用非仪器分析方法时，即通过已知浓度的样品分析来确定可检出的最低水平作为检测限。

4）定量限

定量限是指在样品介质中可定量测得的某一化合物的最低水平的参数，例如原料药中的杂质或成药中的降解产物等。它与上述检测限的不同在于：定量限规定的最低测得浓度应符合一定的精密度和准确度的要求。确定定量限的方法也因所用方法不同而异。当用非仪器分析方法时，与上述检测限的确定方法相同；如用仪器分析方法时，则往往将多次空白试验测得的背景响应的标准差，乘以 10，作为定量限的估计值（即在定量限下测得值的相对标准差为 10%），继之，再通过试验确定，即得定量限。

5）选择性

选择性也称专属性，是指在样品介质中有其他组分共存时，该法对待测样品明确而专属的测定能力。选择性常用来表示含有添加杂质、降解产物、相关化合物或其他组分的样品与未曾添加的样品所得分析结果的偏离程度，这种偏离表现为 2 组样品的含量测定结果不同。因此，选择性是指该法用于复杂样品分析时相互干扰程度的度量。除利用上述 2 组样品进行分析比较来考察该法的选择性之外，如遇杂质或降解产物是未知组分或不易获得者，可用其他方法（如色谱法等）与之对照比较，以度量测度结果的符合程度。

6）耐用性（粗放度）

分析方法的耐用性是指利用该法在各种各样正常试验条件下对同一样品进行分析所得结果的重现程度。所谓各种各样条件包括：不同实验室、不同分析人员、不同仪器装置、不同批号试剂试药、不同测试耗用时间、不同温度、不同日期等等。耐用性表示工作者与环境的变化对分析方法没有多大影响，是衡量实验室和工作人员之间在正常情况下试验结果重视性的尺度。

分析方法的耐用性就是按上述不同条件进行试验，所得结果的重现性再与精密度进行比较从而确定该法的耐用性（或称为粗放度）。

7）线性与范围

分析方法的线性是其在给定范围内获取与样品浓度成正比的试验结果的能力。换句话说，就是样品浓度（或质量）的变化与试验结果（或测得的响应信号）成线性关系。通常线性是用最小二乘方法处理数据求得回归方程的相关系数来表示。回归方程的相关系数越接近于 1 表明二者线性关系越好。

3. 分析效能指标的评价和应用

评价一种分析方法的效能，并不一定对上述七项指标都有要求。应随使用对象不同而有所区别，大体上可分为以下 3 种情况：

（1）用于原料药中主要组分或成药中有效组分含量测定的方法除了检测限和定量限 2 项指标外，其余 5 项指标均应有所要求。

（2）用于原料药中杂质测定或成药中降解产物测定的方法，如用于含量测定，则除检测限指标不必要求外，其余 6 种指标均应有所要求；如用于限度检查，则只对检测限、选择性和耐用性三项指标规定要求，其余均无需要求。

（3）用于特征效能的分析方法，例如用于溶出度测定时的方法以及药物释放测定的方法。这类分析方法应对其精密度和耐用性有所要求，其余指标均不作要求。

3.3.1.2　样品制备技术

在药物分析中，通常需要进一步或多步的前处理步骤，以达到待测样品的富集、纯化和使信号提高的目的，以满足所选用的分析方法对试样的要求。样品制备采用什么方法取决于目标化合物本身的性质、样品基质、目标化合物的浓度水平和所使用的分析技术。

通常，采用湿法破坏（如凯氏定氮法）或干法破坏（如氧瓶燃烧）进行含有特殊元素（卤素、氮、硫、磷）等有机药物的前处理。对于生物样品一般采取除蛋白质和水解缀合物等方法进行前处理。当药物浓度较低或分析方法的特异性或灵敏度不够高时，待测样品需要进行分离、纯化和浓集处理，常见的提取分析技术有：液液提取法、离子对提取法、固相提取法、固相微提取技术、膜提取技术、微透析技术等。除此以外，若待测物质本身不具备被分析的性质，有时可以采用化学衍生化手段改变药物本身性质，使其提高检测灵敏度，增加药物稳定性等。

3.3.1.3　药物的鉴别分析

药物的鉴别分析方法要求专属性强，再现性好，灵敏度高，操作简单、快速等。常用的方法有化学法、光谱法、色谱法等。

1. 化学鉴别法

化学鉴别法必须具有反应迅速、现象明显的特点才有实用价值，至于反应是否完全则不是主要的。化学鉴别法包括测定生成物的熔点，在适当条件下产生颜色、荧光或是试剂褪色，发生沉淀反应或产生气体等现象。

2. 光谱鉴别法

1）紫外-可见分光光度法

紫外-可见分光光度法是研究物质在紫外-可见光区（200～800 nm）分子吸收光谱的分

析方法。该方法的特点是灵敏度较高，一般可达 $10^{-4} \sim 10^{-6}$ g/mL，部分可达 10^{-7} g/mL。测定准确度一般为 0.5%，采用性能较好的仪器来测定其准确度可达 0.2%。多数有机药物分子中含有能吸收紫外可见光的基团而显示特征吸收光谱，可作为鉴别的依据。但因吸收光谱较为简单，曲线形状变化不大，用作鉴别的专属性远不如红外光谱。因此宜采用在指定溶剂中测定 2~3 个特定波长处的吸光度比值（峰值与峰值比或峰值与峰谷值比），以提高专属性。

2）红外吸收光谱法

红外线是波长长于可见光而短于微波的电磁波（0.76~1 000 μm）。红外吸收光谱法可用于分子结构的基础研究（通过测定分子的键长、键角，推断出分子的立体构型；也可以通过所得的力常数推测化学键的强弱等），以及化学组成的分析，但应用最广泛的还是有机化合物的结构鉴定。该方法的特点是专属性很强、应用较广（固体、液体、气体样品），主要用于组分单一、结构明确的原料药，特别适合其他方法不易区分的同类药物。

3）原子吸收法

原子吸收法利用原子蒸气可以吸收该元素作为阴极的空心阴极灯发出的特征谱线的特性，根据供试溶液在特征谱线处的最大吸收和特征谱线的强度减弱程度来进行定性分析。该方法的特点是准确度高、检测限低、选择性好、分析速度快、仪器比较简单，大多数情况下共存元素对被测定元素不产生干扰，应用范围广。但该方法也存在对某些元素检出能力较差的缺点。

4）核磁共振法

通过测定供试品指定基团上的质子峰的化学位移和耦合常数进行药物鉴别。

3. 色谱鉴别法

色谱鉴别法是利用不同物质在不同色谱条件下，产生各自的特征色谱行为（比移值或保留时间）进行鉴别试验。采用与对照品（或经确证的已知药品）在相同的条件下进行色谱分离，并进行比较，根据两者保留行为和检测结果是否一致来验证药品的真伪。常用的方法有：薄层色谱法、高效液相和气相色谱法。

3.3.1.4 药物的杂质分析

杂质是指药物中存在的无治疗作用或影响药物稳定性或疗效，甚至对人体健康有害的物质。进行药物的杂质分析就是为了提高药物纯度，保证药品质量，保证临床用药的安全性和有效性，同时也为生产、流通过程的药品质量管理提供依据。

1. 化学法

当药物中杂质与药物的化学性质差异较大时，可选择合适的试剂，使之与杂质发生化学反应产生颜色、沉淀或气体，而药物不发生该反应，从而检查出杂质。

2. 光谱法

光谱法是依据药物和药物中的杂质对光选择性吸收性质差异而进行的。如紫外分光光度法主要利用药物与杂质紫外特征吸收差异进行检查，如果药物在杂质的最大吸收波长处没有吸收，则可在此波长处测定样品溶液的吸光度，通过控制样品溶液的吸光度来控制杂质的量。红外分光光度法主要用于药物中无效或低效晶形的检查。利用杂质化学键的键长、键角不同，导致红外吸收光谱中某些特征峰的频率、峰形和强度出现显著差异，利用这种差异检查杂质。原子吸收分光光度法主要用于药物中金属杂质的检查，通常采用标注加入法控制金属杂质的限量。

3. 色谱法

药物的杂质往往与药物在结构和性质上相近，一般化学法和光谱法的选择性不高，而色谱法能有效地将杂质与药物分离和检测，故色谱法广泛用于药物杂质分析。常用的方法有：

（1）薄层色谱法，检查方法包括杂质对照品法、供试品溶液自身稀释对照法、母体药物对照法。

（2）高效液相色谱法和气相色谱法，检查方法包括内标加校正因子测定法、外标法、主成分自身对照测定法、峰面积归一化法。

3.3.1.5 药物的含量测定

测定药物的含量是评价药品质量优劣的重要手段。其测定方法多种多样，而容量分析法、光谱法和色谱法是应用最多的方法。

1. 容量分析法

本法系将已知浓度的滴定液由滴定管加到待测药物的溶液中，直到所加滴定液与被测药物按化学计量反应完全为止，然后根据滴定液的浓度和消耗的体积计算出被测药物的含量。容量分析法操作简便、快速、较准确，所用仪器普通易得，在药品检验工作中具有很大的实用价值。如在生物碱类药物的测定中，多采用非水滴定法、酸性染料比色法等容量分析法。常用的容量分析方法有：酸碱滴定法、配位滴定法、氧化还原滴定法和重量法。

2. 光谱分析法

利用物质的光谱进行定量分析的方法称之为光谱分析法。通过测定被测物质在光谱的特定波长处或一定波长范围内的吸光度或发光强度，对物质进行定量。常用的方法有：紫外-可见分光光度法、红外分光光度法、荧光分析法等。

3. 色谱分析法

色谱分析法是一种分离分析方法，系根据混合物中各个组分的色谱行为差异，先进行分离后再在线（或离线）对各组分逐一进行定量分析的方法，最常见的为高效液相色谱法、气相色谱法。定量时，可根据供试品的具体情况采用峰面积法或峰高法定量，以外标法或内标法计算待测成分含量。色谱分析在药物分析中的地位越来越重要，尤其在复杂样品，如制剂、生物样品等方面的应用越来越广，已逐渐取代容量分析方法。

3.3.1.6 复杂样品分析

随着现代科学的不断发展，分析样品正变得越来越复杂，分析任务也变得越来越艰巨。进入 21 世纪，人们将逐渐告别单一组成的分析，越来越多地面临复杂样品的分离分析，"组成—结构—功能"将是人们关心的焦点，复杂样品的分析将是摆在人们面前的难题。

复杂样品是指组分种类多、含量差别大、已知信息少的复杂混合物。这样的样品在生物、环境、材料中占大多数。例如中药提取物或环境污染物，由于来源于自然界，常常含有从无机到有机，从离子性、强极性到非极性，从小分子到大分子，从位置异构体到对映体，从常量到痕量的上百种成分，而且这些成分大都是未知的，即使是曾被发现的成分，也很难获得纯品或对照品，与大量未知物混于一体。其主要特点如下：

（1）介质复杂

即所研究的药物成分不是处于纯净状态，而是处在复杂的混合体系中。比如各种药物制剂（包括复方制剂）、天然药物（包括中成药）、生化药物和体液中的药物等。

（2）复杂样品的分析

复杂样品的分析，首先需要弄清组成这一样品体系的各种组成及其比例关系，了解组成这一体系的基本组分及分布，在此基础上，还需对每一组成进行详细了解，如结构确定，为最终阐明"组成—结构—功能"提供依据（或根据组成-功能关系，先确定有效组成，再确定这些有效组成的结构）。因此，对复杂样品的分离分析，可按 3 个层次进行研究：

① 利用高效色谱进行复杂混合物的系统分离分析，获得基本组成色谱峰及其比例关系。

② 混合物组成成分的结构鉴定，这包括离线各种光谱、质谱的综合鉴定及色谱和各种技术的在线联用，尤其是联用技术不仅可以进行快速鉴定，而且由于减少了处理步骤，避免了处理过程造成的组分损失，因此具有更高的定量可靠性，对含量少的组分也可以进行定性分析（这些含量少的组分是比较难于得到纯品的）。

③ 尽管高效色谱和各种光谱、质谱的联用技术可以极大地提高复杂混合物的分析水平，但联用技术一般要求色谱能分离获得纯色谱峰，才能较好地获得其光谱、质谱进行较好的分析。由于样品组分复杂，在实际分离中即使采用多柱系统，在最优化条件下仍会有大量的不同程度重叠峰，因此，结合色谱、光谱、质谱规律，利用计算机进行多维分析信号与信息的综合处理，解决重叠峰的解析和定性、定量，最终完成复杂样品的分析任务。

3.3.2　药物分析的研究思路

药物分析工作者在对药品质量进行控制，或者研究药品质量控制标准和方法时，要对影响药品质量的各种因素全面考察。考察项目、分析方法、指标限度的确定应根据具体试验结果和实际水平而定。对确实影响药品质量的项目与指标应重点考察，深入研究，并采用合理、准确的分析方法。药物分析一般研究思路如下：

3.3.2.1　了解化学结构与理化性质

查阅文献和参考资料，深入分析待测药物或其类似物的化学结构，利用已有的知识推测其理化性质和稳定性，设计鉴别、检查和含量测定方法。

3.3.2.2　了解药品的生产工艺

了解药品的生产工艺和生产操作步骤，例如，生产条件（温度、催化剂、酸、碱、盐、水、有机溶剂等），生产原料与中间体及可能的副产物、晶形、异构体、制剂辅料与添加剂等，有助于针对性地进行药品质量控制和研究工作。

3.3.2.3　药品的有关检查

检查项目应该从药品安全性、有效性和纯度要求等三方面展开。药品在生产和贮藏过程中产生一定量的杂质，需要进行杂质检查。杂质检查基本是利用药物与杂质在物理性质上的差异（如颜色、光谱特征、色谱行为等），或是化学性质上的差异（酸碱性、氧化还原性等），一般是限量检查，必要时进行定量测定。对于药物制剂除了需要检查杂质外，还需要进行剂型方面的常规检查（如溶出度、含量均匀度等），以确保药物制剂的安全性、有效性和均一性。对于一些生物药物还需进行安全性检查，如热源检查、过敏试验、异常毒性等。

3.3.2.4　药品的鉴别和含量测定

鉴别和含量测定是反映药品真伪优劣的重要指标。鉴别所选方法专属性要强，含量测定方法准确度要高。

3.3.3　药物分析研究展望

目前，药物质量控制中尚存在以下主要问题，有的虽有文献报道，但未获圆满解决，有待建立一个简便可行的法定方法，这是从事药物分析的工作者面临的新挑战。

3.3.3.1 药物晶型研究

同一种元素或化合物在不同条件下生成结构、形态、物性完全不同的晶体的现象称为多晶现象，晶型影响药物的稳定性、生物利用度及疗效的发挥，新药研究中必须给予重视。

3.3.3.2 手性药物分离分析

手性药物进入人（或生物）体，受体内受体、酶、核酸、蛋白以及多糖等手性物质的选择性控制，其代谢途径和药理作用常不相同，药效、毒副作用往往存在着显著的差异。生产高疗效、低毒副作用的单一光学异构体新药已成为制药工业的趋势。手性药物纯度和质量控制是药物分析面临的新课题。

3.3.3.3 生物大分子结构研究

生命科学研究中有关生物活性物质的分析，如蛋白质、核酸、多糖等生物大分子的结构测定是 21 世纪分析科学的热点和前沿。2002 年，两位诺贝尔化学奖获得者均与分析生物大分子有关。John B. Fenn 和 Koichi Tanaka 用解吸离子化软电离质谱分析生物大分子。Kurt Wüthrich 研究了现代核磁共振光谱技术测定生物大分子的二维结构，如用 NMR 测定朊病毒（Prion protein）的分子空间结构，研究生物大分子结构测定方法学过程中逐步发展形成了生物质谱和现代 NMR 光谱技术。

3.3.3.4 基因工程药物质量研究

随着人类基因组项目的进展，已迅速推动人类疾病的 DNA 诊断及基因治疗的研究，基因作为药物的时代也已来临。我国在 20 世纪 80 年代已开发研制了基因工程药物，其质量控制已是当务之急，需建立系列现代仪器分析方法，用于生物大分子（基因工程药物）的相对分子质量、纯度、肽图谱、氨基酸序列和核酸中的核苷酸（DNA）序列等测定的分析平台。

3.3.3.5 药物代谢研究

药物代谢研究药物在体内的过程，药物在体内的整个过程通常用 ADME 表示，A 表示吸收（Absorption），为药物被生物体的吸收；D 表示分布（Distribution），为药物在生物体内的分布；M 表示代谢（Metabolism），即药物在体内的代谢转化；E 表示排泄（Excretion），即药物及其代谢产物自体内的排除。此外还有临床验证生物等效性的药动学研究。药物代谢研究的样本特点：组成复杂，含量低（微量到超微量）、样本数多。虽进行了预处理和浓集，但仍需要求灵敏、专属、快速的测定方法，HPLC 常用于药物及其代谢产物的同时分离与检测。用液相色谱-电喷雾离子化质谱法，选择离子检测，可测定样本浓度范围每毫升 ng 级乃至 pg 级，为低浓度生物样本测定提供了新方法。

3.3.3.6 中药质量控制

中药材、中成药本身就是一个多组分的复杂体系，是当今分析化学中一个难题，而且还要考虑其组成与疗效关系，中药的质量控制已成为影响中药现代化和国际化进程的难题。新中国成立之初，受科学技术条件的限制，中药并无质量标准，只依靠原料药材的地道性和药工制作经验性予以保证。直到 20 世纪 60 年代，徐国钧院士提出粉末显微鉴别方法，使传统的以粉末入药的中成药有了相应的判断药品真伪方法。此后，打破了以药材饮片粉末为制剂原料的传统工艺，开始采用提取工艺研制中药新药，中药的质量必须通过检验予以控制，特别是运用了色谱、光谱等现代分离分析先进手段，对中药与中药制剂化学成分有了更深入的研究。现行的中药质量控制模式基本上是在中药化学前期研究的基础上，借鉴文献报道选定某一中药（重点对君药和臣药）的"有效成分"或"指标性成分"建立以光谱、色谱为主的鉴别和含量测定的质量标准。这种质量控制模式的科学性，可控性虽有很大进步，但从中医药理论观点看，中医辨证论治用的中药药味而非某个化学成分，中药功效是药材或制剂所含物质群整体作用的结果，对指标性成分的控制难以确保中药功效。中药成分的特征图谱是目前能够为国内外广泛接受的一种中药质量控制模式。它具有整体、宏观和模糊分析的特点，特别适合于中医药理论研究的需要。它是使用多学科交叉、综合技术手段对复杂物质组成体系质量稳定性进行评价的检测方法，但本法受供试品来源等多种因素影响，方法的稳定性不甚理想，有待进一步研究。"代谢组学"法可定量描述中药的整体综合效应，建立中药药效科学评价体系，是中药质量研究新思路、新方法。

3.4 药物化学研究思路与方法

药物化学（Medicinal chemistry）起源于化学和生物科学。其早期的名字为制药化学（Pharmaceutical chemistry），这是由于历史上是药房中的药剂师首先开始从事天然药物的提取和纯化工作。今天的药物化学已经发展为以研究合成药物为主的药物化学和以研究天然药物为主的天然药物化学两个重要分支。

3.4.1 药物化学研究思路与方法

3.4.1.1 概　述

药物化学是一门发现与发明新药、合成化学药物、阐明药物化学性质、研究药物分子与机体细胞（生物大分子）之间相互作用规律的综合性学科，是药学领域重要的带头学科。

现代药物化学是化学和生物学科相互渗透的综合性学科，其主要任务是创制新药和发现具有进一步研究开发前景的先导化合物。研究内容包括基于生命科学研究的药物作用靶点（受体、酶、离子通道、核酸等），参考天然配体或底物的结构特征设计药物新分子，以期发现选择性作用于靶点的新药；通过各种途径和技术寻找先导，如内源性活性物质的发掘，天然有效成分或现有药物的结构改造和优化，活性代谢物的发现等。随着计算机技术在药物研究中的应用日益广泛，计算机辅助药物设计和构效关系研究也成为药物化学研究的重要内容。

3.4.1.2 药物化学研究的基本思路

1. 药物设计

药物设计可以分为两个阶段，即先导化合物的发现和优化。

1）先导化合物的发现

先导化合物的发现是药物设计的前提，主要有几个基本途径：药理筛选、合理药物设计、组合化学和高通量筛选等。

（1）药理筛选

长期以来，先导化合物的发现大多依赖药物化学家从各种来源（植物、动物、微生物发酵液中）发现新颖结构的化合物，药理学家再对这些化合物用各种动物模型进行广泛的药理筛选。但这种方法发现先导化合物的命中率很低，随机性强。

（2）合理药物设计

现代生物技术、计算机技术的发展以及与药物化学的交叉渗透使先导化合物的发现产生了很多新技术和新方法。其中最突出的方法之一就是合理药物设计（包括计算机辅助药物设计）。合理药物设计（Rational drug design）是指依据分子生物学、病理生理学、结构生物学和酶学等生命科学研究的最新成果，针对生命科学研究领域中基础研究所揭示的与疾病过程相关的酶、受体、离子通道及核酸等潜在的药物作用靶位，以其三维结构为基础，再参考其内源性配体或天然底物的化学结构特征，借助于计算机技术以及一些新理论、新方法来设计与标靶匹配的药物分子，以发现可选择性作用于靶位的新药。

合理药物设计的方法包括 3 类：

① 基于配体的药物设计：根据已知配体的结构设计新的配体，主要包括定量构效关系和药效团模型方法。

② 基于受体（结构）的药物设计：运用定向设计原理，根据受体的三维结构设计能与之匹配的配体。

③ 基于机制的药物设计：在药物结构设计的基础上，进一步考虑了药物与受体的动态结合过程，药物对受体构象的调节以及药物在体内的传输、分布和代谢。它兼顾了药物在体内作用的各个方面，可以选择性地阻止疾病发生和发展过程中最关键的病理环节，设计出高效、低毒副作用的特异性药物。

合理药物设计有以下 3 个步骤：

① 根据致病分子机理选择药物标靶。

② 对标靶三维结构及活性部位进行解析，通过 X 线衍射或核磁共振进行测定，或根据已知蛋白质结构进行预测。

③ 进行计算机辅助药物设计。

合理药物设计为新药创制提供了一种强有力的手段，显示了良好的前景，但依据现有的研究来看，该方法仍有明显的局限性。由于这种方法过于专一化和微观化，无法解决药物在机体内面临的复杂环境和平衡问题。机体有众多的天然屏障和各种平衡，药物分子必须要跨越这些屏障到达靶点并与其作用才能发挥药效。在此过程中，药物分子要经历吸收、转运、分布和转化等一系列复杂的代谢过程，从而发生某些变化，故可能不会按预期的构想到达靶分子，也可能会破坏机体固有的某种平衡而带来一些意想不到的毒副作用。

（3）组合化学和高通量筛选

组合化学（Combinatorial chemistry），也称非合理药物分子设计，是将一些基本的小分子（称为构造砖块，如氨基酸、核苷酸、单糖以及各种各样的化学小分子）通过化学或生物合成的程序系统地装配成不同的组合，从而建立起具有大量结构相关化合物的化学分子库，再结合高通量筛选来寻找先导化合物。高通量筛选（High-through-put screening），是随着生物化学、分子生物学、分子药理学和生物技术（包括基因工程技术）的发展，将影响生命过程的许多环节阐明，从而使越来越多的药物作用的靶标被分离纯化、鉴定、克隆和表达出来，进入药物筛选系统，建立起的灵敏度高、特异性强、微量快速的检测新技术之一。它主要由以下 5 部分组成：

① 自动化操作系统。

② 高灵敏度检测系统。

③ 分子、细胞水平的高特异性体外筛选模型。

④ 样品库。

⑤ 数据处理系统。

组合化学和高通量筛选突破了传统的药物筛选模式，能够快速获取数量巨大的多样性分子，并经大范围集约筛选，获得先导化合物的结构与活性信息，大大提高了研究新药的效率和水平。

2）先导化合物的优化

早在20世纪20年代以前，人们就开始进行天然有效成分的结构改造。直到1932年，欧兰梅耶发表了将有机化学的电子等排原理和环状结构等价概念用于药物分子的结构改造，首次出现具有理论性的药物结构修饰工作。随后，药物作用的受体理论、生化机制、药物在体内转运等药物分子结构改造的理论不断出现。在20世纪60年代初出现了构效关系的定量研究，1964年汉希和藤田稔夫提出定量构效关系的汉希分析。药物分子结构改造开始由定性进入定量研究阶段，为定量药物设计奠定了理论和实践基础。20世纪70年代以后药物分子结构改造开始综合运用药物化学、分子生物学、量子化学、统计数学基础理论和当代科学技术以及电子计算机等手段，开辟了药物设计新局面。随着分子生物学的进展，对酶与受体的理解更趋深入，对某些酶的性质、酶反应历程、药物与酶复合物的精细结构进行详细阐明，模拟与受体相结合的药物活性构象的计算机分子图像技术在新药研究中已取得可喜的成果。运用这些新技术，从生化和受体两方面进行药物分子结构改造是新药设计的趋势。

（1）定量构效关系

定量构效关系是一种借助分子的理化性质参数或结构参数，以数学和统计学手段定量建立合理的数学模型，研究有机小分子与生物大分子相互作用及有机小分子在生物体内吸收、分布、代谢、排泄等生理相关性质的方法，为药物设计、指导先导化合物结构改造提供了理论依据。常用方法有 Hansch 线性多元回归模型，Free-WilSon 加合模型和 Kier 分子连接性等。以前，定量构效关系所用的参数大多是由化合物二维结构测得，称为二维定量构效关系。随着现代色谱、光谱技术以及色谱-光谱联用等新技术（如 X-射线衍射、高分辨核磁共振和多维核磁共振、HPLC-MS 等）以及电生理、分子力学、量子化学和计算机技术的应用，并结合计算机图形学和有关数据库，可进行药物分子与靶分子的三维结构、药效构象和二者结合模式研究，并对它们形成的复合物开展电子结构研究，探索药物构效关系，推测药物作用机理和生物活性等一系列复杂问题，这种定量构效关系的研究称为三维定量构效关系。三维定量构效关系与基于结构的设计方法相结合，将使药物设计更趋于合理化。

（2）受体

对受体的深入研究，尤其是许多受体亚型的发现，促进了受体激动剂和拮抗剂的发展。通过对先导化合物的结构改造，寻找特异性的仅作用于某一受体亚型的药物，可提高其选择性。如 α 和 β- 肾上腺素受体及其亚型阻滞剂是治疗心血管疾病的常用药物；组胺 H_2 受体阻滞剂能治疗胃及十二指肠溃疡；内源性脑啡肽类对阿片受体有激动作用，因而呈现镇痛活性，目前阿片受体发现有多种亚型（如 δ、ε、γ、η、κ 等），为设计特异性镇痛药开拓了途径。

（3）酶

酶是高度特异性的蛋白质，许多生命活动都是由酶催化的生化反应，故酶具有重要的生理生化活性。随着对酶的三维结构、活性部位的深入研究，以酶为靶点进行的酶抑制剂研究取得了很大进展。如通过干扰肾素（Renin）-血管紧张素（Angiotensin）-醛固醇（Aldosterone）系统调节而达到降压效用的血管紧张素转化酶抑制剂，便是 20 世纪 70 年代中期发展起来的一类降压药。目前，一系列的血管紧张素转化酶抑制剂，如卡托普利、依那普利、赖诺普利等已是治疗高血压、心力衰竭的重要药物。又如 3—羟基—3—甲戊二酰辅酶 A 还原酶抑制剂，对防治动脉粥样硬化、降血脂有较好的疗效；噻氯匹定可抑制血栓素合成酶用于防治血栓形成。

2. 药物合成

药物合成包括合成路线设计、药物的合成、合成工艺研究等内容。合成路线设计是合成工作的前提，合成路线的好坏直接影响药物的质量、收率等，在药物合成中具有重要意义。药物合成路线设计通常使用倒推法，亦称反合成分析。例如非甾体抗炎药布洛芬的反合成分析过程如下：

药物合成的一般程序为：

（1）目标化合物结构分析

① 确认目标分子中的官能团。

② 用已知和可靠的反应对目标分子进行切断。

③ 必要时重复进行切断，直至达到易于取得的起始原料。

（2）化学合成

① 根据结构分析，写出合成路线，列出所需试剂和反应条件。

② 依据合成路线，开展药物合成实验工作。

③ 总结实验中的失败教训和成功经验，进一步完善合成工艺。

3. 药物合成新技术

近年来，药物合成技术有了飞速发展，新的理论、新反应、新试剂及新技术不断出现，使药物合成反应具有化学选择性和立体选择性，产物收率进一步提高，合成步骤更加简单，分离操作大大简化。这些药物合成的新技术主要包括：

（1）微生物转化技术

微生物转化应用于药物合成，使得许多难以用化学方法合成的药物得以顺利进行。如固相酶（或固定化菌体细胞）新技术的兴起，使有生命现象的酶像化学合成反应一样完全由人来驾驭，使整个过程实现连续化和自动化。

（2）半合成药物技术

以天然产物中提取或通过微生物发酵提取的化合物为母体，经化学改造制得新药，可以治疗疑难病症，提高原有疗效，扩大抗菌谱，减少毒副作用或弥补其他不足等优点，如紫杉醇、抗生素、维生素等药物的生产。

（3）不对称合成、区域控制和立体选择性控制等技术

据统计，临床常用药物有 1 850 种，其中 1 045 种药物具有手性。高纯度的手性药物具有副作用小，使用剂量低，疗效高等特点，使得其研究和开发成为当今药物发展的战略方向之一。中国新颁布的新药审批办法中把通过拆分、合成方法首次得到的某些药物中的光学异构体及其制剂当作二类新药审批，同时也加大了对研究、开发手性药物的重视。

（4）药物合成技术与生物技术相结合的仿生合成技术

模拟天然产物的生物合成过程，在温和、无污染的条件下合成了许多具有良好生理活性的天然产物，如甾体激素、萜类、抗生素、氨基酸等。

4. 寻找内源性活性物质

近年来发现许多活性多肽和细胞因子，如心钠素是 20 世纪 80 年代初科学家从鼠心肌匀浆分离出的心房肽，具有很强的利尿、降压和调节心律的作用。又如内皮舒张因子是同时期证实由内皮细胞分泌具有舒张血管作用的物质，其化学本质后经证实是一氧化氮。它是调节心血管系统、神经系统和免疫系统功能的细胞信使分子，参与机体的多种生理作用。20 世纪 90 年代后，有关一氧化氮的研究已成国际热点。一氧化氮供体和一氧化氮合酶抑制剂的研究方兴未艾，将为心血管系统等药物的开发开拓新的领域。

3.4.1.3 药物化学研究的发展趋势

结合当今世界医药研究的新方向，不难看出在今后相当长的时间里，药物化学的发展趋势为生物技术的广泛应用和发展。这是因为生物技术，如结构生物学、分子生物学、分子遗传学、基因学等技术的高速发展，为发现新药提供理论依据和技术支撑。

生物技术（生物工程）是近年来飞速发展的高新技术，在各领域的应用日渐广泛和深入，医药生物技术已逐渐成为新兴产业和新的经济生长点。20 世纪 90 年代初以来上市的新药中，生物技术产品占有较大的比例，并有迅速上升的趋势。通过生物技术改造传统制药产业可提高经济效益，利用转基因动物-乳腺生物反应器研制、生产药品，将是本世纪生物技术领域研究的热点之一。

生物技术向药物化学研究的渗透，将产生出针对性更强、副作用更小的新药，成为新

药研究的主要科学推动力，其作用主要体现在药物筛选方面。生物技术在药物筛选中的作用有：

（1）提供用于鉴定的重组蛋白（如酶、生长因子等）。

（2）分析受体结构与功能，产生表达受体的细胞系。

（3）构建含有改变表型基因的筛选用生物体。

（4）构建检测基因转录变化的细胞系。

生物技术与药物化学的结合并不意味着就要完全抛弃传统药物化学的研究方法。而新的思路与技术方法在反复实践中仍有个成熟的过程。当前以至今后相当长时间内，包括生物技术在内的许多新技术也许只是对常规药物化学研究技术的必要补充。

3.4.2　天然药物化学研究思路与方法

3.4.2.1　概　述

天然药物化学是运用现代科学理论与方法研究天然药物中化学成分的一门科学，主要研究天然药物化学成分（生理活性成分或药效成分）的结构特点，物理化学性质，提取分离方法，结构鉴定等方面的问题。此外，还涉及主要类型化合物的生物合成途径和半合成研究等问题。随着现代分析方法、药理学、分子生物学的发展，天然药物化学的研究方法和条件日趋进步，研究领域和深度也得到了长足的发展。

3.4.2.2　天然药物化学研究的基本思路

以前天然药物化学研究的一般思路是先进行化学分离，再将得到的单体化合物进行药效学研究，找到其有效成分或活性成分，发现先导化合物，再加以结构改造，从而创制新药。这种方式的弊端就是不得不浪费大量的人力物力来分离其他的无效成分，因此，天然药物化学的研究思路必须从"以化学为主"的传统模式尽快转变为"以生物学为主"的现代研究模式，即研究天然药物时不能简单地采用"先分离单体，后筛选活性"的模式进行，而应采用活性指导下的导向分离方法，即在药理实验的配合下，先找到有效部位，再从有效部位去分离单体化合物，然后经过药理实验证明化合物的药效。

因此，根据天然药物（包括提取物和单一化合物）的特点，选择合理、先进的药理筛选模型是"以生物学为主"的现代研究新思路的关键。以前多仿照西药研究，采用单一靶标进行活性成分追踪分离，其工作效率较低，每次只能追踪分离到对某个靶标有活性的成分，而对该靶标没有活性的其他成分则会在分离过程中丢失。由于天然药物作用的多样性来源于物质的多样性，故目前的研究方法多是将基源清晰的天然药物提取物进行有序分离，使所含成分按照"物以类聚"的原则分类聚集，构建可持续发展的天然药物精细分离馏分样品库，再采用多靶标进行高通量、高内涵活性筛选，并对活性馏分进行活性追踪分离，可大大提高工作效率。

此外，天然药物多成分间的协同作用是天然药物不同于单一化学药物的重要且独特作用模式，例如，通过体内抗肿瘤（肝癌）和体外端粒酶抑制活性实验，发现土黄连总生物碱的抗肿瘤活性优于纯化的生物碱单体的活性。因此，研究天然药物时应从整体出发来研究其协同作用的物质基础。

随着科学技术的发展和认识的不断深入，天然药物研究需要进入更高的层次，即"化学生物学"研究。化学生物学（Chemical biology）是自 20 世纪 90 年代中期以来新兴的研究领域，即使用小分子作为工具来解决生物学的问题，通过干扰/调节正常生理过程来研究蛋白质的功能。利用化学生物学的手段可以寻找与天然小分子发生作用的靶蛋白，从而阐明天然药物的作用机制。2007 年 7 月国际权威《自然·化学生物学》推出了天然药物专刊，报道了很多天然药物化学生物学研究的成功案例。

3.4.2.3 天然药物研究开发的一般程序

1. 样品的选择与制备

新药的发现是从样品的收集开始的。为了提高目标的命中率，可根据文献古籍调研，从民族、民间药物、临床名方、老药和国外天然药物中选择筛选样品，收集样品，进行基原鉴定，也可选择天然产物进行大规模筛选。样品收集后进行提取，或采用溶剂粗分成几个部位，得到粗提物。

2. 活性筛选

根据拟开发药物的适应症，采用体外或体内的方法对提取物进行活性筛选，如果提取物有明显的活性，即进入下一程序；如果提取物没有明显的活性，先储存在样品库中，供其他活性筛选。

3. 活性先导化合物的发现

采用溶剂方法或色谱方法对粗提物进行进一步分离，最好能够依据化合物类型进行分离，有利于有效部位新药的发现；对分离后的各个部分进行进一步的活性筛选，发现活性部位；采用色谱方法对活性部位进行化合物的分离和结构鉴定；对分离的化合物进行活性筛选。

在此筛选过程中，有时会发现某一部位活性很强，但进一步分离成单体化合物后活性没有提高，甚至出现活性降低的现象，这可能是由于天然药物的各成分之间存在协同作用。这时，可以把相应的活性部位研发成为新药，即有效部位新药。如地奥心血康胶囊，其主要有效成分是从薯蓣属植物黄山药和穿龙薯蓣中提取的甾体总皂苷，包括薯蓣皂苷等 8 种甾体皂苷。

如果发现某一单体化合物活性很强，具有临床应用前景，就可以把单体化合物研发成为新药，即有效成分新药。如青蒿素，是从菊科植物黄花蒿中分离出的抗疟有效单体成分。青蒿素是含过氧基团的倍半萜内酯，其分子结构为一过氧桥被一个环状结构所保护，而它神奇的抗疟作用的关键就在于过氧桥。青蒿素及其结构改造的药物除了对疟疾、血吸虫等寄生虫病有效外，还有免疫抑制的作用，有望用于红斑狼疮、类风湿等病症的治疗，并且近年来在抗肿瘤方面也有了比较乐观的结果。

在活性成分研究中，大部分情况是分离的化合物具有一定活性，但活性不强，或毒性很大，没有临床使用价值，这类化合物被称为活性先导化合物，可进入结构改造程序。对于没有活性的化合物，则将其储存在样品库中，供其他活性筛选。

4. 先导化合物的结构改造、构效关系研究与新化学药物的发现

如前所述，天然产物中发现的大部分化合物没有直接临床应用的价值，但可以成为创新药物发现中先导化合物的主要来源。对于活性筛选发现的活性先导化合物，必须进行结构改造和构效关系研究。通过系统的构效关系分析，进一步设计并优化先导化合物，再通过活性筛选，直至发现具有临床应用价值的化合物，从而进入新药研发阶段，最后成为化学药的一类新药。目前，国际上多数创新药物都是通过这一途径发现的，从国际上申请的专利也可以看出，一般一个活性化合物，其合成的衍生物都在数十个，甚至上百个。而在我国，天然产物研究与合成是基本脱节的，从事天然产物研究的人员大多不懂合成，从事合成的人员对结构改造也不感兴趣，这也是我国极少发现新的化学实体药物的原因之一。另外，近年来的大量研究表明，天然药物的成分在体内往往具有多种代谢产物，从中发现活性成分，也是创新药物发现的一个重要途径。

3.4.2.4 天然药物化学研究的发展趋势

随着多学科的相互渗透与交叉，天然药物化学研究的对象日益扩大。在过去的100多年间，天然药物化学研究的对象主要是陆生植物资源。近20年来随着陆生资源的大幅减少、人口数量的迅速增加和科技水平的飞速发展，人类面临的可持续发展与资源匮乏、环境恶化之间的矛盾日益突出，以开发海洋资源为标志的"蓝色革命"正在形成前所未有的浪潮。天然药物化学研究的对象从传统的陆生动植物逐渐向海洋动植物、无脊椎动物、微生物等发展，并且从近海生物向极地海洋生物延伸，研究范围也从传统的萜类、生物碱类、甾体类等向结构更为复杂的聚醚类、大环内酯类、前列腺素类、超级碳链化合物以及内源性生物活性物质如多糖、多肽等延伸。

海洋天然产物种类繁多、数量庞大，独具的奇特而多元化的化学结构是陆生天然产物所无法比拟的，其复杂程度甚至远远超出了科学家们的想象，这些丰富多彩的海洋次生代谢产物已经成为研制开发新药的基础。例如，来源于被囊动物红树海鞘 *Ecteinascidia turbinate* 的 Ecteinascidin-743（Et-743，trabectedin）对直肠癌、乳腺癌、肺癌、黑色素瘤等有显著的疗效，2007年10月欧盟已批准该药（商品名 Yondelis）用于晚期软组织肿瘤的治疗，成为第一个现代海洋药物。1982年从采集于加利福尼亚海湾的总合草苔虫中分离

得到的第一个具有抗癌活性的大环内酯类化合物苔藓虫素（Bryostain-1）为特殊抗肿瘤药物，作用于蛋白激酶 C，对白血病人血液中分离的急性白血病细胞、慢性淋巴细胞及 HL-260 白血病均有明显的诱导分化作用，并抑制其生长，目前已完成 80 多例 II 期临床研究，此类化合物除了直接杀死癌细胞外还能促进造血功能，是一类极有希望的低毒性抗癌药物。脱氢膜海鞘素（Dehydrodidemnin B，商品名 Aplidin）是来自地中海海鞘 *Aplidium albicans* 的一种抗肿瘤环肽类化合物，对甲状腺癌、直肠癌、结肠癌、淋巴瘤、肾癌等的体内外试验均表现出广泛的抗肿瘤活性，其特点是可以直接杀死癌细胞，活性甚至是紫杉醇的 80 倍，且没有毒性，1991 年 Aplidin 进入到抗实体肿瘤和非霍奇金淋巴瘤的 I 期临床试验，目前正进行治疗前列腺癌和膀胱癌的 II 期临床试验。

3.5　药物制剂研究思路与方法

任何一种药物在临床使用前都必须制成适合于患者的给药形式，即剂型，药物制剂研究即是将原料药制备成可供临床直接使用药品的过程，主要包括剂型的配制理论、处方设计、制备工艺与设备、质量控制及合理应用等内容。目前，我国《药品注册管理办法》将药物研发分为化学药品、中药和天然药物、生物制品三类进行管理。三类药物由于所遵循的医药理论体系、来源、化学组成、作用机制、制备过程与质量标准等方面有明显差异，研究思路与方法均有所不同，其中化药制剂、中药与天然药物制剂已形成了各自较为成熟的研究思路与方法，并由国家药品审评中心颁布了相应的技术指导原则供研究者参考，本节将重点介绍这两类制剂的研究思路与方法。

3.5.1　化学药物制剂研究思路与方法

3.5.1.1　概　述

化学药物制剂是指主要以化学合成药物为活性成分的一类制剂，在所有药品中数量、品种最多，是目前预防、治疗、诊断疾病中使用最为广泛的药品。化学药物制剂研究是目前我国新药创制、仿制药研发的重点内容，在打破国外制药企业技术垄断，为临床提供安全、高效、低廉的治疗药物，提高药品质量等方面发挥着重要的作用。

3.5.1.2　化学药物制剂研究的基本内容

化学药物制剂研究主要包括剂型选择、处方筛选、工艺研究、包装材料及容器的选择、质量研究和稳定性研究等几个方面的内容。

1. 剂型选择

药物疗效主要决定于药物本身，但剂型对疗效的发挥也起到十分关键的作用，剂型不同、给药方式不同，均会导致制剂疗效、毒副作用等产生差异。因此，剂型选择是制剂研究的重要内容之一，剂型的选择、设计主要从以下几个方面进行综合考虑。

1）药物性质

药物的理化性质、制剂学性质、生物药剂学与药动学性质是剂型设计的重要依据。药物的理化性质如化学结构、熔点、晶型、溶解度、溶出速率、分配系数、酸碱性、盐型及光谱特征等；制剂性质如粒子大小、结晶形状、结晶度、纯度、吸湿性、流动性、压缩性以及与辅料的相互作用等；生物药剂学与药动学性质如体液中稳定性、吸收性能、首过效应、分布特征、代谢与排泄等。在胃液中不稳定或对胃有不良刺激（如青霉素、阿司匹林等）的药物，不宜开发为普通胃溶制剂而常选择制成肠溶胶囊或肠溶片；稳定性差的药物（如头孢类抗生素），在溶液状态下易降解或产生聚合物，常引发安全性问题，不宜选择注射液、输液等溶液剂型；肝脏首过效应明显的药物（如硝酸甘油），常选择非口服给药制剂。

2）疾病治疗的需要

疾病不同，对剂型的要求也各不相同。疾病的急重程度、发病原因、病理部位、病理特征、治疗思路、疗效标准及现有治疗药物存在的剂型问题等方面的实际情况，对剂型的选择提出了具体要求，是剂型选择的重要依据之一。例如对冠心病发作、哮喘发作、休克、中毒等急症，为使药效迅速，宜用注射剂、气雾剂、舌下含片等速效制剂；对于要长期用药的慢性疾病，药物作用需要持久、和缓，则可选择口服缓释制剂、经皮给药制剂、注射用长效制剂或其他长效制剂；不同给药部位选择不同的剂型，皮肤疾患一般选择软膏、膏药、涂膜剂、糊剂等，腔道疾病如痔疮、结肠炎、阴道炎等，则用栓剂、灌肠剂、泡腾片等。

3）临床用药的顺应性

患者临床用药的顺应性在一定程度上影响着药物能否发挥预期疗效，也是剂型选择时需要考虑的重要因素之一。对于需要长期用药的疾病如糖尿病、高血压等，开发缓释、控释制剂可以减少给药次数，平稳血药浓度，降低毒副作用，提高患者的顺应性；对于老年、儿童及吞咽困难的患者，选择口服液、泡腾片、分散片、颗粒剂等剂型易于服用。另外，剂型选择还要考虑制剂工业化生产的技术可行性及生产成本。

2. 制剂处方研究

制剂处方组成是影响其生产工艺，临床有效性、安全性及放置过程中质量稳定性的重要因素，是制剂研究关注的重要内容之一。处方研究是根据药物性质、制备工艺要求、制剂质量及稳定性要求，对制剂中原料药和辅料的性能进行考察，并以此为基础，进行处方设计、筛选与优化等的研究过程。

1）原料药性质研究

主要包括理化性质、制剂学性质、生物学性质及配伍相容性。

（1）理化性质与制剂学性质

原料药的色泽、嗅味、pKa、粒度、晶型、熔点、水分、溶解度、油/水分配系数、溶剂化状态以及不同条件下的稳定性等理化或制剂学性质与其制剂生产、制剂质量及稳定性直接相关。因此，根据拟制备剂型的特点，收集、考察原料药的关键理化与制剂学性质，可为处方设计提供科学依据，如溶解性是影响固体制剂药物溶出的关键性质，对于前期研究已明确存在溶解性问题的药物在进行处方研究时，需着重考虑如何通过优化制剂处方以提高该类药物的溶出度。

（2）生物学性质

原料药的体内吸收、分布、代谢、排泄过程特征，生理环境稳定性，效应强弱、毒副作用等生物学性质与其体内起效过程紧密相关，这些生物学性质的差异对其制剂处方研究提出了各种不同具体要求，如对于口服吸收较差的药物，常需在制剂处方中加入吸收促进剂以改善该类药物的吸收，又如对于在胃液中不稳定的药物，常采用肠溶材料对制剂进行包衣处理。因此，对药物生物学性质的研究与认识，将为其制剂处方设计提供重要的科学依据。

（3）配伍相容性

药物在制剂中是与多种辅料、药物共存，药物与辅料间、不同药物间存在相互作用，作用的利弊决定了其配伍相容性，直接对制剂的制备、质量及稳定性产生影响。通过影响因素实验可对药物与辅料、不同药物间的配伍相容性进行研究，所得实验数据可为制剂处方研究提供科学依据，如吗啡、氨基比林、鞣酸等药物与阿拉伯胶有配伍禁忌。

2）辅料性质

主要包括理化性质、制剂学性质、安全性、配伍禁忌。

（1）理化性质与制剂学性质

辅料的化学结构、分子量、取代度、性状、堆密度、流动性、溶解度、吸湿性、黏度、可压缩性、干燥黏合性、膨胀性等理化及制剂学性质与制剂的制备、质量及稳定性紧密相关，如稀释剂的粒度、堆密度与固体制剂的含量均匀性，高分子材料的黏度与缓控释制剂的释药行为。辅料品种、规格、型号、生产厂家不同，其理化性质与制剂学性质可能存在显著差异，直接影响制剂质量，尤其是对辅料性质要求更高的缓控释、靶向给药、经皮给药等新型制剂。因此，制剂辅料均要求明确其规格、型号及供货来源，并制订或完善相应的质控指标。

（2）安全性

从理论上而言，辅料是没有药理活性的物质，但是辅料的使用不是毫无限制的，辅料选择或使用不当会导致制剂的安全性问题，如日常食用的淀粉，若口服过量则可形成淀粉结石，引发肠梗阻，若外用于伤口也可引发肉芽肿损害。因此，了解辅料可用的给药途径及其合理用量范围是处方研究的一项重要内容，这些信息可为处方设计提供科学依据。辅料在已上市药品中的安全使用的相关信息，可通过检索 FDA 等国内外权威数据库进行了解，对于超出常规用量、用法的辅料，需进行必要的安全性试验。

（3）配伍禁忌

辅料与某些药物、不同辅料间配伍应用有可能影响制剂质量，属于配伍禁忌范畴，应尽量避免。可通过前期调研，了解辅料与辅料间、辅料与药物间相互作用情况，以避免处方设计时选择不宜的辅料。对于缺乏相关研究数据的辅料，可考虑进行相容性研究，如口服固体制剂，可选若干种辅料，根据制剂中的用量，与主药按一定比例混合，进行影响因素实验，考察配伍应用后的性状、含量、有关物质等变化，以了解是否存在相容性问题。

3）处方设计

处方设计是在前期对药物和辅料有关研究的基础上，根据拟选剂型的制备要求、特点及临床治疗需要，拟订几种基本合理的处方以供筛选和优化。拟定处方时，除考虑该剂型的基本处方组成外，同时还需要结合药物的具体性质，针对性地选择相应性能的辅料，解决制剂可能存在的问题，如片剂处方组成通常为稀释剂、黏合剂、崩解剂、润滑剂等，对于难溶性药物，可考虑使用适量改善药物溶出度的辅料，对于某些稳定性差的药物，处方中可考虑添加适量抗氧剂、金属离子络合剂等。除上述因素外，辅料初选时还应考虑不同给药途径的特殊要求、不应与主药或其他辅料有配伍禁忌，不影响制剂的含量测定及有关物质检查，且其质量必须符合药用要求。

4）处方筛选和优化

制剂处方筛选和优化是在前期设计拟订的处方基础上，通过对不同处方制剂的基本性能、稳定性的系统评价与对比，以优选制剂处方，并通过药代动力学研究、生物等效性等临床前和临床研究，以最终确定最佳制剂处方的研究过程。在处方筛选过程中，需同时考察多个因素对实验结果的影响，目前常用均匀设计和正交试验设计优化法，为减少试验成本，缩短试验周期，可获得较佳试验结果，基本满足一般试验要求，但也存在试验精度不够，优选结果仅仅是接近最佳值，无法精确找到最佳点。条件优选凭经验，不能灵敏地考察各因素间的交互作用等。星点设计效应面优化法是一种新型的试验设计方法，具有试验次数少，试验精度高等特点，可弥补上述方法的不足，近年来在药学研究中获得广泛应用。

（1）制剂性能评价

制剂基本性能与其质量密切相关，不同剂型的性能要求各有不同，处方筛选时需根据剂型特点，有针对性地选择关键项目进行对比考察。各种常见剂型的制剂性能评价项目见表 3-5-1。

表 3-5-1　不同剂型的制剂性能评价项目

剂型	制剂性能
片剂	待压粉体性状、性质；片剂性状、硬度、脆碎度、崩解时限或溶出度、含量均匀度（小规格）、有关物质、含量
胶囊剂	内容物性状、粉体性质、水分；崩解时限或溶出度、含量均匀度（小规格）、有关物质、含量
颗粒剂	颗粒性状、粒度、流动性、溶化性、水分、有关物质、含量

剂型	制剂性能
注射剂	性状、pH 值、可见异物、不溶性微粒、渗透压、有关物质、含量、无菌、细菌内毒素或热原、刺激性
滴眼剂	溶液型：性状、可见异物、pH 值、渗透压、有关物质、含量； 混悬型：性状、沉降体积比、粒度、渗透压、再分散性（多剂量产品）、pH 值、有关物质、含量
软膏剂、乳膏剂、糊剂	性状、粒度（混悬型）、稠度或黏度、有关物质、含量
口服溶液剂、口服混悬剂、口服乳剂	溶液型：性状、溶液的颜色、澄清度、pH 值、有关物质、含量； 混悬型：性状、沉降体积比、粒度、pH 值、再分散性、干燥失重（干混悬剂）、有关物质、含量； 乳剂型：性状、物理稳定性、有关物质、含量
贴剂	性状、剥脱力、黏附强度、透皮速率、释放度、含量均匀性、有关物质、含量
凝胶剂	性状、pH 值、粒度（混悬型）、黏度、有关物质、含量
栓剂	性状、融变时限、溶出度或释放度、有关物质、含量

此外，考虑到实际使用情况，有时还需关注其他特殊性能，如对带有刻痕的可分割片剂，需关注分割后剂量的合理性、含量均匀性及药物溶出行为的变化。

（2）制剂稳定性评价

可选择 2 个以上制剂基本性能考察合格的处方样品进行影响因素实验，对比其在高温、高湿、强光照射的特殊条件下放置后制剂性状、溶出行为、有关物质、含量等基本性能的变化，以筛选出质量稳定的制剂处方。该制剂在中试规模放大生产后，再通过加速稳定性实验和长期留样稳定性实验以最终确定其稳定性。此外，根据实际情况，有时还需进行其他相关稳定性的研究，如静脉注射用粉针和小针给药时需用溶剂溶解或稀释，要考察制剂与溶剂配伍使用时是否发生药物吸附、沉淀、变色、含量下降、杂质增加等理化变化；溶液剂若药物浓度很高或接近饱和，需进行低温或冻融实验，以考察温度改变时药物是否析出。

（3）临床前及临床评价

通过制剂性能与稳定性考察后优选的制剂处方，最终还需通过药代动力学、生物等效性等临床前研究和临床研究结果进行最终评价，如口服缓控释给药系统、经皮给药系统、靶向给药系统等新型制剂，其药代动力学研究结果是制剂处方优化、验证的重要依据；对难溶性药物口服固体制剂，制剂处方对溶出度的改善最终也需通过生物等效性、药代动力学研究进行优化、验证。

5）处方的调整与确定

一般通过制剂基本性能评价、稳定性评价和临床前评价，基本可以确定制剂处方。在完成临床研究和主要稳定性试验后，必要时可根据研究结果对制剂处方进行适当调整，但需详细说明处方调整的情况，并通过实验证明这种调整的合理性，如溶出曲线比较研究和稳定性考察等，必要时还需考虑进行生物等效性试验等临床研究。

3. 制剂工艺研究

制剂工艺研究是制剂研究的一项重要内容，与药品质量密切相关，是药品工业化生产的重要基础。工艺研究包括工艺设计、工艺研究和工艺放大三部分，可单独进行，也结合处方筛选同步开展研究。

1）工艺设计

工艺设计是根据拟选剂型的现有制备方法，结合药物的理化性质、稳定性等性质，综合现有生产设备条件，设计几种基本合理的制剂工艺，以便开展工艺筛选、优化研究，如对湿不稳定的原料药，在注意对生产环境湿度控制的同时，制备工艺优选干法制粒、粉末直接压片等工艺，以尽量避免水分的影响；对于晶型与稳定性和/或溶出度紧密相关的多晶型药物，应密切注意粉碎、制粒工艺对药物晶型的可能影响，避免晶型在工艺过程中的转化。此外，工艺设计时还需充分考虑实验研究与工业化生产的可衔接性，尽量选择实际生产工艺一致的操作工序、工艺设备，避免工艺研发与生产实际的脱节。

2）工艺研究

制剂工艺通常由多个关键步骤组成，涉及多种生产设备和工艺参数。工艺研究的重点是确定影响制剂生产的关键环节和因素，并拟定生产过程的控制指标和工艺参数，以保证生产过程中药品的质量及其重现性。

（1）制剂工艺方法、设备与参数的筛选

根据拟定剂型与药物的特点，选择有代表性的制剂性能与工艺性能为评价指标，对前期设计的几种制剂工艺方法、制剂设备及工艺参数进行系统对比、筛选，拟定最佳的制剂工艺，如常采用溶解性、溶液性状、有关物质、含量等为评价指标，对注射液的浓配法与稀配法、配液罐以及配液温度、搅拌速度、搅拌时间等参数进行筛选；以片剂性状、硬度、脆碎度、溶出度、有关物质、含量等为指标，对片剂制备过程中粉末直接压片法与颗粒压片法，制粒机、压片机型号，颗粒粒径、干燥温度、压片速度、压片压力等参数进行筛选。根据上述研究结果，拟定该制剂的最佳生产工艺，明确其工艺参数与制剂质量的相关性，并在此基础上，初步拟定工艺指标的允许波动范围和关键工艺环节的质量控制指标，以确保制剂生产和产品质量的稳定。

（2）工艺重现性研究与工艺数据的积累

工艺重现性研究是指按照优选拟定的制剂工艺连续多批次（一般至少3批）制备样品，对制备过程进行考察，详细记录制备过程的工艺条件、操作参数、生产设备型号等信息，并对所制得各批样品的质量进行检验，以评价制剂工艺的稳定性、重现性，确保生产出质量一致的制剂产品。因此，工艺重现性研究是系统获取、积累工艺数据的过程，常见的工艺研究数据主要包括以下几个方面：

① 原料药及辅料情况（如货源、规格、标准等）。

② 工艺操作步骤及参数。

③ 关键工艺环节的控制指标及范围。

④ 设备的种类和型号。

⑤ 批量规模。

⑥ 样品检验报告。

通过上述数据，可深入了解制剂工艺的关键环节，并为制剂工艺放大、工业化生产和质量控制打下坚实基础。

3）工艺放大

工艺放大是将实验室筛选拟定的制备工艺向工业化生产转移的必要阶段，也是制剂工艺进一步完善和优化的过程，为药品工业化生产奠定重要基础。由于实验室制剂设备、操作条件等与工业化生产常存在差异，实验室拟定的制剂工艺在工业化生产中常常会遇到问题，如胶囊剂工业化生产采用的高速填装设备与实验室设备不一致，实验室拟定的处方颗粒的流动性可能不能满足生产的需要，会导致重量差异变大；对于缓释、控释等新剂型，工艺的微小变化可能会导致制剂释药性能的较大变化，工艺放大研究更为重要。

工艺放大重点研究以下两个方面：

（1）考察生产过程的主要环节，进一步优化工艺条件。

（2）确定适合工业化生产的设备和生产方法，保证工艺放大后产品的质量和重现性。

研究中需要注意对数据的翔实记录和积累，发现前期拟定的制备工艺与实际生产工艺之间的差别（如生产设备的设计原理、操作原理），如果这些差别影响制剂的性能，则需要考虑进行进一步研究或改进。

4. 包装材料（容器）的选择

包装材料和容器是药品的组成部分，分为直接接触药品的包装材料（以下简称内包装）和外包装材料，主要起物流、传递信息和物理防护的作用，其中内包装不仅是药物的容器，由于与药品直接接触，其性能直接影响药品质量的稳定。因此，药品包装材料（容器）的选择主要侧重于内包装材料（容器）的考察。

包装材料的选择可通过文献调研，制剂与包装材料的相容性实验，进行初步选择，并将其与药品制备成市售包装形式，通过加速稳定性试验和长期留样稳定性试验进一步进行考察和确认。选择包装材料时，应考虑以下几个方面：

（1）需符合国家药用包装材料标准，并获得药用包装材料和容器注册证。

（2）有助于确保制剂质量在一定时间内保持稳定，如对于光照或高湿条件下不稳定的制剂，可选择避光或防潮性能好的包装材料。

（3）包装材料和制剂应有良好的相容性，不与制剂发生不良相互作用，如液体或半固体制剂可能出现药物吸附于内包装表面，或者内包装的某些组分扩散释放到制剂中，引起制剂含量下降或安全性问题。

（4）包装材料应与制剂工艺相适应，如静脉注射液等无菌制剂的内包装需满足湿热灭菌或辐射灭菌工艺的要求。

（5）对定量给药装置，应能保证定量给药的准确性和重现性，如气雾剂包装。

此外，包装材料的选择还需根据其特殊使用要求，增加特定考察项目，如输液剂、凝胶剂的包装容器应注意检测水蒸气透过性能，含乙醇的液体制剂需注意乙醇对包装材料的影响。包装材料的考察结果也可为药品质量标准中是否需增加特殊的检查项目提供依据，如滴眼液或静脉输液与包装材料相容性研究结果显示包装材料中释放物量若接近公认的安全范围，则需进行制剂中该项目的检查和控制，相反则可不用建立该检测项目。

5. 质量研究和稳定性研究

1）质量研究

质量研究是通过对制剂性能、化学成分以及生物药剂学与药动学性能的研究，以系统评价制剂的安全性、有效性及质量可控性，并在此基础上拟定质量控制标准的过程。

（1）制剂性能评价

制剂性能评价主要是对制剂外观性状、粉末粒度及剂型的特殊性质进行系统研究。外观性状是指制剂的颜色、形态、性状、气味等，与原辅料质量及工艺有关。粉末粒度与制剂中粉体的吸湿性、流动性、成分溶出等性质有关。各种剂型具有不同的特点，对其制剂性能的要求也不同，如颗粒剂的溶化性、片剂的硬度与脆碎度、栓剂的融变时限、橡胶膏剂的耐热性、非定量气雾剂的喷射速率与总量、定量气雾剂的每瓶总掀次数与每掀喷量等，参见表3-5-1。

（2）化学成分分析

化学成分分析主要是对制剂中所含主药、杂质进行定性定量分析，以确保制剂有效性和安全性。现有制剂质量标准中鉴别、有关物质检查、特殊杂质、含量测定等项目均属于控制制剂中化学成分。鉴别能定性识别制剂中的化学成分，有关物质检查能反映制剂中药物是否发生变化，含水量、含醇量、重金属、微生物、农药残留、热原等检查项目可评价制剂是否含有有害的特殊杂质，以确保制剂的安全性。含量测定是测定制剂中的主药含量，以控制制剂中药物剂量，确保制剂的安全性与有效性。

（3）生物药剂学与药动学性能评价

制剂生物药剂学与药动学性能是决定其安全性、有效性的关键因素，通过体外溶出、释放行为、体内过程等相关研究，可系统评价制剂的生物药剂学与药动学性能，为优选剂型、制剂处方设计、工艺改进、质量评价、合理用药等提供科学依据。

2）稳定性研究

稳定性是指制剂化学、物理及生物学特性发生变化的速度与程度。稳定性研究是评价制剂质量的主要内容之一，对制剂处方筛选、工艺设计，保证用药的安全性、有效性均具有指导意义，在制剂研究中占有重要地位。制剂稳定性研究包括影响因素试验、加速试验、长期试验。影响因素试验是指考察制剂在高温、高湿、强光照射条件下制剂特性随时间变化的规律，以认识和预测制剂的稳定趋势，考察制剂处方、生产工艺及包装条件的合理性。加速试验是将市售包装条件下的3批产品，在加速条件下 [温度（40±2）℃，湿度（75±5）%] 进行的稳定性试验，其目的是通过加速药物制剂的化学或物理变化，探讨制剂的稳定性，为处方设计、工艺改进、质量研究、包装改进、运输、储存提供必要的资料。长期试验是在接近制剂实际储存条件下进行的稳定性试验，其目的是为制订药品的有效期提供依据。制剂稳定性试验的具体要求可参见《中国药典》（2010 年版）二部附录。

综上所述，化药制剂研究中剂型选择、处方筛选、工艺研究、包装材料（容器）的选择、质量研究和稳定性研究等各项工作是一个循序渐进、环环相扣，并不断完善的过程，其最终目标都是为研发得到安全有效、稳定可控，便于生产和使用的药物制剂。

3.5.2　中药、天然药物制剂研究思路与方法

3.5.2.1　概　述

中药制剂是指在中医药理论指导下，基于中药传统制剂经验和技术，结合现代技术，遵循严格规范与标准所研制的安全高效、稳定可控、服用方便的药物制剂，天然药物是指在现代医药理论指导下使用的天然药用物质及其制剂，在我国医疗保健事业中起着重要作用。中药、天然药物制剂研究是对我国传统用药经验的继承与创新，将有利于开发出大量具有自主知识产权的药物，推动我国医药产业发展，为临床提供优质价廉的治疗药物。

3.5.2.2　中药、天然药物制剂研究的基本内容

中药、天然药物制剂研究是将中药、天然药物原料经过原料前处理、提取纯化、浓缩干燥、制剂成型、包装等一系列工艺过程制成一定规格、剂量准确、质量均一稳定、服用方便的制剂成品的过程，主要包括剂型选择、工艺研究、处方筛选、包装材料及容器的选择、质量研究和稳定性研究等几个方面的内容。

1. 剂型选择

中药、天然药物制剂剂型选择思路、需考虑的因素与化药制剂基本一致，但与化学药物相比，需重点关注以下两方面：

1）药物剂量与剂型载药量的匹配性

中药、天然药物剂量一般均较大，因此，药物剂量与剂型载药量的匹配性是中药、天然药物制剂剂型选择时需重点考虑的因素，如对于以中药、天然药物中提取的单一有效成分或有效部分为原料的药物，一般剂量较小，便于成型，可选择片剂、胶囊剂等载药量小的剂型；如果是日服饮片量在 60 g 左右的中药复方，经过提取纯化后其药物收率一般在15% 左右，则仅制剂原料就达 9 g，只能考虑制备成颗粒剂、丸剂、口服液等载药量相对较大的剂型。

2）药物性质的复杂性

与化药相比，中药提取物成分组成复杂，不同成分的理化性质、生物药剂学与药动学

性质可能存在明显差异，剂型选择时需考虑的因素较多，注意抓住主要药效成分的性质，并兼顾其他多数成分的性质，以优选适宜剂型。

此外，选择剂型时，在确保安全有效的前提下，为提高用药的顺应性，尽量选用新剂型，以达到高效、剂量小、毒副作用小，储运、携带、使用方便的目的。

2. 制备工艺研究

中药、天然药物制剂工艺研究是将以中药饮片、天然药物原料，采用各种工艺技术制成制剂成品的过程。与化药制剂一样，也分为工艺设计、工艺研究和工艺放大三个环节，但工艺研究的内容远比化药制剂复杂。在进行制剂工艺研究之前，还需进行前处理工艺研究以制备得到制剂用的半成品。由于中药、天然药物成分组成复杂，其制备工艺将直接影响制剂中药效成分的组成、含量、理化性质及制剂性能，是决定制剂安全性与有效性的关键因素之一。

1）工艺设计

中药、天然药物制剂的工艺设计包括前处理工艺设计和制剂工艺设计，其中制剂工艺的设计思路与化药制剂基本一致，因此这里主要就前处理工艺设计进行介绍。中药、天然药物制剂前处理工艺是将各原料药制成可供制剂成型用半成品的过程，主要包括净化、炮制、粉碎、提取、纯化、浓缩、干燥等环节。通过前处理工艺可以富集中药、天然药物原料中药效成分，降低药物剂量，去除或降低毒性成分，改变物料性质，最终为制剂工艺提供高效、安全、稳定的半成品。前处理工艺设计主要是对中间体制备工艺路线和方法的选择，需要根据原料中药效成分理化性质、原料剂量、剂型载药量、生产可行性及成本等因素进行综合考虑。如鱼腥草中所含的挥发油类成分是其发挥抗炎、抗菌、解热的药效成分，要制备鱼腥草注射液需将其从药材中提取出来，由于该类成分具有挥发性，选用了水蒸气蒸馏提取，可得到纯度高、剂量小，符合注射剂制备要求的挥发油提取物。又如六味地黄丸中所含的熟地、酒萸肉、牡丹皮、山药、茯苓、泽泻等六味中药，要将其改成软胶囊，需要对原料进行提取精制，根据原料药中药效成分性质的不同，其前处理工艺路线设计为：牡丹皮蒸馏提取挥发性成分，酒萸肉用 70% 乙醇回流提取；熟地黄、山药、泽泻加水煎煮提取，再用乙醇沉淀除杂；茯苓加水煮沸后，温浸提取，所得提取物除挥发油外，浓缩干燥后即得制备软胶囊用制剂原料。

2）工艺研究

中药、天然药物制剂的工艺研究思路、方法总体上与化药制剂相似，主要区别在于中药、天然药物制剂需要在工艺路线设计的基础上，对中间体制备过程中的粉碎、提取、精制、浓缩、干燥等各个关键环节的工艺方法、生产设备和工艺参数进行系统筛选、优化，并拟定生产过程的控制指标和工艺参数，以保证中间体的质量及其重现性。

（1）工艺研究的原则

① 工艺研究要有系统性。按工艺路线确定的顺序如炮制、粉碎、提取、精制、浓缩、干燥、成型，依次逐一进行，不可遗漏，也不可颠倒，要对每个环节的主要影响因素进行全面系统研究，以确保能优选出最佳工艺条件。

② 研究用原料药质量要求保持一致。由于中药制剂工艺步骤较多，为使研究工作具有连贯性和可比性，要求原料药材的基原品种、药用部位、产地、采收、加工、规格等级、主要药效成分含量等均要保持一致，因此，一般要求购买足量的同一批次原料，工艺研究时要分次使用。

③ 试验方法、操作应规范合理。工艺研究是通过不同试验数据的对比，以获取优化的工艺参数，因此，试验方法与操作的规范性、合理性与试验数据的科学性、准确性直接相关。

（2）工艺条件的优化筛选

主要是对前处理工艺中粉碎、提取、精制、浓缩、干燥等主要环节的工艺方法、设备和工艺参数等进行系统筛选、优化，以拟定最佳的中间体制备工艺。粉碎是将原料经粉碎设备使粒径减小、表面积增加的过程，有助于加速药材中有效成分的溶出，提高药效成分的提取率和生物利用度，需要对粉碎方法、粉碎粒度等因素进行筛选。提取是将药效成分从原料药材中抽提出来以实现富集，去掉不非活性物质以降低药物剂量的过程，需要对提取方法、提取溶媒、溶媒用量、提取时间、提取次数等相关参数进行筛选。精制是在提取基础上进行的进一步纯化处理，通过精制可达到除去无效或有害物质，减少剂量的目的。特别是需要制备载药量小的剂型时，常常需要进行精制处理，需优选精制方法。并针对具体精制方法对其关键工艺参数进行对比筛选。浓缩与干燥是去除提取物中所含溶剂的两种方式，可得到不同物态的中间体以满足后续制剂工艺的要求，浓缩可得到浓稠液体或半固体状浸膏，对浓缩物料继续干燥则可得到固体浸膏，常需对浓缩方法、浓缩温度、浓缩程度、干燥方法、干燥温度和干燥时间等进行系统考察，以拟定最佳参数。

工艺优化的筛选试验方法与化药制剂一样常采用全面试验法（也称单因素筛选）、正交试验设计、均匀设计和星点设计。中药、天然药物制剂工艺优化的评价常用化学方法、生物学方法及有效浸出物来进行综合评价。化药方法是用提取物中成分含量、纯度等来对比评价工艺条件的好坏，具有量化程度高、表述清楚、易于操作的优点，常见的化学评价指标有水浸出物、有机溶剂浸出物、大类成分（如总生物碱、总黄酮、总皂苷、总多糖等）、指标成分（如苦参碱、槲皮素、人参皂苷 Rg1、绿原酸等），其中浸出物与药效的关联度不如大类成分、指标成分，现在较少应用，仅适用于极少量成分不太明确的原料药。生物学方法适用于工艺条件差别大，如不同溶剂、不同提取方法，或有效成分不清楚的复方药物不同工艺的对比筛选，可整体反应所有成分的综合作用，与疗效紧密相关，常用的有微生物学方法和药理学方法，如清热解毒或外用消毒杀菌的药物可用最小抑菌浓度对不同提取工艺的效果进行对比评价。

在完成中间体制备工艺优选的基础上，以所得中间体为原料再进行制剂处方和成型工艺的系统优化筛选，其基本思路、方法及研究内容与化药制剂一致，本节不再详述。

3. 包装材料（容器）的选择

与化药制剂研究思路、方法及内容一致，参见化药制剂研究思路与方法项下内容。

4. 质量研究和稳定性研究

1）质量研究

中药、天然药物制剂的质量研究思路与化药制剂基本一致，但由于药物组成的不同，在化学成分分析内容和方法上有所不同。

（1）制剂性能评价

制剂性能主要反映的是与剂型质量相关的理化性质，因此，中药、天然药物制剂性能评价也主要是对制剂外观性状、粉末粒度及剂型的特殊性质进行系统研究和评价，具体内容可参见化药制剂相应内容。

（2）化学成分分析

中药、天然药物制剂中的药效成分是从原料药中提取而来，同时可能还混有各类杂质或有害成分，其化学组成远比化药制剂复杂得多。现有中药、天然药物制剂的质量控制项目对药效成分、杂质的一系列定性定量检测均属化学成分控制范畴，可从物质基础方面确保制剂的有效性和安全性。中药、天然药物制剂成分分析所采用的检测项目和方法常包括鉴别、指纹图谱、杂质检查、含量测定等项目。鉴别能识别制剂中是否含有某药味或来源于某药味的化学成分，如显微鉴别、理化鉴别、薄层鉴别等，可定性控制中药制剂的药味组成。杂质检查能确定制剂是否存有无效或有害的特殊杂质，如重金属、微生物、农药残留检查，含大黄制剂的土大黄苷检查，含乌头制剂的乌头碱限量检查等。指纹图谱则是从更精细的角度整体控制制剂中化学组成的相似性，以从物质基础角度确保制剂的安全、有效、稳定，如《中国药典》（2010 年版）一部复方丹参滴丸质量标准中收载了【指纹图谱】控制项，要求供试品色谱图中，应呈现 8 个与对照指纹图谱相对应的特征峰，按中药色谱指纹图谱相似度评价系统计算，供试品指纹图谱与对照指纹图谱的相似度不得低于 0.90，如图 3-5-1 所示。含量测定是测定制剂中的主要药效成分，并得到量化结果，如复方丹参颗粒中采用高效液相色谱法分别测定其中丹参酮ⅡA 和丹参酚酸 B 含量，并规定分别不得少于 1.3 mg/袋和 15 mg/袋。虽然中药制剂化学成分十分复杂，但疗效的发挥仍然有其物质基础，因此，指纹图谱和含量测定是确保中药制剂质量的重要手段。

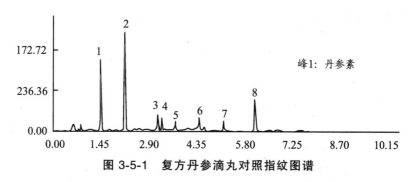

图 3-5-1　复方丹参滴丸对照指纹图谱

（3）生物药剂学与药动学性能评价

参见化药制剂研究思路与方法项下相应内容。

2）稳定性研究

参见化药制剂研究思路与方法项下相应内容。

综上所述，中药、天然药物制剂研究是一项比化药制剂研究更为复杂的系统工程，剂型选择、制备工艺研究（又包括原料前处理、提取纯化、制剂研究、工艺放大）、包装材料及容器的筛选、质量研究和稳定性研究等每一项内容，均共同影响着研发所得中药、天然药物制剂的质量，研究过程中需从制剂安全有效，稳定可控，生产、使用、储运方便这一总体目标出发，整体上把握前后各项研究内容实现紧密衔接，确保研发得到高质量的中药、天然药物制剂。

参考文献

[1] 郑筱萸. 中药、天然药物急性毒性研究技术指导原则[M]. 北京：中国医药科技出版社，2002.

[2] 郑筱萸. 化学药品和治疗用生物制品研究技术指导原则[M]. 北京：中国医药科技出版社，2002.

[3] 徐叔云，卞如濂，陈修. 药理实验方法学[M]. 3 版. 北京：人民卫生出版社，2002.

[4] 陈奇. 中药药理研究方法学[M]. 北京：人民卫生出版社，1993.

[5] 万德光. 中药品质研究：理论、方法与实践[M]. 上海：上海科学技术出版社，2008.

[6] 李新中. 生药学[M]. 北京：科学出版社，2010.

[7] 黄泽豪，张望斌，高华娟，等. 荷叶的显微生药研究[J]. 海峡药学，2007，19（7）：63-65.

[8] 郑汉臣. 药用植物学[M]. 北京：人民卫生出版社，2008.

[9] 胡远艳，陈国良，朱小鹏，等. 扫描电镜技术在爵床亚科植物生药学与分类学鉴定中的意义[J]. 海南大学学报（自然科学版），2009，27（2）：139-143.

[10] 晁志，慈薇，颜刚，等. 建立对生药进行准确鉴定和全面质量评价的二元条形码系统[J]. 世界科学技术：中医药现代化，2009，11（1）：64-70.

[11] 国锦琳，唐远，裴瑾，等. 川木通的随机扩增多态性 DNA 与序列特征性扩增区域标记研究[J]. 成都医学院学报，2011，6（4）：283-286.

[12] 苏建新，林敬明，夏平光，等. 论中药的安全性及有效性评价[J]. 广东微量元素科学，2001，8（3）：36-38.

[13] 张丹丹，李纯，李秋红. 中药安全性评价研究中毒代动力学的应用[J]. 医学与哲学（人文社会医学版），2008，29（7）：79-80.

[14] 严铸云，李羿. 中药品质研究现状与展望[J]. 成都医学院学报，2011，6（4）：299-302.

[15] 刘文英. 药物分析[M]. 6 版. 人民卫生出版社，2008.

[16] 曾苏. 药物分析学[M]. 高等教育出版社，2008.

[17] 李发美. 分析化学[M]. 6 版. 人民卫生出版社，2010.

[18] 郭磊，吴彌东，谢剑炜，等. 药物分析检测技术研究进展[J]. 中国科学：生命科学，

2011, 41（10）：904-912.

[19] 王玉峰. 药物分析方法研究进展[J]. 临床研究，2007，4（9）：78-80.

[20] 张正行. 药物分析研究方法的进展、应用与展望[J]. 中国药学杂志，2009，44（19）：1454-1459.

[21] 郑虎. 药物化学[M]. 北京：人民卫生出版社，2008.

[22] 王兰明，姚克宁. 药物化学发展进程[J]. 化工时刊，1994，（4）：7-10.

[23] Mukund S. Chorghade. Drug Discovery and Developmen[M]. John Wiley & Sons，Inc：New Jersey，2006.

[24] Douglas S. Johnson，Jie Jack Li. The Art of Drug Synthesis[M]. John Wiley & Sons，Inc：New Jersey，2007.

[25] 郭宗儒. 药物分子设计的策略：药理活性与成药性[J]. 药学学报，2010，45（5）：539-547.

[26] 彭司勋. 20世纪药物化学发展的回顾[J]. 中国药科大学学报，2001，32（1）：75-76.

[27] 韩玲军，李青山. 药物化学研究的新进展[J]. 山西医科大学学报，2004，35（4）：432-434.

[28] 武士华. 生物技术在药学研究中的应用[J]. 解放军医学情报，1996，10（1）：34-36.

[29] 史清文，李力更，霍长虹，等. 天然药物化学研究与新药开发[J]. 中草药，2010，41（10）：1583-1589.

[30] 张卫东. 中药现代化研究新思路——天然药物化学与生物学研究相结合[J]. 中国天然药物，2008，6（1）：2-5.

[31] 姚新生. 转变天然药物化学研究模式推进自主创新药物研究与中药现代化进程[C]. 第七届全国天然有机化学学术研讨会论文集，2008.

[32] 国家药典委员会编. 中华人民共和国药典（2010年版）一部[M]. 北京：中国医药科技出版社，2010.

[33] 谢秀琼. 中药新制剂开发与应用[M]. 2版. 北京：人民卫生出版社，2000.

[34] 平其能. 现代药剂学[M]. 北京：中国医药科技出版社，1998.

[35] 侯世祥. 中药新制剂成型性研究思路与方法[J]. 中国中药杂志，2000，25（1）：4-7.

[36] 《化学药物制剂研究基本技术指导原则》课题研究组. 化学药物制剂研究基本技术指导原则[S]. 国食药监注〔2005〕106号，2005，3：1-16.

[37] H. van de 沃特贝恩德，H. 伦纳耐斯，P. 阿图松. 药物生物利用度[M]. 北京：化学工业出版社，2007.

[38] 刘艳杰，项荣武. 星点设计效应面法在药学试验设计中的应用[J]. 中国现代应用药学，2007，24（6）：455-457.

下篇

实验方法

第 4 章 药学综合性实验

实验 4-1 大黄品质评价的综合性实验

■ 实验目的

（1）掌握大黄药材质量检查和品质评价的方法。
（2）熟悉分子生物学鉴定的基本原理及在中药鉴定中的应用。

■ 实验概述

大黄为蓼科植物掌叶大黄 *Rheum palmatum* L.、唐古特大黄 *R.tanguticum* Maxim.et Balf. 或药用大黄 *R.officinale* Baill.的干燥根及根茎。大黄根、根茎含有蒽类衍生物，包括蒽醌、蒽酚、蒽酮类及其苷类。蒽醌类化合物以游离蒽醌和结合蒽醌两种形式存在，蒽醌苷和二蒽酮苷为大黄主要泻下成分，以二蒽酮苷中的番泻苷 A、B、C、D、E、F 泻下作用最强。少部分为游离形式的苷元如大黄酸、大黄酚、大黄素、芦荟大黄素和大黄素甲醚。此外，大黄尚含有二苯乙烯类、鞣质类、有机酸、挥发油等化合物。

大黄具有泻下、抗菌、降低血清尿素氮和止血等作用。此外，还有抗病毒、抗阿米巴原虫、抗肿瘤、收敛、利胆和降血脂等作用。

目前，大黄药材及其制剂的质量控制多以大黄酸、大黄素、大黄酚、芦荟大黄素、大黄素甲醚及其苷等为质控指标。这些指标的测定方法有比色法、紫外分光光度法、薄层扫描法及高效液相色谱法等。现代生物技术在中药品质评价中，应用最多的是 DNA 分子标记技术，直接在 DNA 水平反映其差异。本实验采用随机扩增多肽性 DNA（RAPD）和特征序列扩增区域（SCAR）分子标记来鉴定大黄药材基原，该法具有样品用量少、灵敏度高、快速和易检查等优点。

■ 实验内容

1. 大黄药材的质量检查

【实验材料】

实验仪器：光学显微镜、烘箱、马福炉、高效液相色谱仪。

试药：大黄酸、芦荟大黄素、大黄素、大黄酚、大黄素甲醚、土大黄苷、石油醚、甲酸乙酯、甲酸、甲醇、磷酸、硅胶 H、盐酸、乙醚、三氯甲烷、氨水、乙醇。

材料：大黄药材。

【实验步骤】

1.1 性　状

本品呈类圆柱形、圆锥形、卵圆形或不规则块状，长 3～17 cm，直径 3～10 cm。除尽外皮者表面黄棕色至红棕色，有的可见类白色网状纹理及星点（异型维管束）散在，残留的外皮棕褐色，多具绳孔及粗皱纹。质坚实，有的中心稍松软，断面淡红棕色或黄棕色，显颗粒性；根茎髓部宽广，有星点环列或散在；根木部发达，具放射状纹理，形成层环明显，无星点。气清香，味苦而微涩，嚼之黏牙，有沙粒感。

1.2 鉴　别

1.2.1 显微鉴别

（1）横切面：根木栓层及栓内层大多已除去。韧皮部筛管群明显；薄壁组织发达。形成层成环。木质部射线较密，宽 2～4 列细胞，内含棕色物；导管非木化，常 1 至数个相聚，稀疏排列。薄壁细胞含草酸钙簇晶，并含多数淀粉粒。

根茎髓部宽广，其中常见黏液腔，内有红棕色物；异型维管束散在，形成层成环，木质部位于形成层外方，韧皮部位于形成层内方，射线呈星状射出。

（2）粉末：黄棕色。草酸钙簇晶直径 20～160 μm，有的可至 190 μm。具缘纹孔导管、网纹导管、螺纹导管及环纹导管非木化。淀粉粒甚多，单粒类球形或多角形，直径 3～45 μm，脐点星状；复粒由 2～8 分粒组成。

1.2.2 理化鉴别

（1）微量升华：取本品粉末少量，进行微量升华，可见菱状针晶或羽状结晶。

（2）薄层色谱鉴别：取本品粉末 0.1 g，加甲醇 20 mL，浸泡 1 h，滤过，取滤液 5 mL，蒸干，残渣加水 10 mL 使溶解，再加盐酸 1 mL，加热回流 30 min，立即冷却，用乙醚分 2

次振摇提取，每次 20 mL，合并乙醚液，蒸干，残渣加三氯甲烷 1 mL 使溶解，作为供试品溶液。另取大黄对照药材 0.1 g，同法制成对照药材溶液。再取大黄酸对照品，加甲醇制成每 1 mL 含 1 mg 的溶液，作为对照品溶液。按照薄层色谱法（附录Ⅵ B）试验，吸取上述 3 种溶液各 4 μL，分别点于同一以羧甲基纤维素钠为黏合剂的硅胶 H 薄层板上，以石油醚（30~60 ℃）-甲酸乙酯-甲酸（15：5：1）的上层溶液为展开剂，展开，取出，晾干，置紫外光灯（365 nm）下检视。供试品色谱中，在与对照药材色谱相应的位置上，显相同的 5 个橙黄色荧光主斑点；在与对照品色谱相应的位置上，显相同的橙黄色荧光斑点，置氨蒸气中熏后，斑点变为红色。

1.2.3 检 查

（1）土大黄苷：取本品粉末 0.2 g，加甲醇 2 mL，温浸 10 min，放冷，取上清液 10 μL，点于滤纸上，用 45% 乙醇展开，取出，晾干，放置 10 min。置紫外光灯（365 nm）下检视，不得显持久的亮紫色荧光。

（2）干燥失重：取本品，在 105 ℃ 干燥 6 h，减失重量不得过 15.0% [《中国药典》（2010 年版）一部附录Ⅸ G]。

（3）总灰分：不得过 10.0% [《中国药典》（2010 年版）一部附录Ⅸ K]。

（4）酸不溶性灰分：不得过 0.8% [《中国药典》（2010 年版）一部附录Ⅸ K]。

1.2.4 浸出物

按照水溶性浸出物测定法项下的热浸法 [《中国药典》（2010 年版）一部附录Ⅹ A] 测定，不得少于 25.0%。

1.2.5 含量测定

按照高效液相色谱法 [《中国药典》（2010 年版）一部附录Ⅵ D] 测定。

（1）色谱条件与系统适用性试验：以十八烷基硅烷键合硅胶为填充剂；以甲醇-0.1% 磷酸溶液（85：15）为流动相；检测波长为 254 nm。理论板数按大黄素峰计算应不低于 3 000。

（2）对照品溶液的制备：精密称取芦荟大黄素对照品、大黄酸对照品、大黄素对照品、大黄酚对照品、大黄素甲醚对照品适量，加甲醇分别制成每 1 mL 含芦荟大黄素、大黄酸、大黄素、大黄酚各 80 μg，大黄素甲醚 40 μg 的溶液；分别精密量取上述对照品溶液各 2 mL，混匀，即得（每 1 mL 中含芦荟大黄素、大黄酸、大黄素、大黄酚各 16 μg，含大黄素甲醚 8 μg）。

（3）供试品溶液的制备：取本品粉末（过四号筛）约 0.15 g，精密称定，置具塞锥形瓶中，精密加入甲醇 25 mL，称定重量，加热回流 1 h，放冷，再称定重量，用甲醇补足减失的重量，摇匀，滤过。精密量取续滤液 5 mL，置烧瓶中，挥去溶剂，加 8% 盐酸溶液 10 mL，超声处理 2 min，再加三氯甲烷 10 mL，加热回流 1 h，放冷，置分液漏斗中，用少量三氯甲烷洗涤容器，并入分液漏斗中，分取三氯甲烷层，酸液再用三氯甲烷提取 3 次，每次 10 mL，合并三氯甲烷液，减压回收溶剂至干，残渣加甲醇使溶解，转移至 10 mL 量瓶中，加甲醇至刻度，摇匀，滤过，取续滤液，即得。

（4）测定法：分别精密吸取上述对照品溶液与供试品溶液各 10 μL，注入液相色谱仪，测定，即得。

本品按干燥品计算，含芦荟大黄素（$C_{15}H_{10}O_5$）、大黄酸（$C_{15}H_8O_6$）、大黄素（$C_{15}H_{10}O_5$）、大黄酚（$C_{15}H_{10}O_4$）和大黄素甲醚（$C_{16}H_{12}O_5$）的总量不得少于 1.5%。

2. 大黄药材的分子生物学鉴别

【实验材料】

实验仪器：液氮罐、EP 管匀浆器、电泳仪。

试药：乙醇、TE-RNase、ddH_2O、$MgCl_2$、dNTPs、Taq 酶、10-mer 引物、NaCl、十六烷基三甲基溴化铵、酚、三氯甲烷、异戊醇、NaAc、复方地芬诺酯、生理盐水、琼脂培养基、无菌肉汤培养基、培养皿、碘酒。

材料：大黄药材、大黄新鲜叶。

【实验步骤】

2.1 大黄 SCAR 标准条带的制备

2.1.1 实验材料的采集与鉴别

采集不同产地的大黄新鲜叶组织，鉴定其基原作为标准，并用超低温冰箱、液氮罐保存。

2.1.2 新鲜大黄叶 RAPD 分子标记与 SCAR 分子标记的转化

（1）试液配制：① 抽提缓冲液：100 mmol/L Tris-HCl pH 8.0，10 mmol/L EDTA pH 8.0，100 mmol/L KCl。② TE-RNase 试液：5.0 mmol/L Tris-HCl pH 8.0，1.0 mmol/L EDTA pH 8.0，RNase A 30 μg/mL。

（2）DNA 提取：采用改进的 CTAB 法提取新鲜大黄叶 DNA。取 0.2 g 样品嫩叶至 1.5 mL EP 管中，放在液氮中冷冻处理后，用 EP 管匀浆器充分捣碎后，加入 0.6 mL 抽提缓冲液，65 ℃ 水浴处理 10 min。12 000 r/min 离心 3 min，取上清液，加入两倍体积预冷的无水乙醇沉淀，4 000 r/min 离心 5 min 收集沉淀。沉淀用 50 μL TE-RNase 溶解，37 ℃ 保温处理 15 min。加入 2 倍体积预冷的无水乙醇，− 20 ℃ 沉淀 10 min，4 000 r/min 离心 3 min，加适量 70% 乙醇冲洗沉淀，自然干燥，加入 50 μL ddH_2O 溶解备用。

（3）RAPD 扩增：RAPD 扩增所采用的反应体系含 1 × PCR buffer，2.5 mmol/L $MgCl_2$，0.15 mmol/L dNTPs，1.0 U Taq 酶，0.5 μmol/L 10-mer 引物，50 ng 模板 DNA，补 ddH_2O 至终体积 20 μL。

PCR 反应热循环程序如下：95 ℃ 预变性 10 min；36 ℃ 复性 1 min；75 ℃ 延伸 1.5 min；94 ℃ 变性 1 min；36 ℃ 复性 1 min；72 ℃ 延伸 1 min，35 个循环。最后 72 ℃ 延伸 10 min，反应物 4 ℃ 保存。

2.1.3 电泳分析与结果统计

DNA 扩增产物在 1×TAE 的缓冲条件下，用 1.5% 琼脂糖凝胶分离，溴化乙啶染色。标准相对分子量为 DL2000Marker。使用凝胶成像系统拍照分析。

2.1.4 引物筛选

采用上述条件对引物分别进行扩增，选取条带清楚、多肽性良好的引物进行分析。

2.1.5 阳性片段的筛选与 SCAR 引物的设计

根据电泳结果选取每一品种的特异性片段多条，分别进行胶回收和克隆测序，根据已获得的 DNA 序列，使用软件 primer5.0 按 RAPD 引物构建相应的 SCAR 引物 2 对和从 RAPD 引物之后开始的引物 2 对，作为 SCAR 标记的引物。

2.1.6 阳性 SCAR 标记的验证

采用获得的 SCAR 标记引物分别进行 PCR 扩增，稳定扩增的引物作为分子鉴定的引物，其余假阳性引物抛弃。SCAR 标记条带为标准条带，以下大黄药材鉴定与之对照。

2.2 大黄药材分子生物学鉴定

2.2.1 试液配制

（1）抽提缓冲液：50 mmol/L Tris-HCl pH 8.0，20 mmol/L EDTA pH 8.0，1.5% SDS。
（2）TE-RNase 试液：5.0 mmol/L Tris-HCl pH 8.0，1.0 mmol/L EDTA pH 8.0，RNase A 30 μg/mL。

2.2.2 大黄药材 DNA 提取

称取 1 g 药材韧皮部，清洗后用紫外灯照射 20 min，移至研钵中，加入液氮速冻，添加适量的 PVP 将韧皮部充分研磨为细粉，转入 50 mL 的离心管，加入 15 mL 已预热至 58 ℃ 的抽提缓冲液，再加入 0.5% 的 β-巯基乙醇，充分颠倒混匀，置于 58 ℃ 水浴 20 min。先后加入 5 mol/L NaCl 6 mL 和 3.7 mL 10% 十六烷基三甲基溴化铵，使其终浓度达到 1.4 mol/L 和 1.5%，58 ℃ 水浴 15 min。冷却至室温，4 000 r/min 离心 10 min，将上清液转入另一 50 mL 的离心管，加入等体积的酚-三氯甲烷-异戊醇（25：24：1），颠倒混匀 5 min，10 000 r/min 离心 10 min，重复 2 次。取上清液，加入 2 倍体积预冷的无水乙醇，如有絮状沉淀马上 4 000 r/min 离心 5 min。弃上清液，沉淀加入 3 mL TE-RNase A 溶液充分溶解，37 ℃ 保温处理 15 min。加入 2 倍体积预冷的无水乙醇，0.1 倍体积的 3 mmol/L NaAc，如有絮状沉淀，4 000 r/min 离心 5 min。弃去上清液，加入 70% 乙醇，充分洗涤，浸泡 10 min，

4 000 r/min 离心 5 min。沉淀自然干燥，加入 20 μL ddH₂O 溶解， – 20 °C 存放备用。

2.2.3 大黄药材分子生物学鉴定

利用上述实验获得的阳性 SCAR 标记引物作引物，大黄药材 DNA 作为模板进行 PCR 鉴定，出现阳性条带的基元与标准相对照。

【注意事项】

（1）大黄药材横切面检查土大黄苷时，仅限于使用新鲜药材。

（2）用高效液相色谱法测定 5 种成分含量时，可适当调节流动相比例，达到最佳分离效果。

【思考题】

（1）大黄的性状和显微鉴别的主要特征是什么？

（2）测定药材的总灰分和酸不溶性灰分有什么意义？

（3）芦荟大黄素、大黄酸、大黄素、大黄酚、大黄素甲醚等 5 种成分属于哪类物质？大黄的含量测定标准是否较为完善？

3. 大黄药材的药理评价

3.1 大黄的泻下作用

3.1.1 大黄对正常动物的泻下作用

【实验原理】

肠蠕动将推动肠道内容物沿肠管内的移动，通过肠道内容物的推进距离间接了解肠道蠕动情况强弱，进而评价大黄对正常动物的泻下作用。

【实验材料】

实验动物：昆明种成年健康小鼠，体重 20 ~ 22 g，雌雄各半。

实验器材：墨汁、直尺。

药品与试剂：大黄水浸液。

【实验步骤】

取昆明种小鼠 20 只，随机分成空白对照组和给药组，每组 10 只。按组分别灌胃生理盐水、大黄水浸液 12 g/kg。给药 30 min 后，灌入墨汁，30 min 后脱颈椎处死动物。剖腹，自幽门至回盲部取出完整的小肠。不加牵引平铺于木板上，测其全长并记录墨汁在小肠中移动的距离，按下列公式计算胃排空墨汁的百分率。实验结果用 SPSS 统计软件处理，组间比较用 t 检验分析。

$$胃肠推进率 = 墨汁在小肠中的推进距离（cm）/小肠全长（cm）\times 100\%$$

【注意事项】

（1）取出小肠时，注意动作轻柔不得牵拉肠管以导致测量误差。
（2）平铺肠管时，肠管要直不能弯曲以导致测量误差。

【思考题】

是否可以根据以上原理和方法进行半固体和固体物质在肠管中的推进情况来评价大黄对正常动物的泻下作用？

3.1.2　大黄对便秘动物模型的泻下作用

【实验原理】

本实验选用的造模药物复方地芬诺酯为复方制剂，其组分为盐酸地芬诺酯和硫酸阿托品。地芬诺酯是哌替啶的衍生物，直接作用于肠平滑肌，通过抑制肠黏膜感受器，消除局部黏膜的蠕动反射而减弱蠕动，同时可增加肠的节段性收缩，从而延长肠内容物与肠黏膜的接触，促进肠内水分的回吸收。配以抗胆碱药阿托品，协同加强对肠管蠕动的抑制作用。因此，可以成功复制小鼠便秘动物模型。本实验采用便秘通过大黄水煎液对便秘动物模型大便性状的影响来探讨大黄药材的泻下作用。

【实验材料】

实验动物：昆明种成年健康小鼠，体重 20～22 g，雌雄各半。
实验器材：代谢笼。
药品与试剂：复方地芬诺酯、大黄水浸液、果导、生理盐水。

【实验步骤】

（1）动物分组：取昆明种成年小鼠 50 只，体重 20～22 g，雌雄各半，按随机数字表分为 5 组，每组 10 只，分别为正常对照组、模型对照组、果导组、大黄水浸液低剂量、高剂量组。

（2）小鼠便秘模型的制备及给药：正常对照组常规饲养，其余各组给与复方地芬诺酯 25 mg/kg 灌胃，正常组小鼠灌胃等量的生理盐水。灌胃后动物均单笼饲养于代谢笼内，正常饮食进水。造模后动物外观干瘪瘦小，尿色深黄，体重下降，大便干结。第 5 d 用乙醚麻醉后，正常对照组、模型对照组、阳性对照组分别结肠给溶媒，大黄水浸液低剂量、高剂量组分别结肠给受试药 3 g/kg 和 12 g/kg；阳性对照组灌胃给果导 80 mg/kg，除果导组外其他实验组均灌胃给生理盐水，溶媒中加入一定量的墨汁，给药后记录各组小鼠第 1 次排黑便的时间，每隔 1 h 记录粪便粒数，并称粪便重量，连续观察 12 h，比较各组上述各项指标的差异。

（3）实验指标：首次排便所需时间，6 h 内排便粒数及总粪便重量，12 h 内排便粒数及总粪便重量。

（4）统计学处理：实验数据计量资料采用"均数±标准差"表示，各组资料的数据比较用 SPSS13.0 软件采用单因素方差分析处理。

（5）实验结果：将实验所获取的数据记录于表 4-1-1 中。

表 4-1-1　大黄对便秘小鼠排便的影响结果

组别	给药剂量（g/kg）	首便时间（min）	6 h 排便次数	粪便重量（g）	12 h 排便次数	粪便重量（g）
正常组	—					
模型组	—					
果导组	0.08					
大黄高剂量组	3					
大黄低剂量组	12					

【注意事项】

（1）正常对照组给与等量生理盐水。

（2）乙醚麻醉时要掌握麻醉药剂量不可过大，麻醉深度不宜太深，同时注意麻醉复苏过程中的保暖措施。

【思考题】

通过本实验，你对大黄的泻下作用有何新认识？

3.2　大黄的抗菌作用

3.2.1　大黄体外抗菌作用

【实验原理】

将药物稀释后将其加入含有试验菌的混菌平皿表面，通过药物的扩散作用，使药物周

90

围的试验菌不能生长，从而产生抑菌圈或抑菌带，根据抑菌圈或抑菌带的大小判断药物的抑菌效果。通过细菌抑菌试验，观察大黄对不同细菌的敏感性来评价大黄药材的抗菌作用及其作用强度。

【实验材料】

实验菌株：金黄色葡萄球菌、绿脓杆菌、变形杆菌、肺炎球菌、大肠埃希菌、伤寒杆菌、乙型付伤寒杆菌、志贺氏痢疾杆菌、福氏痢疾杆菌、宋内氏痢疾杆菌、乙型溶血性链球菌、白色念珠菌、新生隐球菌等 13 种标准菌种。

实验器材：培养皿、接种环。

药品与试剂：大黄 100% 水浸液（调 pH 值为 7.0）、琼脂培养基、无菌肉汤培养基、纯化水。

【实验步骤】

（1）药物制备：本实验采用中药抗菌实验试管法，取大黄 20 g，加入 5 倍量无菌纯化水，浸过中药液面，放置在 4 ℃ 的水箱内 24 h 后，以文火煮沸 30 min，过滤后，继加 5 倍量纯化水，文火煮沸 30 min 后，再次过滤。将 2 次过滤后药液混合，在文火上浓缩至 20 mL，即为 100% 中药原液。调 pH 值为 7.0。

（2）细菌接种：中药抗菌实验，实验方法列于表 4-1-2。将中药原液以 0.56 kg/cm² 蒸气高压灭菌 20 min 后即为实验药液。接种环分别将 13 种细菌分别接种于琼脂斜面培养基，在 37 ℃ 中培养 24 h，传种于无菌肉汤培养基中，经 18 h，再传种于无菌肉汤培养基中经 6 h 培养后，将菌液浓度 1 : 1 000 稀释。

表 4-1-2　大黄抗菌作用实验安排

成分与药品 含量	试管编号									
	1	2	3	4	5	6	7	8	9	10
含药肉汤（mL）	1.0	1.0	1.0	1.0	1.0	1.0	1.0	1.0	1.0	1.0
各管含原药稀释度	1:4	1:8	1:16	1:32	1:64	1:128	1:256	1:512	1:1 024	0
含药量（mg/mL）	250	125	62.5	31.25	15.63	7.81	3.91	1.95	0.97	0
菌液（mL）	0.05	0.05	0.05	0.05	0.05	0.05	0.05	0.05	0.05	0.05

（3）抑菌试验：取无菌试管 10 支，分 10 组，每管加肉汤培养基 1 mL，第 1 管加所试药液混匀后，使 1~9 管均含有倍比稀释的药液（即 1 : 4，1 : 8，1 : 16，1 : 32，1 : 64，1 : 128，1 : 256，1 : 512，1 : 1 024）。第 1、2、3、4、5、6、7、8、10 管每管加菌液 0.05 mL，

加完上述各种实验材料充分混匀后，经过 37 ℃ 培养 24 h，观察实验结果。

（4）实验结果：药液对照管以第 9 管无细菌生长，菌液对照管第 10 管有细菌生长，实验方为有效。以抑制试验菌生长的药液最高稀释度为该中药对该试验菌的抗菌效价。以能抑制试验菌生长的最高稀释度为最低抑菌浓度 MIC。具体结果填于表 4-1-3。

表 4-1-3　大黄抗菌作用结果

细菌名称	作用效价
金黄色葡萄球菌	
变形杆菌	
肺炎球菌	
绿脓杆菌	
大肠埃希菌	
伤寒杆菌	
志贺氏痢疾杆菌	
福氏痢疾杆菌	
宋内氏痢疾杆菌	
乙型溶血性链球菌	
乙型付伤寒杆菌	
白色念珠菌	
新型隐球菌	

注：表内作用效价数字代表抗菌效价，以能抑制试验菌生长的最高稀释度为最低抑菌浓度 MIC。

【注意事项】

（1）实验前对菌种进行形态、染色性、生化反应和抗原性鉴定。

（2）接种时注意菌液应充分摇匀，整个操作应无菌操作，防止假阳性结果的出现。

【思考题】

通过本实验，你对以大黄为代表的中药的抗菌作用有何新认识？

3.2.2　大黄体内抗菌作用

【实验原理】

某药是否有抗菌作用，能否推荐试用于临床，尚需进行较完整的动物实验才能确定。体内实验结果与动物的种属，菌株的毒力，接种菌量和感染途径密切相关。利用动物感染制成的病理模型，不但可以进行药物筛选，同时还可以观察药物的毒、副作用。

【实验材料】

实验菌种：金葡菌、痢疾杆菌、大肠杆菌、变形杆菌、绿脓杆菌、肺炎球菌或链球菌。

实验动物：昆明种成年健康小鼠，18～22 g。

实验器材：1 mL 注射器。

药品与试剂：大黄 100% 水浸液、碘酒、75% 酒精。

【实验步骤】

（1）预实验：接种部位应用碘酒、酒精消毒，必要时剪去腹部的毛，将菌液用生理盐水以 10 倍顺序稀释为 10^{-1}、10^{-2}、10^{-3}、……。各无菌试管内放稀释好的不同浓度的菌液 1 mL 另加 5% 胃膜素 9 mL，即浓度分别为 10^{-2}、10^{-3}、10^{-4}、……的菌悬液备用。将以上不同浓度的 0.5 mL 细菌进行小鼠腹腔注射接种菌株。实验时宜选最小致死量，即感染后引起小白鼠 80%～100% 死亡的菌悬液浓度。

（2）正式实验：取雌雄各半小鼠，每组 5 只随机分组，以预试中选定的适当稀释的菌悬液感染各组小鼠，每鼠腹腔注射 0.5 mL。对照组灌胃生理盐水 10 mL/kg，给药组灌胃大黄水浸液 12 g/kg，分别在感染接种后 1 h、6 h 及 12 h 以灌胃给药一次。

（3）结果判断：通常于感染接种后 24 h（48 h），计数各组小白鼠死亡数，并与对照组比较作统计处理。如治疗组小鼠的死亡率显著小于对照组，即说明该药有效，可考虑重复试验或用其他动物验证。

（4）结果评价：结果评价一般用生存时间或生存率评价，亦可用死亡率评价。

【注意事项】

（1）常用实验动物可选择小白鼠、豚鼠、家兔等。

（2）在实验中消毒要符合常规要求；感染完毕，将动物隔离喂养并逐日观察；观察时间可根据接种细菌的毒力及接种量而定，一般观察 5～7 d 为宜。

（3）发现动物在观察期死亡，应立即解剖，暂时不能解剖的应冷藏，但搁置时间不宜过久。如预定观察时间已到，动物仍未出现病变，也应将其处死后解剖。

【思考题】

对某一药物做出早期疗效评价，除生存时间、生存率和死亡率等评价指标外，还可做那些辅助检查来评价大黄的抗菌效果？

实验 4-2 槐米中芦丁提取工艺及其制剂的综合性实验

■ 实验目的

（1）掌握芦丁的提取方法；掌握芦丁制剂的制备方法。
（2）熟悉芦丁制剂的质量检查方法。

■ 实验概述

槐米是豆科槐属植物槐树 *Sophora japonica* L.的花蕾。自古用作止血药物，治疗吐血、痔疮便血、子宫出血、衄血等症。槐米所含主要成分为芦丁（Rutinum），或称云香苷，含量高达 12%～16%，效用同维生素 P，有调节毛细管壁的渗透作用，降低毛细血管的脆性和通透性，临床上用作毛细血管止血药，作为高血压的辅助治疗药物。

芦丁为浅黄色针状结晶（$C_{27}H_{30}O_{16} \cdot 3H_2O$），熔点 174～178 ℃。本品极微溶于冷水（1：10 000），微溶于甲醇、乙醇、醋酸乙酯、丙酮、沸水（1：200），不溶于三氯甲烷、二硫化碳、乙醚、苯等溶剂，但在碱性溶液中极易溶解。其结构式如下：

在稀酸的作用下，本品水解为槲皮黄碱素，析出沉淀。遇光也易分解，故应避光保存。微量的金属离子，如 Fe^{2+}、Cu^{2+} 等均能使本品变色或析出沉淀，所以制备时应避免与金属器械接触。

1. 槐米中芦丁的提取分离纯化

1.1 提 取

取槐花米 20 g，捣碎，放入 1 000 mL 烧杯中，加入 300 mL 水加热煮沸 20 min，用纱布过滤，取滤渣，再加 250 mL 水加热煮沸 20 min。同法进行第三次操作。合并提取液于 1 000 mL 烧杯中，贴上组数标签。室温放置 2 d。

1.2 精 制

取芦丁干燥粗品称重，在乳钵中研细，放入小锥形瓶中，加入 5 ~ 6 倍 95% 的乙醇（60 mL 左右），水浴上使溶解。

趁热吸滤，滤液移到于 100 mL 烧杯中，水浴中浓缩至小体积，放置过夜，待析出结晶，吸滤，转移至表面皿中干燥得纯品，称重。

1.3 鉴 别

（1）盐酸-镁粉反应：取精制芦丁少许，置于试管中，加 95% 乙醇 1 mL 溶解后，加入镁粉少许，再加浓盐酸。溶液呈_____颜色。

（2）α-萘酚反应：取精制芦丁少许，置于试管中加稀乙醇 1 mL 溶解，加 α-萘酚 2 ~ 3 滴，混匀，再沿管壁加浓硫酸 1 mL，观察两液界面有何颜色出现，5 min 后，振摇试管，溶液变成_____。

（3）酸碱反应：取精制芦丁少许，加水 2 mL，再加 10% NaOH 溶液适量使溶解，此时溶液是什么颜色，加盐酸酸化后，产生什么现象？

（4）取精制芦丁 0.5 ~ 1 mg 于试管中，加甲醇 1 ~ 2 mL 溶解，加 2% 二氯氧锆甲醇液 3 ~ 4 滴，溶液应呈黄色，再加 2% 枸橼酸甲醇液数滴，颜色明显减退。

2. 芦丁制剂的制备

2.1 芦丁片的制备

2.1.1 处 方

处方：芦丁 20.8 g，淀粉 30 g，糊精 10 g，60% 乙醇 30 mL，硬脂酸镁 6.6 g。共制芦丁片 1 000 片。

2.1.2 制 法

将芦丁细粉、淀粉、糊精混合均匀，加 60% 乙醇制成软材，过 20 目尼龙筛制粒，将湿粒于 60～70 ℃ 中干燥，16 目尼龙筛整粒，与硬脂酸镁混匀后，以 ϕ5 mm 冲模压片，即得。

2.1.3 操作注意

（1）本品在湿润情况下与铜、铁接触，或原料中含有铜、铁杂质，容易变色，故尽量避免与金属容器接触，所用的筛网均为尼龙筛网，采用的乙醇不得含有铜、铁离子。为了防止所用乙醇中含有铜、铁离子，使前应先用 0.1% EDTA 处理。

（2）本品的颗粒要制得松软，水分含量控制在 2%～3% 较为适宜。

2.2 芦丁-PVP 共沉淀物的制备

由于芦丁的水溶性较差，因此普通片剂的生物利用度低，临床疗效不确切。若先将难溶性药物制成固体分散体再制备制剂，则可提高其分散度、溶解度和溶出速度，从而提高其生物利用度。

固体分散体是指利用熔融法、溶剂法、溶剂-熔融法等使药物在载体中成为高度分散状态的一种固体分散物。

固体分散体主要有简单低共熔混合物、共沉淀物和固态溶液三种类型。共沉淀物是由固体药物与载体二者以适当比例制备而成的无定形物。常用的载体为多羟基化合物，如聚乙二醇、聚维酮（PVP）、泊洛沙姆、有机酸类、糖类与醇类等。目前，应用最多的是聚维酮。共沉淀物的制备方法为溶剂法，常用乙醇、异丙醇、三氯甲烷、二氯甲烷或乙醇-二氯甲烷混合溶剂等有机溶剂为溶剂。

难溶性药物与聚维酮形成共沉淀物而增加其溶解度与溶出速度的机理，是药物以高能态的无定形分散在载体中；药物和聚维酮之间的氢键结合较强，在溶解过程中可形成过饱和态而不析出结晶，从而增加了药物的溶解度。药物与 PVP 能否形成氢键，以及形成氢键能力的大小与聚维酮分子量大小有关，一般来说，聚维酮分子量小，易形成氢键，形成的共沉淀物溶出速度大。

药物与载体是否形成了共沉淀物，一般用 X-射线粉末衍射、差热分析、红外光谱，溶出速度及熔点测定等方法验证。

2.2.1 处 方

处方：芦丁 1 g，PVP 3 g，滑石粉 3 g。

2.2.2 制 法

（1）芦丁-聚维酮共沉淀物的制备：取聚维酮 3 g，置蒸发皿内，加无水乙醇-二氯甲烷

（1∶1）混合溶剂 15 mL，在 50～60 ℃ 水浴上加热溶解，加入芦丁 1 g，搅匀使溶解，加入滑石粉，混匀，在搅拌下蒸去溶剂，40 ℃ 干燥，粉碎，过 80 目筛，即得。

（2）芦丁物理混合物的制备：按共沉淀物处方中各成分的比例，分别称取适量的芦丁、PVP、滑石粉，混匀，即得。

2.2.3　操作注意

（1）聚维酮作为共沉淀物载体，可较大地增加难溶性药物的溶出度和溶出速度。但因本品极易吸潮，共沉淀物在储藏过程中常因吸潮而使溶出速度和溶出量减少，即出现"老化"现象，可采用制备成片剂后包衣等方法解决。如在制备共沉淀物过程中，加入一些抗湿性好的稀释剂，如滑石粉，微晶纤维素等可改善之。关于稀释剂的加法，有的报道是在制备过程中加入，也有报道在共沉淀物粉碎过筛后再与稀释剂混匀。

（2）制备芦丁-聚维酮共沉淀物时，溶剂的蒸发速度是影响共沉淀物均匀性的重要因素，常在搅拌下快速蒸发，均匀性好，否则共沉淀物均匀性差。

（3）芦丁对热不稳定，应尽量减少受热时间，操作宜迅速。干燥的温度亦不宜超过 50 ℃，以免共沉淀物受热熔融而改变药物分散性质。

（4）共沉淀物蒸去溶剂后，倾入不锈钢板上（不锈钢板下面放冰块）迅速冷凝固化，有利于提高共沉淀物的溶出速度。

（5）为了比较相等粒径范围的芦丁、共沉淀物、物理混合物等的溶出速度，粉碎时应平行操作。

3．芦丁制剂的质量检查

3.1　芦丁片

3.1.1　性　状

本品为黄色或黄绿色片。

3.1.2　鉴　别

（1）取本品的细粉少许，加氢氧化钠试液 5 mL，溶液显橘黄色。

（2）取本品的细粉少许，加乙醇 15 mL，微热使芦丁溶解，溶液分成 2 份：一份中加盐酸 1 mL 与金属镁或金属锌数小粒，渐显红色；另一份中加三氯化铁试液 1 滴，显棕绿色。

（3）检查：应符合片剂项下有关的各项规定 [《中国药典》（2010 年版）二部附录Ⅰ A]。

（4）测定含量。

对照品溶液的制备：精密称取芦丁对照品约 25 mg（另取一份对照品在 120 ℃ 干燥至恒重，减失重量在取样量中扣除），置 100 mL 量瓶中，加乙醇（60%）适量，置热水浴中加热并振摇 5 min，放冷，用 60% 乙醇稀释至刻度，摇匀，精密量取 5 mL，置另一 100 mL 量瓶中，加 0.02 mol/L 的醋酸液 1 mL，加 60% 乙醇稀释至刻度，摇匀，即得。

供试品溶液的制备：取本品 10 片，精密称定，研细，精密称出适量供试品（约相当于芦丁 25 mg），置 100 mL 量瓶中，加 60% 乙醇适量，置热水浴中加热并振摇 5 min，放冷，加 60% 乙醇至刻度，摇匀，用干燥滤纸滤过，弃去初滤液，精密量取续滤液 5 mL，置另一 100 mL 量瓶中，加 0.02 mol/L 醋酸液 1 mL，加 60% 乙醇稀释至刻度，摇匀，即得。

测定法：取对照品溶液与供试品溶液，照紫外-可见分光光度法 [《中国药典》（2010 年版）二部附录 IV A] 在（362.5±1）nm 的波长处分别测定吸收度，计算出供试量中无水芦丁的含量与 1.089 相乘，即得供试量中含有芦丁的量。

本品含芦丁应为标示量的 90.0% ~ 110.0%。

3.2 共沉淀物形成的验证

试验样品均为芦丁片剂或粉末（200 mg）和相当于芦丁 200 mg 的芦丁-PVP（1∶3）的物理混合物及共沉淀物。除溶出速度测定外，B、C、D 项还增加 PVP 样品。

3.2.1 溶出速度测定

（1）溶出介质（pH 7.2 磷酸盐缓冲液）的配制：取 0.2 mol/L KH₂PO₄ 液 250 mL，0.2 mol/L 的 NaOH 液 175 mL，加新煮沸过的冷纯化水定容为 1 000 mL，摇匀，即得。

（2）测定：按《中国药典》（2010 年版）二部附录 X C 溶出度测定方法第二法。转速 75 r/min，溶出介质为 pH 7.2 磷酸盐缓冲液 900 mL，温度为（37±0.5）℃。

当介质温度恒定为（37±0.5）℃，加入精密称取的样品，分别在 1 min、3 min、5 min、10 min、15 min、20 min、30 min 取样，每次取样 4 mL（同时补入溶出介质 4 mL），过滤，弃去初滤液，取续滤液 1 mL，置 25 mL 量瓶中，加上述缓冲液定容，摇匀，照芦丁片含量测定的方法测定计算芦丁的含量，进而计算出不同时间的累积溶出百分量。

3.2.2 差示热分析

工作条件，参比物为 α-Al₂O₃，气氛为氮气或空气，量程为 ±100 μV，升温速度为 10 ℃/min，扫描范围为 30 ~ 300 ℃。

3.2.3 X-射线粉末衍射

工作条件，CuKd 石墨单色器衍射单色化，高压 30 kV，管流 50 mA，扫描速度 2 ℃/min。

3.2.4 熔点测定

按《中国药典》（2010 年版）二部附录 VI C 熔点测定法第一法测定。

参考文献

[1] 国家药典委员会. 中国药典[M]. 北京：中国医药科技出版社，2010.

[2] 顾学裘. 药物制剂注解[M]. 2 版. 北京：人民卫生出版社，1981.

[3] 陆彬. 药剂学实验[M]. 北京：人民卫生出版社，1994.

实验 4-3 薄荷挥发油提取工艺及其制剂的综合性实验

实验目的

（1）掌握薄荷挥发油的提取分离方法；掌握薄荷挥发油滴丸的制备方法。
（2）熟悉薄荷药材的鉴定方法；熟悉薄荷挥发油的质量检查方法。

实验概述

薄荷挥发油为唇形科植物薄荷 *Mentha arvensis* L.的新鲜茎和叶经水蒸气蒸馏、冷冻、部分脱脑加工提取的挥发油。薄荷挥发油为无色或淡黄色、有特臭的液体，味辛辣而清凉，极微溶于水，溶于乙醇（1 mL 溶于 4 mL 90% 乙醇），比重 0.890 ~ 0.908。为芳香、调味药及祛风药，可用于皮肤或黏膜产生清凉感以减轻不适及疼痛。

薄荷油总醇量（以薄荷醇计）>50%；含醇量（以乙酸薄荷醇计）1.5% ~ 7.5%。

实验内容

1. 薄荷药材的鉴定

【实验材料】

实验仪器：光学显微镜。
试药：薄荷脑、硫酸、香草醛、石油醚、甲苯、醋酸乙酯、乙醇。
材料：薄荷药材。

1.1 性 状

本品茎呈方柱形，有对生分枝，长 15 ~ 40 cm，直径 0.2 ~ 0.4 cm；表面紫棕色或淡绿色，棱角处具茸毛，节间长 2 ~ 5 cm；质脆，断面白色，髓部中空。叶对生，有短柄；叶片皱缩卷曲，完整者展平后呈宽披针形、长椭圆形或卵形，长 2 ~ 7 cm；宽 1 ~ 3 cm；上表面深绿色，下表面灰绿色，稀被茸毛，有凹点状腺鳞。轮伞花序腋生，花萼钟状，先端 5

齿裂，花冠淡紫色。揉搓后有特殊清凉香气，味辛凉。

1.2 鉴　别

1.2.1 显微鉴别

本品叶的表面观：腺鳞头部 8 细胞，直径约至 90 μm，柄单细胞；小腺毛头部及柄部均为单细胞。非腺毛 1～8 细胞，常弯曲，壁厚，微具疣突。下表皮气孔多见，直轴式。

1.2.2 微量升华

取本品叶的粉末少量，经微量升华得油状物，加硫酸 2 滴及香草醛结晶少量，初显黄色至橙黄色，再加水 1 滴，即变紫红色。

1.2.3 薄层色谱鉴别

取本品粉末 0.5 g，加石油醚（60～90 ℃）5 mL，密塞，振摇数分钟，放置 30 min，滤过，滤液挥至约 1 mL，作为供试品溶液。另取薄荷对照药材 0.5 g，同法制成对照药材溶液。再取薄荷脑对照品，加石油醚（60～90 ℃）制成每 1 mL 含 2 mg 的溶液，作为对照品溶液。照薄层色谱法 [《中国药典》（2010 年版）一部附录Ⅵ B] 试验，吸取上述供试品溶液 10～20 μL、对照药材溶液和对照品溶液各 10 μL，分别点于同一硅胶 G 薄层板上，以甲苯-醋酸乙酯（19∶1）为展开剂，展开，取出，晾干，喷以香草醛硫酸试液-乙醇（1∶4）的混合溶液，在 100 ℃加热至斑点显色清晰。供试品色谱中，在与对照药材和对照品色谱相应的位置上，显相同颜色的斑点。

1.3 检　查

（1）叶：不得少于 30%。

（2）水分：按照水分测定法 [《中国药典》（2010 年版）一部附录Ⅸ H 第二法] 测定，不得过 15.0%。

（3）总灰分：不得过 11.0%。[《中国药典》（2010 年版）一部附录Ⅸ K]。

（4）酸不溶性灰分：不得过 3.0%。[《中国药典》（2010 年版）一部附录Ⅸ K]。

【注意事项】

购买薄荷商品药材时，叶占的比例不得少于 30%。

【思考题】

（1）薄荷药材的横切面特征和粉末显微特征是什么？

（2）本实验中微量升华的成分是什么？

2. 含量测定

【实验材料】

实验仪器：挥发油提取器、气相色谱仪。

试药：桉油精、（－）-薄荷酮、薄荷脑。

材料：薄荷药材。

取本品约 5 mm 的短段 50 g，置烧瓶中，加水 300 mL 与玻璃珠数粒，振摇混合后，连接挥发油测定器与回流冷凝管。自冷凝管上端加水使充满挥发油测定器的刻度部分，并溢流入烧瓶中为止。置电热套中或用其他适宜方法缓缓加热至沸腾，并保持微沸约 5 h，至测定器中油量不再增加，停止加热，放置片刻，开启测定器下端的活塞，将水缓缓放出，至油层上端到达刻度 0 线上面 5 mm 处为止。放置 1 h 以上，再开启活塞使油层下降至其上端恰与零刻度线平齐，读取挥发油量，并计算供试品中含挥发油的百分数。

本品含挥发油不得少于 0.80%（mL/g）。

【注意事项】

（1）注意购买薄荷商品药材时，叶占的比例不得少于 30%。

（2）挥发油提取时，由于全草类生药体积较大，要注意防止暴沸。

3. 薄荷挥发油的质量检查

3.1 性 状

本品为无色或淡黄色的澄清液体；有特殊清凉香气，味初辛、后凉。存放日久，色渐变深。本品与乙醇、三氯甲烷或乙醚能任意混溶。

（1）相对密度：应为 0.888 ~ 0.908 [《中国药典》（2010 年版）一部附录Ⅶ A]。

（2）旋光度：取本品，依法测定 [《中国药典》（2010 年版）一部附录Ⅶ E]，旋光度应为 － 24° ~ － 17°。

（3）折光率：应为 1.456 ~ 1.466 [《中国药典》（2010 年版）一部附录Ⅶ F]。

3.2 薄层色谱鉴别

取本品 0.1 g，加无水乙醇 5 mL 使之溶解，作为供试品溶液。另取薄荷素油对照提取物，同法制成对照提取物溶液。照薄层色谱法 [《中国药典》（2010 年版）一部附录Ⅵ B] 试验，吸取上述两种溶液各 5 μL，分别点于同一硅胶 GF$_{254}$ 薄层板上，以甲苯-醋酸乙酯

（19：1）为展开剂，展开，取出，晾干，置紫外光灯（254 nm）下检视。供试品色谱中，在与对照提取物色谱相应的位置上，显相同颜色的斑点。喷以茴香醛试液，在 105 ℃ 加热至斑点显色清晰。供试品色谱中，在与对照提取物色谱相应的位置上，显相同颜色的斑点；置紫外光灯（365 nm）下检视，显相同颜色的荧光斑点。

3.3 检 查

（1）颜色：取本品与同体积的黄色 6 号标准比色液比较，不得更深。

（2）乙醇中不溶物：取本品 1 mL，加 70% 乙醇 3.5 mL，溶液应澄清。

（3）酸值：应不大于 1.5。

3.4 指纹谱图

按照气相色谱法 [《中国药典》（2010 年版）一部附录Ⅵ E] 测定。

（1）色谱条件与系统适用性试验：以改性聚乙二醇为固定相的毛细管柱（柱长为 30 m，内径为 0.25 mm）；柱温为程序升温：初始温度 60 ℃，保持 4 min，以每分钟 1.5 ℃ 的速度升温至 130 ℃，再以每分钟 20 ℃ 的速率升温至 200 ℃；进样口温度 250 ℃；检测器温度 250 ℃；分流进样，分流比 100：1。理论板数按薄荷峰计算应不低于 50 000。

（2）参照物溶液的制备：取桉油精对照品、（－）-薄荷酮对照品、薄荷脑对照品，精密称定，分别加无水乙醇制成每 1 mL 含 5 mg 的溶液，即得。

（3）供试品溶液的制备：取本品，即得。

（4）测定法：分别精密吸取参照物溶液 2 μL 和供试品溶液 0.2 μL，注入气相色谱仪，测定，记录色谱图，即得。供试品指纹谱图与对照指纹谱图的相似度不得低于 0.90。

（5）积分参数：斜率灵敏度为 1，峰宽为 0.1，最小峰面积为 20，最小峰高为 10。

3.5 含量测定

按照气相色谱法 [《中国药典》（2010 年版）一部附录Ⅵ E] 测定。

（1）色谱条件与系统适用性试验：以改性聚乙二醇为固定相的毛细管柱（柱长为 30 m，内径为 0.25 mm，膜厚度为 0.25 μm）；柱温为程序升温：初始温度 60 ℃，保持 4 min，以每分钟 2 ℃ 的速度升温至 100 ℃，再以每分钟 10 ℃ 的速度升温至 230 ℃，保持 1 min；进样口温度 250 ℃；检测器温度 250 ℃；分流进样，分流比 5：1。理论板数按萘峰计算应不低于 20 000。

（2）校正因子测定：取萘适量，精密称定，加无水乙醇制成 1.8 mg/mL 溶液，摇匀，作为内标溶液。另取薄荷脑对照品约 30 mg，精密称定，置 10 mL 量瓶中，加内标溶液至刻度，摇匀，吸取 1 μL 注入气相色谱仪，计算校正因子。

（3）测定法：取本品约 80 mg，精密称定，置 10 mL 量瓶中，加内标溶液至刻度，摇匀，吸取 1 μL 注入气相色谱仪，测定，即得。

本品含薄荷脑（$C_{10}H_{20}O$）应为 28.0% ～ 40.0%。

【思考题】

薄荷药材为什么可以采用气相色谱仪分析？

4. 薄荷挥发油制剂的制备

4.1 薄荷水的制备

4.1.1 处　方

薄荷油 2 mL，精制滑石粉 15 g，纯化水加至 1 000 mL。

4.1.2 制　法

取薄荷油，加精制滑石粉 15 g，在研钵中研匀，移置细口瓶中，加纯化水 1 000 mL，加盖，振摇 10 min 后滤纸过滤，最初滤液如显浑浊，应倒回漏斗上重新过滤，等滤液澄明，再由滤器上加适量纯化水至体积 1 000 mL，即得。

4.1.3 制剂注解

（1）本品为无色澄明或几乎澄明的薄荷油的饱和水溶液，具薄荷的香气。为芳香调味药与祛风药，用于胃肠充气。口服一次 10 ～ 15 mL。本品应密封保存，如发生浑浊或沉淀，即不得供药用。

（2）本品为薄荷油的饱和水溶液（约 0.05%）。处方用量为溶解量的 4 倍，配制时不能全部溶解。用浓薄荷水配制时，可用浓薄荷水（含薄荷油 2%）1 份，加纯化水 39 份稀释而成。

（3）精制滑石粉为分散剂，与挥发油研匀后使油粒吸附于分散剂颗粒的表面，加纯化水振摇时，使均匀分布于水中，增大与水的接触面，加速溶解过程。同时滑石粉也具有吸附剂的作用，过多的挥发油吸附在滑石粉表面而被滤除。滑石粉也具助滤作用，选用滑石粉不可太细，否则亦能通过滤纸，致滤液浑浊。其他分散剂如滤纸纸浆、硅藻土及皂土等也可采用。

（4）也有加增溶剂配制的，文献报道用 2% 聚山梨酯 20 增溶效果很好，成品贮存后，无析出油滴的现象，但其味稍差。

4.2 浓薄荷水的制备

4.2.1 处　方

薄荷油 20 mL，90% 乙醇 600 mL，滑石粉 50 g，纯化水加至 1 000 mL。

4.2.2 制 法

取薄荷油，加 90% 乙醇溶解后，再加纯化水至 1 000 mL，加滑石粉摇匀，静置数小时，随时振摇，过滤，自滤器上添加适量纯化水至 1 000 mL，即得。

4.2.3 制剂注解

（1）本品为薄荷油的醇水溶液，含薄荷油 2%，为祛风、矫味药。应密封，在凉暗处储存。口服一次 1 ~ 10 mL。本品含醇量为 54% ~ 60%（V/V），由于乙醇具有一定的药理作用，使用时应注意此项，尤其是对酒精过敏的患者禁用。

（2）本品为浓芳香水，比薄荷水的浓度大。故先用 90% 乙醇将薄荷油溶解后加纯化水稀释制备。

（3）薄荷油在乙醇中溶解，但随乙醇的浓度下降其溶解度也减少，因此在加入水至 1 000 mL 时，应少量分次加入纯化水，每次加入后应充分振摇。滑石粉有利于过滤，但不能用过细的粉末，以免滑石粉细粉透过滤纸，使滤液浑浊。

（4）浓薄荷水也有采用表面活性剂配制的。建议用聚山梨酯 20 作增溶剂，薄荷油 7.5 mL 中加入 42.5 mL 聚山梨酯 20，加纯化水至 100 mL。使用时取 1 mL 上述浓液，加纯化水至 100 mL 即得薄荷水。其含薄荷油量为 0.075%。

也可以用聚山梨酯 80 直接配制薄荷水。如在薄荷油 1 mL 加入 6 mL 聚山梨酯 80，加纯化水至 1 000 mL。这种处方香味较差。

有人认为用 2% 聚山梨酯作增溶剂制备芳香水最为合适。有人认为聚山梨酯 80 与薄荷油各 20 mL 混匀，不断搅拌，缓慢加入 90% 乙醇 600 mL 及纯化水适量使成 1 000 mL，即得浓薄荷水。成品澄明，室温储存 5 w 亦无变化。

（5）浓薄荷水用 39 倍水稀释，即为常用的薄荷水。

4.3 薄荷油-β 环糊精包合物的制备

薄荷油为液体的、挥发性的药物，直接制备片剂等固体剂型存在工艺、储存、稳定性等方面的问题，若能将液体药物固体化，如将薄荷油制成包合物、微囊等，则可以延缓和减少挥发、便于固体制剂的配方，同时还具有一定缓释作用。

包合物是由客分子和主分子 2 种组分加合而成，主分子具有较大的空穴结构，足以将客分子容纳在内形成分子囊。包合物形成的机理，包括分散力、偶极子间引力、氢键、疏水键、静电吸引力等一种或多种分子之间的作用力。

药物制成包合物后，具有如下优点：增加药物的溶解度和溶出速度；提高药物的稳定性，使液体药物粉末化；改善药物的吸收和生物利用度；降低药物的刺激性与毒副作用；掩盖药物的不良嗅味；调节释药速率。

目前，应用最多的主分子是环糊精。环糊精是一类由 6 ~ 12 个葡萄糖分子通过 α-1, 4-糖苷键连接而成的环状低聚糖化合物，为中空圆筒状结构。常见的环糊精有 α、β、γ 三种，分别由 6、7、8 个葡萄糖分子构成。其中以 β-环糊精（β-CD）应用最为广泛。β-CD 空洞大小合适，在三种环糊精中，水中溶解度最小，易从水中析出结晶。其溶解度随温度升高而增大。其筒状结构内部显疏水性，开口处显亲水性。动物实验证明其口服毒性很低。这些性质为 β-CD 包合物的制备和应用提供了有利条件。同时，客分子的大小、极性、解离状态等均能影响环糊精包合物的形成及稳定。环糊精形成的包合物在水中仍然稳定而不分裂，这是由于环糊精形成的空穴不是在晶格中，而是在单个分子内，当包合物溶解时，包合物并不分裂，在水溶液中仍以包合物的形式存在。这样大大减少原来药物分子与周围环境的接触，从而改变了药物分子的理化性质。

CD 包合物制备方法很多，有饱和水溶液法、研磨法、冷冻干燥法、喷雾干燥法、中和法、密封加热法等，其中以饱和水溶液法（也称重结晶法或共沉淀法）最为常用，即主分子为饱和水溶液与客分子包合作用完成后，可降低温度，客分子进入主分子空穴中，以分子间力相连接成的包合物可从水中析出，便于分离出包合物。

包合物的验证主要是鉴别药物是否已被环糊精包入空穴以及包合的方式，可采用显微镜、相溶解度、X 射线衍射、红外光谱、核磁共振、差热分析、薄层色谱等一系列方法加以验证。

4.3.1　处　方

β-环糊精 4.0 g，薄荷油 1.0 mL，纯化水 50 mL。

4.3.2　制　法

称取 β-环糊精 4.0 g，置 100 mL 带塞锥形瓶中，加纯化水 50 mL，加热溶解，降温至 50 ℃；加入薄荷油 1.0 mL，恒温搅拌 2.5 h，冷却至室温，有白色沉淀析出，待沉淀完全后过滤。用无水乙醇 5 mL 洗涤沉淀 3 次，至表面近无油渍。将包合物置干燥器中干燥，称重，计算收率。

4.3.3　操作注意

（1）本实验采用饱和水溶液法制备包合物，主分子 β-CD 在 25 ℃ 时水中溶解度为 1.85%，但在 50 ℃ 时溶解度可增加至 4.0%。故在实验过程中，应控制好温度。包合过程结束后，通过降低温度使包合物从水中析出沉淀。

（2）包封率取决于环糊精种类、药物与环糊精的配比量以及包合时间，应按照实验内容的要求进行操作。

4.4　薄荷油微囊的制备

如前面薄荷油-β 环糊精包合物的制备所述，将薄荷油制成微囊，也可以延缓和减少挥发、便于固体制剂的配方，同时还具有一定缓释作用。

微型胶囊（简称微囊）系利用天然、半合成或合成的高分子材料（通称囊材），将固体或液体药物（通称囊心物）包裹而成的，直径一般为 5～250 μm 的微小胶囊。药物制成微囊后，具有缓释（按零级、一级或 Higuchi 方程释放药物）作用，提高药物的稳定性，掩盖不良口味，降低胃肠道的副反应，减少复方的配伍禁忌，改善药物的流动性与可压性，液态药物制成固体制剂等特点。

微囊的制备方法很多，可归纳为物理化学法、化学法以及物理机械法。可按囊心物、囊材的性质、设备与要求微囊的大小等选用不同的方法。在实验室内常采用物理化学法中的凝聚工艺制成微囊。其中采用水作介质的复凝聚工艺，操作简易、重现性好，为难溶性药物微囊化的经典方法。以薄荷油为液态囊心物，可用明胶-阿拉伯胶为囊材，复凝聚工艺制备薄荷油微囊。明胶-阿拉伯胶复凝聚成囊工艺的机理，可由静电作用来解释：明胶系蛋白质，在水溶液中分子链上含有—NH_2 与—COOH 以及其相应解离基团—NH_3^+ 与—COO^-，但其含正、负离子的多少，受介质的 pH 值影响，当 pH 值低于等电点时，—NH_3^+ 数目多于—COO^-，反之，pH 值高于等电点时，—COO^- 数目多于—NH_3^+。明胶在 pH 值为 4~4.5 时，其正电荷达最高量。阿拉伯胶为多聚糖，分子链上含有—COOH 和—COO^-，具有负电荷。因此，在明胶与阿拉伯胶混合的水溶液中，调节 pH 在明胶的等电点以下，即可使明胶与阿拉伯胶因电荷相反而中和形成复合物（即复合囊材），溶解度降低，在搅拌的条件下，自体系中凝聚成囊而析出。但是这种凝聚是可逆的，一旦解除形成凝聚的这些条件，就可解凝聚，使形成的囊消失。在实验过程中可利用这种可逆性来使凝聚过程多次反复直到满意为止。最后应加入固化剂甲醛与明胶进行胺缩醛反应，且介质在 pH 值为 8~9 时可使反应完全，明胶分子交连成网状结构，微囊能较长久地保持囊形，不黏连、不凝固，成为不可逆的微囊。若囊心物不宜用碱性介质时，还可用 25% 戊二醛或丙酮醛在中性介质中使明胶交连完全。

4.4.1 处　方

薄荷油 3 g，明胶 3 g，阿拉伯胶 3 g，5% 醋酸溶液适量，36%~37% 甲醛溶液适量，纯化水适量。

4.4.2 制　法

（1）明胶溶液的制备：称取明胶，用纯化水适量浸泡待膨胀后，加纯化水至 60 mL，搅拌溶解（必要时可微热助其溶解），即得。

（2）薄荷油乳的制备：称取阿拉伯胶与薄荷油，于研钵中混匀，加入纯化水 6 mL，迅速朝同一方向研磨至初乳形成，再加纯化水 54 mL，混匀，加上述明胶溶液 60 mL，混匀，即得。

也可将阿拉伯胶 3 g 溶于 60 mL 纯化水中，加入薄荷油 3 g，置组织捣碎器内，乳化 1~2 min，加上述明胶溶液 60 mL，混匀即得。

（3）微囊的制备：将薄荷油乳置于 500 mL 烧杯中，在约 50 ℃ 恒温水浴上搅拌，滴加 5% 醋酸溶液，于显微镜下观察至微囊形成，pH 约为 4，加入约 30 ℃ 纯化水 240 mL 稀释，取出烧杯，不停搅拌至 10 ℃ 以下，加甲醛溶液，搅拌 15 min，用 20% 氢氧化钠溶液调节 pH 至 8~9，继续搅拌约 1 h，静置至微囊沉降完全，倾去上清液，过滤，微囊用纯化水洗至无甲醛气味（或用 Schiff 试剂试至不显色），pH 呈近中性，抽干，即得。

4.4.3 操作注意

（1）复凝聚工艺制成的微囊不可室温或低温烘干，以免黏结成块。欲得固体，可加辅料制成颗粒。欲得其他微囊剂型，可暂混悬于纯化水中。

（2）操作过程中的纯化水质量非常重要，若有离子存在可干扰凝聚成囊。

（3）制备微囊的搅拌速度应以产生泡沫最少为度，必要时滴入几滴戊醇或辛醇消泡，以提高收率。在固化前切勿停止搅拌，以免微囊黏连成团。

4.5 薄荷油滴丸的制备

滴丸系指固体或液体药物与载体加热熔化混匀后，滴入不相混溶的冷凝液中，熔融物由于表面张力作用收缩冷凝而成球状的一种固体分散体。

目前，常用的载体有水溶性与非水溶性两大类，水溶性载体常用的有聚乙二醇（PEG）类，以 PEG4000 或 PEG6000 为宜，它们的熔点低（55～60 °C），毒性较低，化学性质稳定（在 100 °C 以上才分解），能与多数药物配伍，具有良好的水溶性，也能溶于多种有机溶剂，能使难溶性药物以分子状态分散于载体中。在溶剂蒸发过程中，黏度逐渐增大，可阻止药物分子聚集。非水溶性载体常用的有硬脂酸、单硬脂酸甘油酯等，可使药物缓慢释放，也可用于水溶性载体中以调节熔点。

药物制成滴丸后，可增加药物的溶解度与溶出速度，可提高生物利用度，降低剂量减小毒副作用，液态药物可制成固体制剂便于应用，将挥发性药物、易氧化、水解等不稳定药物制成滴丸，可增加这些药物的稳定性，也可具有缓释作用等。此外，可以将液体药物制成固体剂型（滴丸），便于携带、服用和运输，是一种比较理想的新型中成药剂型。

滴丸制备的方法，常用熔融法或溶剂-熔融法，对热易敏感的药物不宜制成滴丸。

4.5.1 处 方

薄荷油 20 mL，硬脂酸钠 21 g，虫蜡 8.4 g，纯化水 8.4 mL。共制 1 000 丸。

4.5.2 制 法

将薄荷油、硬脂酸钠和虫蜡置于烧瓶中，摇匀，加入纯化水后再摇匀，水浴加热回流，时时振摇，使熔化成均匀的溶液，移入滴丸机的储液灌内。药液保持 65 °C 由滴管滴出，（滴头内径 4.9 mm，外径 8.04 mm，滴速约 120 丸/min），滴入含 1%（mL/g）硫酸的冷却水溶液中，滴丸形成后取出，用冷水洗除吸附的酸液，用滤纸吸干水迹后即得。

4.5.3 制剂注解

本品利用蜡丸原理，将薄荷油与硬脂酸钠和虫蜡熔融为油液，滴于 1%（mL/g）硫酸冷却液中，由于其界面张力的关系而收缩并冷凝成丸。采用 1% 硫酸作冷却液，因硬脂酸钠与酸作用生成硬脂酸，故在丸的表面是一层硬脂酸与虫蜡的膜，在胃液中不溶解，而进入小肠后，肠 pH 值呈碱性而在肠中溶解，成为肠溶丸。

4.5.4 操作注意

储液灌的温度、冷凝液的温度、高度、滴口离冷凝液的距离以及滴速，均可影响滴丸的大小均匀性、外形、黏连程度以及拖尾等，应以均匀、圆整为度。

4.6 薄荷油软胶囊的制备

4.6.1 处　方

内容物：薄荷油 20 mL，植物油 280 mL。共制 1 000 粒。
囊壳：明胶 150 g，甘油 60 g，纯化水 120 mL。共制 1 000 粒。

4.6.2 制　法

（1）囊壳胶液的制备：称取明胶，用纯化水适量浸泡膨胀。另取甘油及处方量剩余的纯化水，混匀，加热至 70~80 ℃，加入膨胀后的明胶，搅拌溶解，保温静置 1~2 h，使泡沫上浮，刮去上浮的泡沫，以洁净白布滤过或抽滤，保温待用。

（2）软胶囊的制备：取处方量的薄荷油和植物油，混合均匀，过 120 目筛，即得软胶囊的内容物溶液，用滴丸机滴制软胶囊或用软胶囊制造机压制软胶囊。

在滴丸机中用双层滴管滴制软胶囊。由内管送出一定量的内容物，同时由外层管送出一定量的 75~80 ℃ 的明胶液，此时明胶液包于油滴的外层，此油滴经过在液状石蜡冷却剂中冷却，液滴因表面张力而成珠形并逐渐凝固成软胶囊。

（3）整丸与干燥：取出已凝固的软胶囊，用纱布拭去附着的液状石蜡，在室温用冷风吹 4 h，再在 25~35 ℃ 内烘干约 4 h，用石油醚洗涤两次以除去胶丸外层的液状石蜡，再用 95% 的乙醇洗涤 1 次，用 30~35 ℃ 温度烘干，即得。

4.6.3 制剂注解

（1）胶液中各组分的配比，应根据天气适当地调整，冬天或干燥的天气可稀一些，夏天或潮湿的天气可浓一些。

（2）软胶囊在滴制的过程中，应注意胶液的黏度及水分、胶液的温度和流速、内容物的温度和流速、喷头温度、室温、冷却剂液状石蜡的比重及温度等，均与滴丸成型有关。

5. 薄荷挥发油制剂的质量检查

5.1 薄荷水的质量检查

5.1.1 性　状

本品为无色或几乎无色的澄清溶液；有薄荷香气，味辛凉。

5.1.2 含量测定

按照气相色谱法 [《中国药典》(2010 年版) 二部附录 V E] 测定。

（1）色谱条件及系统适应性试验：① 色谱柱：20%PEG-20M，担体为 ChromosorbuAM-DMCS，60～80 目，2 m 玻璃柱；② 检测器：FID；③ 柱温：150 ℃；④ 进样器温度：230 ℃；⑤ 检测器温度：230 ℃；⑥ 氮气流速：50 mL/min。

（2）测定法：取水杨酸乙酯适量，加醋酸乙酯溶解，并稀释成每 1 mL 含 70 mg 的溶液，摇匀，作为内标溶液；取薄荷油 0.02 g 精密称定，置 10 mL 量瓶中，精密加入 70 mg/mL 内标溶液 0.2 mL，加醋酸乙酯稀释至刻度，作为薄荷油对照品溶液；取薄荷水 8.0 mL，精密称定，置 10 mL 量瓶中，精密加入 70 mg/mL 内标溶液 0.2 mL，加醋酸乙酯稀释至刻度，作为薄荷水样品溶液。精密量取供试品溶液与对照品溶液各 10 μL，分别注入色谱仪，记录色谱图。按外标法以峰面积计算，即得。

本品含薄荷油不得少于 1.8‰（g/mL）。

5.2 浓薄荷水的质量检查

5.2.1 性 状

本品为无色或几乎无色的澄清溶液；有薄荷香气，味辛凉。

5.2.2 检 查

乙醇量 [《中国药典》(2010 年版) 二部附录 VII E] 应为 54%～60%。

（1）测定方法：照气相色谱法 [《中国药典》(2010 年版) 二部附录 V E] 测定在 20 ℃ 时含有乙醇的容量百分数。

（2）色谱条件与系统适用性试验：用直径为 0.25～0.18 mm 的二乙烯苯-乙基乙烯苯型高分子多孔小球作为载体，柱温为 120～150 ℃；另精密量取无水乙醇 4 mL、5 mL、6 mL，分别精密加入正丙醇（作为内标物质）5 mL，加水稀释成 100 mL，混匀（必要时可进一步稀释），照气相色谱法 [《中国药典》(2010 年版) 二部附录附录 V E] 测定，应符合下列要求：① 用正丙醇计算的理论板数应大于 700；② 乙醇和正丙醇两峰的分离度应大于 2；③ 上述 3 份溶液各注样 5 次，所得 15 个校正因子的变异系数不得大于 2.0%。

（3）标准溶液的制备：精密量取恒温至 20 ℃ 的无水乙醇和正丙醇各 5 mL，加水稀释成 100 mL，混匀，即得。

（4）供试溶液的制备：精密量取恒温至 20 ℃ 的供试品适量（相当于乙醇约 5 mL）和正丙醇 5 mL，加水稀释成 100 mL，混匀，即得。

上述两溶液必要时可进一步稀释。

（5）测定法：取标准溶液和供试溶液适量，分别连续注样 3 次，并计算出校正因子和供试品的乙醇含量，取 3 次计算的平均值作为结果。

（6）附注：① 在不含内标物质的供试溶液的色谱图中，与内标物质峰相应的位置处应不出现杂质峰。② 标准溶液和供试溶液各连续 3 次注样所得各次校正因子和乙醇含量与其相应的平均值的相对偏差，均不得大于 1.5%，否则应重新测定。③ 选用其他载体时，系统适用性试验必须符合本法规定。

5.2.3　含量测定

照气相色谱法 [《中国药典》（2010 年版）二部附录 Ⅴ E] 测定。

（1）色谱条件及系统适应性试验：① 色谱柱：20%PEG-20M，担体为 ChromosorbuAM-DMCS，60 ~ 80 目，2 m 玻璃柱；② 检测：FID；③ 柱温：150 ℃；④ 进样器温度：230 ℃；⑤ 检测器温度：230 ℃；⑥ 氮气流速：50 mL/min。

（2）测定法：取水杨酸乙酯适量，加醋酸乙酯作溶解，并稀释成每 1 mL 含 70 mg 的溶液，摇匀，作为内标溶液；取薄荷油 0.1 g 精密称定，置 10 mL 量瓶中，精密加入 70 mg/mL 内标溶液 1.0 mL，加醋酸乙酯稀释至刻度，作为薄荷油样品溶液；取薄荷水（浓）约 5.0 g，精密称定，置 10 mL 量瓶中，精密加入 70 mg/mL 内标溶液 1.0 mL，加醋酸乙酯稀释至刻度，作为薄荷水（浓）样品溶液。精密量取供试品溶液与对照品溶液各 2 μL，分别注入色谱仪，记录色谱图。按外标法以峰面积计算，即得。

本品含薄荷油不得少于 1.8%（g/mL）。

5.3　薄荷油-β 环糊精包合物形成的验证

5.3.1　薄层色谱法

（1）薄板：硅胶 G 层析板 [按硅胶 G-0.3% 羧甲纤维素钠水溶液 1∶3（g∶mL）的比例，调匀，铺板，110 ℃ 活化 1 h]。

（2）样品：样液 A，取包合物 0.5 g，加入 95% 的乙醇 2 mL，振摇后过滤，滤液为样液 A；样液 B，取薄荷油 2 滴，加入 95% 的乙醇 2 mL，混合溶解，得样液 B。

（3）操作：以毛细管吸取样液 A 和 B 各约 10 μL，点于同一硅胶板上；以石油醚-醋酸乙酯（15∶85）为展开剂；将点样后的硅胶板放入展开槽中饱和 5 min，再上行展开；1% 香荚兰醛硫酸液为显色剂，喷雾烘干显色。比较样液 A、B 斑点的异同。

薄荷油/β-CD 包合物的薄层层析结果如图 4-3-1 所示。

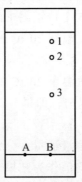

图 4-3-1　薄荷油/β-CD 包合物薄层层析谱图

A—样液 A；B—样液 B（三个紫色斑点，R_f 值分别为：$R_{f1} = 0.96$，$R_{f2} = 0.82$，$R_{f3} = 0.72$）

5.3.2 差热分析法（DSC）

（1）DSC条件：参比物：α-Al$_2$O$_3$；

　　　　　　　　升温速率：8 °C/min；

　　　　　　　　温度范围：室温～340 °C；

　　　　　　　　样品量：约 3.0 mg。

（2）测试样品：β-CD、薄荷油、包合物、β-CD 和薄荷油的物理混合物（其比例量同包合物）。

薄荷油/β-CD 包合物差热分析的结果如图 4-3-2 所示。

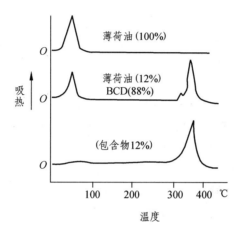

图 4-3-2　薄荷油/β-CD 包合物差热分析曲线

5.4　薄荷油-β环糊精包合物的质量评价

称取包合物 3.0 g 置 250 mL 圆底烧瓶中，加纯化水 150 mL，用挥发油提取器提取出薄荷油，称重（1 mL 薄荷油约重 0.9 g），按以下公式计算：

包合物的含量＝包合物中药物量（g）/包合物量（g）×100%

药物包封率＝包合物中药物量（g）/药物投药总量（g）×100%

包合物收率＝包合物实际量（g）/[环糊精量（g）＋药物量（g）]×100%

5.5　薄荷油滴丸的质量检查

5.5.1　外　观

呈球状，大心均匀，色泽一致。

5.5.2　重量差异

取滴丸 20 丸，精密称定总重量，求得平均丸重后，再分别精密称定各丸重量。每丸重量与平均丸重相比较，超出重量差异限度的滴丸不得多于 2 丸，并不得有一丸超出限度一倍。

滴丸剂重量差异限度应符合《中国药典》（2010 年版）二部附录 I H 的规定，见表 4-3-1。

表 4-3-1　滴丸剂重量差异限度

平均重量	重量差异限度（%）
0.030 g 以下或 0.030 g	±15
0.030 g 以上～0.30 g	±10
0.30 g 以上	±7.5

5.5.3　含量测定

按照气相色谱法 [《中国药典》（2010 年版）二部附录 V E] 测定。

（1）色谱条件及系统适应性试验：① 色谱柱：20%PEG-20M，担体为 ChromosorbuAM-DMCS，60～80 目，2 m 玻璃柱；② 检测器：FID；③ 柱温：150 ℃；④ 进样器温度：230 ℃；⑤ 检测器温度：230 ℃；⑥ 氮气流速：50 mL/min。

（2）测定法：取薄荷油 0.1 g 精密称定，置 10 mL 量瓶中，精密加入 70 mg/mL 内标溶液 1.0 mL，加醋酸乙酯稀释至刻度，作为薄荷油样品溶液；取薄荷油滴丸 10 丸，精密称定，置 10 mL 量瓶中，精密加入水 1 mL，超声处理使溶散，加入无水乙醇 6 mL，超声处理 5 min，用乙醇稀释至刻度，精密量取上述液体 5 mL 于 10 mL 量瓶中，精密加入 70 mg/mL 内标溶液 1.0 mL，加醋酸乙酯稀释至刻度，作为样品溶液。精密量取供试品溶液与对照品溶液各 2 μL，分别注入色谱仪，记录色谱图。按外标法以峰面积计算，即得。

本品每丸含薄荷油不得少于 0.018 g。

5.5.4　溶散时限

照《中国药典》（2010 年版）二部附录 I A 片剂崩解时限项下规定的装置，但将金属筛网的筛孔内径改为 0.425 mm，取滴丸 6 粒，照《中国药典》（2010 年版）二部附录 I A 片剂崩解时限项下的方法检查，应在 30 min 内溶散并通过筛网，如有残存不能溶散和通过筛网，应另取 6 粒，各加挡板 1 块进行复试，结果应符合规定。

5.5.5　含量均匀度

含量均匀度系指小剂量的制剂，单剂含量偏离标示量的程度。如需进行含量均匀度检查，可不再检查重量差异。

取供试品 10 个，以标示量为 100 的相对含量 x，求算均值 $\bar{x}$ 的标准差 S（$S = \sqrt{\dfrac{\sum(x-\bar{x})^2}{n-1}}$），以及标示量与均值之差的绝对值 A（$A = \left|100-\bar{x}\right|$）；如 $A + 1.80S \leqslant 15.0$，即供试品的含量均匀度符合规定；若 $A + S > 15.0$，则不符合规定；若 $A + 1.80S > 15.0$，且 $A + S \leqslant 15.0$，则应另取 20 个复试。根据初、复试结果，计算 30 个的均值 $\bar{x}$，标准差 S 和标示量与均值之差的绝对值 A；如 $A + 1.45S \leqslant 15.0$，即供试品的含量均匀度符合规定；若 $A + 1.45S > 15.0$，则不符合规定。

5.6　薄荷油软胶囊的质量检查

5.6.1　性　状

本品内容物为无色或淡黄色油状液体,有薄荷香气,味辛凉。

5.6.2　鉴　别

取本品内容物,照薄荷挥发油的质量检查项下的 3.2 薄层色谱鉴别项试验,显相同的结果。

5.6.3　检　查

应符合胶囊剂项下有关的各项规定 [《中国药典》(2010 年版)二部附录ⅠE]。

5.6.4　含量测定

取本品内容物,按照浓薄荷水含量测定项下的方法测定,计算,即得。

本品每粒含薄荷油不得少于 0.018 g。

参考文献

[1]　国家药典委员会. 中国药典[M]. 北京:中国医药科技出版社,2010.

[2]　顾学裘. 药物制剂注解[M]. 2 版. 北京:人民卫生出版社,1981.

[3]　Steen, c. v., et al., J. Am.Pharm. Assoc. Pract. Ed.[J], 1952, 13(3):180.

[4]　Monte Bovi, A. J., J. Amer. Pharm.Ass., Pract.Ed.[J], 1951, 12:565.

[5]　Steen, c. v., et al., J. Am.Pharm. Assoc. Pract. Ed. [J], 1952, 13(3):180.

[6]　周建平. 药剂学实验与指导[M]. 北京:中国医药科技出版社,2007.

[7]　陆彬. 药剂学实验[M]. 北京:人民卫生出版社,1994.

[8]　张琦岩,孙耀华. 药剂学[M]. 北京:人民卫生出版社,2009.

实验 4-4　茯苓多糖的提取分离及其制剂的综合性实验

■ 实验目的

（1）掌握天然茯苓和液体发酵茯苓比较研究的方法。

（2）熟悉液体发酵生产茯苓的方法；熟悉天然茯苓和液体发酵茯苓的药效学研究的方法。

■ 实验概述

茯苓为多孔菌科真菌茯苓 *Poria cocos*（Schw.）wolf.的干燥菌核。不同部位经加工分别成为白茯苓、赤茯苓、茯神、茯神木及茯苓皮等药材。中医学认为茯苓"利水而不伤正，补而不助邪"，能利水渗湿、健脾安神。近代医学研究表明，茯苓的药理作用主要表现在利尿、镇静、抗肿瘤、增强免疫等方面。

目前，茯苓生产可分为固体发酵和液体发酵两种。传统的茯苓栽培法属于固体发酵，该法生产工艺相对成熟，较易推广普及，因而目前仍是茯苓生产的主要方法。液体发酵生产茯苓，可连续地、大规模地进行工业化生产，缩短生产时间，降低生产成本，并可节省大量的木材，对我国资源和生物多样性的保护有着重要的意义。

茯苓的主要成分有茯苓多糖、三萜类化合物、氨基酸、麦角固醇、胆碱及无机盐等。对天然茯苓和液体发酵茯苓的主要成分茯苓多糖和三萜类化合物进行对比研究，了解两者的相似与相异之处，为将来开发茯苓系列保健食品和保健药品打下基础。

■ 实验内容

1. 茯苓的液体发酵

【实验材料】

实验仪器：全温振荡器。

试药：酵母浸膏、蛋白胨、葡萄糖、K_2HPO_4、$MgSO_4 \cdot 7H_2O$。

材料：天然茯苓为茯苓丁。液体发酵茯苓为经发酵罐补料液体发酵 5 d 的发酵液离心干燥后所得。茯苓液体发酵菌种为冷冻甘油菌。

1.1 种子培养基的配制

葡萄糖 20 g，酵母浸膏 4 g，蛋白胨 5 g，K_2HPO_4 1 g，$MgSO_4 \cdot 7H_2O$ 0.5 g，水 1 L，1.05 kg/cm^2，121.3 ℃ 灭菌 20 min。

1.2 摇瓶发酵培养基的配制

葡萄糖 25 g，酵母浸膏 3.5 g，蛋白胨 4.5 g，K_2HPO_4 1 g，$MgSO_4 \cdot 7H_2O$ 0.5 g，水 1 L，1.05 kg/cm^2，121.3 ℃ 灭菌 20 min。

1.3 液体菌种的制备

在 250 mL 三角瓶装入 50 mL 液体种子培养基，按 0.5% 的比例接种冷冻甘油菌，25 ℃ 摇瓶振荡培养 2 d。

1.4 茯苓摇瓶液体发酵

将 360 mL 摇瓶发酵培养基装入 2 L 三角瓶，以 7% 的比例接种摇瓶补料液体发酵菌种，在培养温度为 26 ℃，培养基初始 pH 值为 5.5，摇瓶转速为 150 r/min 的培养条件下摇瓶培养 7 d。

2. 液体发酵茯苓的质量检查

【实验材料】

实验仪器：电子天平、光学显微镜、紫外分光光度仪、暗箱式紫外透射仪、氨基酸自动分析仪、灰分测定装置、FW 177 型粉碎机、玻璃缸、负重物、温度计。

试药：水合氯醛、乙醚、薄层层析硅胶 GF254、CMC-Na、环己烷、三氯甲烷、丙酮、无水葡萄糖对照品、苯酚（重蒸）、NaOH。

2.1 茯苓粉末的制备

茯苓发酵液 6 000 r/min 离心 15 min，收集菌体沉淀。再用纯化水洗涤菌体，6 000 r/min 离心 15 min，收集沉积的菌丝球 60 ℃ 烘干。将烘干的液体发酵茯苓和天然茯苓分别放入粉碎器中粉碎，过筛，烘箱中 60 ℃ 烘干至恒重，装入有塞瓶中，贴上标签，放入干燥器内备用。

2.2 茯苓粉末的显微鉴定

2.2.1 茯苓粉末的临时水装片

洗净擦干载玻片及盖玻片。用玻璃吸管加 1 滴纯化水于载玻片中央，用镊子取少许制备的液体发酵茯苓和天然茯苓粉末于纯化水中，用解剖针搅匀，再盖上盖玻片，注意不要产生气泡。多余液体用小滤纸条吸干。

2.2.2　茯苓粉末的临时水合氯醛装片

洗净擦干载玻片及盖玻片。用玻璃吸管加 1 滴水合氯醛溶液于载玻片中央，用镊子取少许制备的液体发酵茯苓和天然茯苓粉末于液滴中，用解剖针搅匀，接着手持载玻片的一端于酒精灯上均匀加热（注意加热时不要使液体沸腾，以免产生大量的气泡），然后离开酒精灯，加 1 滴稀甘油充分混匀，如此加热 3 ~ 5 次。加盖玻片，并将多余的封藏液用小滤纸条吸干。

2.2.3　茯苓粉末的显微观察

观察菌丝团块采用水装片；观察菌丝采用水合氯醛透化装片。将制备好的液体发酵茯苓或天然茯苓样品分别置于显微镜下，先用低倍镜观察，再换用高倍镜观察。

2.3　茯苓粉末三萜类化合物的薄层层析

2.3.1　样品溶液的制备

用天平称取天然茯苓和液体发酵茯苓粉末各 2 g，加入 40 mL 乙醚，4 ℃ 冷浸提取 48 h，过滤，挥发干滤液，即得棕黄色含多种茯苓三萜化合物的混合物。用 0.5 mL 乙醚分别溶解茯苓三萜成分的混合物，得到茯苓三萜类化合物的样品液。

2.3.2　薄层条件

固定相：硅胶 GF254-CMC-Na 板；
流动相：环己烷-三氯甲烷-丙酮（7.5∶3∶1）。

2.3.3　展开与检识

天然茯苓和液体发酵茯苓粉末的三萜成分混合物的样品液点样后，上行展开约 10 cm，取出，挥干溶剂，在紫外灯 254 nm 和 365 nm 下检识。

2.4　茯苓粉末总糖的测定

2.4.1　对照品溶液的制备

精密称取恒重无水葡萄糖 50 mg 置于 500 mL 量瓶中，加纯化水溶解并稀释至刻度，摇匀，即得 0.1 mg/mL 的葡萄糖对照品溶液。

2.4.2　样品溶液的制备

精密称取天然茯苓和液体发酵茯苓粉末 0.1 g，分别置于 25 mL 三角瓶中，加入 1 mol/L 浓度的 NaOH 溶液 20 mL，4 ℃ 冷浸 48 h，用脱脂棉过滤，溶液移至 50 mL 量瓶中，加水至刻度，摇匀。精密量取 1 mL 到 50 mL 量瓶中，加水至刻度，摇匀，备用。

2.4.3 葡萄糖标准曲线的绘制

精密量取葡萄糖对照品溶液 0.0 mL, 0.2 mL, 0.4 mL, 0.8 mL, 1.2 mL, 1.6 mL 置于 20 mL 试管中, 分别加水至 2.0 mL, 再分别加入 5% 的苯酚溶液 1.0 mL, 充分混合后加入 6.0 mL 浓硫酸, 摇匀, 室温放置 30 min, 在波长 490 nm 处测定吸光度。根据测定的吸光度绘制葡萄糖标准曲线。

2.4.4 样品含量测定

精密量取已配好的天然茯苓和液体发酵茯苓样品溶液各 2 mL, 按相同方法显色, 在 490 nm 处分别测定其吸光度, 根据标准曲线计算样品中多糖的含量。

2.5 茯苓粉末水溶性多糖和碱溶性多糖的测定

用电子天平分别精确称取天然茯苓粉末和液体发酵茯苓粉末各 20 g。按天然茯苓粉末和液体发酵茯苓粉末中多糖的提取工艺 (见图 4-4-1) 进行茯苓多糖的提取分离, 用电子天平分别精确称量天然茯苓粉末或液体发酵茯苓粉末水溶性和碱溶性茯苓多糖纯品, 计算其水溶性和碱溶性茯苓多糖的提取率。

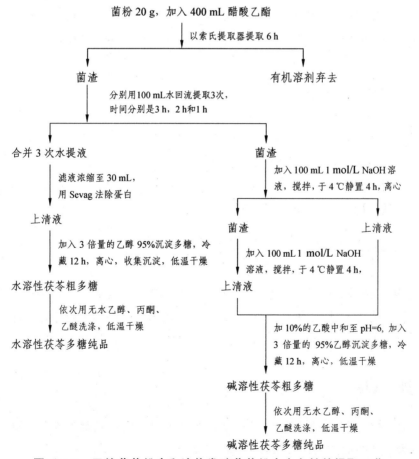

图 4-4-1 天然茯苓粉末和液体发酵茯苓粉末中多糖的提取工艺

2.6 茯苓粉末灰分的测定

2.6.1 茯苓粉末总灰分的测定

天然茯苓粉末和液体发酵茯苓粉末总灰分的测定按国家标准 GB/T 8306—2002。

2.6.2 茯苓粉末水溶性灰分的测定

天然茯苓粉末和液体发酵茯苓粉末水溶性灰分的测定按国家标准 GB/T 8307—2002。

2.6.3 茯苓粉末酸不溶性灰分的测定

天然茯苓粉末和液体发酵茯苓粉末酸不溶性灰分的测定国家标准 GB/T 8308—2002。

【思考题】

（1）如何保证液体发酵茯苓的质量稳定性？
（2）在茯苓多糖和三萜类成分的提取分离中应注意什么？原因是什么？
（3）天然茯苓和液体发酵茯苓粉末的显微鉴定特征有哪些异同点？

3. 茯苓多糖口服液的制备

3.1 处 方

水溶性茯苓多糖 1.41 g，碱溶性茯苓多糖 48.34 g，琼脂 1 g，甜蜜素 15 g，苯甲酸钠 2 g，橘子香精 10 mL，纯化水加至 1 000 mL。

3.2 制 法

取处方量的水溶性茯苓多糖和碱溶性茯苓多糖，加入甜蜜素 15 g，橘子香精 10 mL，琼脂 1 g，苯甲酸钠 2 g，加纯化水调整总量至约 1 000 mL，口服液灌装机分装，10 mL/支，121 ℃（97 kPa）热压灭菌 30 min，即得。

3.3 制剂注解

口服液为液体制剂，在长期储存过程中易产生沉淀，影响制剂的外观及稳定性，加入 0.1% 琼脂作为本品的助悬剂，可增加制剂的稳定性。

4. 茯苓多糖制剂的质量检查

4.1 性 状

本品为无色无色或淡黄色澄清黏稠液体。

4.2 鉴 别

照液体发酵茯苓的质量检查项下的 2.3 茯苓粉末三萜类化合物的薄层层析项下试验，显相同的结果。

4.3 检 查

（1）相对密度：本品的相对密度 [《中国药典》（2010 年版）二部附录 Ⅵ A] 为 1.020 ~ 1.200。

（2）pH 值：应为 4.0 ~ 6.0。

（3）其他：应符合口服溶液剂项下有关的各项规定 [《中国药典》（2010 年版）二部附录 Ⅰ O]。

（4）含量测定。

5. 天然茯苓和液体发酵茯苓的药效学研究

5.1 天然茯苓和液体发酵茯苓的抗疲劳药效学研究

【实验原理】

近代医学研究表明，茯苓的药理作用主要表现在利尿、镇静、抗肿瘤、增强免疫等方面。本实验主要从小鼠负重游泳、疲劳仪停留情况考察茯苓的抗疲劳作用。

5.1.1 对游泳时间的影响

【实验材料】

实验动物：昆明种小鼠，雄性，体重（20±2）g，5 只。
实验器材：玻璃缸、负重物、温度计、灌胃器、计时器。
药品与试剂：天然茯苓多糖、液体发酵茯苓多糖、生理盐水。

【实验步骤】

取小鼠 5 只，分别灌胃天然茯苓多糖、液体发酵茯苓多糖、生理盐水（对照组），灌胃容积 0.4 mL/只，连续给药 1 周，末次给药 1 h 后，在尾部束一个小鼠体重 10% 的重物，将小鼠放入水深 35 cm、直径为 20 cm 的玻璃缸中进行游泳，水温保持在（25±0.5）℃，密切观察小鼠头部，注意其头部沉入水中超过 5 s 不能浮出水面者即为体力耗竭，应立即将其捞起，即刻计时为小鼠的游泳时间。

【统计与处理】

采用单因素方差分析，用药组与空白对照组之间以及两用药组之间是否存在显著性差异。

【注意事项】

（1）尽量避免小鼠彼此靠近，最好让小鼠单只游泳，以免影响实验结果。
（2）严格控制水温和小鼠负重，以免影响游泳时间。

5.1.2 对转轮停留时间的影响

【实验材料】

实验动物：昆明种小鼠，雄性，体重为（20±2）g，5 只。
实验器材：疲劳实验仪、灌胃器、计时器。
药品与试剂：天然茯苓多糖、液体发酵茯苓多糖、生理盐水。

【实验步骤】

取小鼠 5 只，分为 5 组（茯苓多糖、液体发酵茯苓多糖、对照组），对照组为生理盐水，连续灌胃给药 1 w，末次给药 1 h 后，将动物分批置于疲劳实验仪的转轮道上，使轮匀速转动，观察动物在转轮上的停留时间。

【统计与处理】

综合全室结果，采用单因素方差分析，比较用药组与对照组之间以及两用药组之间是否存在显著性差异。

【注意事项】

对转轮速度进行预筛，并严格控制转轮速度，以免影响实验结果。

5.2 天然茯苓和液体发酵茯苓的增强免疫力作用药效学研究

【实验原理】

淋巴细胞增殖实验是测定机体细胞免疫功能的体外实验方法之一。原理是当 T 淋巴细胞在体外受到非特异性有丝分裂剂如刀豆蛋白刺激后，可发生增殖分化，通过 MTT 法检测存活细胞的光密度值以反映淋巴细胞增殖的程度。

【实验材料】

实验动物：昆明种小白鼠，全雌，3 只。

实验器材：96 孔培养板，鼠笼，CO_2 孵箱，酶标仪，多管架自动平衡离心机，倒置相差显微镜等。

药品与试剂：天然茯苓多糖，液体发酵茯苓多糖；小牛血清，RPMI1640，二甲基亚砜（DMSO），四甲基偶氮唑盐（MTT）。

【方法与步骤】

5.2.1 取材与接种培养

将小白鼠颈椎脱臼处死，经 75% 酒精浸泡消毒后，无菌条件下取脾，置入冷 PBS 液中，将其剪成 2~3 段后，在 150 目细胞筛网上碾碎滤过制成脾细胞悬液。将此细胞悬液缓慢加入装有淋巴细胞分离液的离心管中，2 000 r/min 离心 15 min 后，收集白雾状层液即得淋巴细胞悬液，用 RPMI1640 液以 800 r/min 离心 6 min 洗涤 2 次后，重悬制得单细胞悬液，调整细胞密度为 1×10^7/mL 备用。同时进行胎盼蓝染色，细胞存活率应大于 95%。

然后，向制备好的淋巴细胞溶液中加入刀豆蛋白（ConA）使终浓度为 3 μg/mL，将此溶液按每孔 150 μL 接种于 96 孔凹型培养板中，药物组分别加入各不同浓度的受试药液 30 μL/孔（对照组除外），每个药物设 4 个浓度，每个浓度设 6 个复孔。将培养板置入 5% CO_2 饱和湿度的培养箱内 37 ℃ 中培养，每天观察其生长情况，继续培养 48 h 或 72 h 后检测。

5.2.2 MTT 微量自动比色法

培养结束前 4 h，每孔加入 MTT（5 m g/mL，PBS 液溶解）20 μL，继续孵育 4 h 后取出，经 2 000 r/min 离心 8 min 后吸弃上清液，每孔加入二甲基亚砜（DMSO）150 μL，轻轻振荡 5 min，室温静置 10 min，用酶标仪 490 nm 波长处检测其 OD 值。

【注意事项】

（1）一定要保证无菌操作，换液或吸弃培养液时动作应轻，力度一致。

（2）RPMI1640 培养液临用现配。

【思考题】

（1）在药效学实验中，如何选择适宜的实验动物？

（2）茯苓多糖抗疲劳作用的可能机制是什么？还有哪些评价抗疲劳作用的实验方法？

（3）茯苓对动物免疫功能有哪些影响？

参考文献

［1］ 国家药典委员会. 中国药典[M]. 北京：中国医药科技出版社，2010.

［2］ 李羿，万德光，刘忠荣，等. 发酵茯苓菌丝体和天然茯苓多糖的研究[J]. 天然产物研究与开发，2006，18（4）：667-669，673.

［3］ 李羿，万德光，钟世红，等. 天然茯苓和液体发酵茯苓质量标准的研究[J]. 成都医学院学报，2009，4（4）：251-254.

实验 4-5 对乙酰氨基酚的制备、制剂及质量研究

▰ 实验目的

（1）掌握对乙酰氨基酚的制备、含量测定及杂质检查的方法。
（2）熟悉对乙酰氨基酚制剂的制备方法。

▰ 实验概述

对乙酰氨基酚又名扑热息痛，属乙酰苯胺类解热镇痛药，是目前用量最大的解热镇痛抗炎药物之一。其解热作用与阿司匹林相似，并具有口服吸收迅速完全，毒副作用小，使用安全等特点；特别对儿童及对阿司匹林过敏、不耐受或不适于应用阿司匹林的病症，如水痘、血友病、消化道溃疡及胃炎等适宜；其退热速度快、效果好，临床多用于迅速解除儿童高热。对乙酰氨基酚为非那西汀的代谢产物，非那西汀的解热镇痛作用主要通过本品而产生，故用途与非那西汀相同，惟发绀的副作用少，偶有皮肤瘙痒或出疹的过敏症状，停药即行消失。

对乙酰氨基酚是具有脆性的白色单斜晶系，无嗅，味微苦，在空气中见光变色，水分可加速变化，微溶于冷水，易溶于热水，溶于乙醇和氢氧化碱溶液，遇碱变色。其化学结构式如下：

▰ 实验内容

1. 对乙酰氨基酚的制备

【实验原理】

【实验材料】

仪器：锥形瓶、温度计、玻璃棒、吸滤瓶、布氏漏斗、量筒。
试药：对氨基苯酚、亚硫酸氢钠、醋酐。

【实验步骤】

1.1 制 备

于干燥的 100 mL 锥形瓶中加入对氨基苯酚 10.6 g，水 30 mL，醋酐 12 mL，轻轻振摇使成均相。再于 80 ℃ 水浴中加热反应 30 min，放冷，析晶，过滤，滤饼以 10 mL 冷水洗 2 次，抽干，干燥，得白色结晶性对乙酰氨基酚粗品约 12 g。

1.2 精 制

于 100 mL 锥形瓶中加入对乙酰氨基酚粗品，每克用水 5 mL，加热使溶解，稍冷后加入活性炭 1 g，煮沸 5 min，在吸滤瓶中先加入亚硫酸氢钠 0.5 g，趁热过滤，滤液放冷析晶，过滤，滤饼以 0.5% 亚硫酸氢钠溶液 5 mL 分 2 次洗涤，抽干，干燥，得白色对乙酰氨基酚纯品约 8 g，熔点为 168～170 ℃。

【注意事项】

（1）对氨基苯酚的质量是影响对乙酰氨基酚产量、质量的关键，购得的对氨基苯酚应是白色或淡黄色颗粒状结晶，熔点 183～184 ℃。

（2）酰化反应中加水 30 mL。有水存在，醋酐可选择性地酰化氨基而不与酚羟基作用。若以醋酸代替醋酐，则难以控制氧化副反应，反应时间长，产品质量差。

（3）加亚硫酸氢钠可防止对乙酰氨基酚被空气氧化，但亚硫酸氢钠浓度不宜过高，否则会因亚硫酸氢钠限量超过药典允许量而影响产品质量。

2. 对乙酰氨基酚的鉴别、含量测定及杂质检查

2.1 对乙酰氨基酚的鉴别

（1）本品的水溶液加三氯化铁试液，即显蓝紫色。

（2）取本品约 0.1 g，加稀盐酸 5 mL，置水浴中加热 40 min，放冷；取 0.5 mL，滴加亚硝酸钠试液 5 滴，摇匀，用水 3 mL 稀释后，加碱性 β-萘酚试液 2 mL，振摇，即显红色。

（3）本品的红外光吸收谱图应与对照的谱图（光谱集 131 图）一致。

2.2 对乙酰氨基酚的含量测定

对乙酰氨基酚的含量测定方法为：取自制样品约 40 mg，精密称定，置 250 mL 量瓶中，加 0.4% 氢氧化钠溶液 50 mL 溶解后，加水至刻度，摇匀，精密量取 5 mL，置 100 mL 量瓶中，加 0.4% 氢氧化钠溶液 10 mL，加水至刻度，摇匀，照紫外-可见分光光度法 [《中国药典》（2010 年版）二部附录 IV A]，在 257 nm 的波长处测定吸收度，按对乙酰氨基酚的吸收系数（$E_{1cm}^{1\%}$）为 715 计算含量。若样品称量为 m（g），测得的吸收度为 A。

运用下式计算药品中对乙酰氨基酚的含量。

$$乙酰氨基酚含量 = \frac{A}{715} \times \frac{250}{5} \times \frac{1}{m} \times 100\%$$

2.3 对乙酰氨基酚中对氨基酚的检查

取对乙酰氨基酚 1.0 g 置纳氏比色管中，加甲醇溶液 20 mL 溶解后，加碱性亚硝基铁氰化钠试液 1 mL，摇匀，放置 30 min；如显色，与对乙酰氨基酚对照品 1.0 g 加对氨基酚 50 μg 用同一方法制成的对照液比较，不得更深（0.005%）。检查结果如不显色，与对照液的比较可省略。

3. 对乙酰氨基酚制剂的制备

3.1 对乙酰氨基酚片的制备

3.1.1 处方

对乙酰氨基酚 500 g，干淀粉 15 g，淀粉浆用淀粉 40 g，硫脲 0.5 g，硬脂酸镁 33 g。共制 1 000 片。

3.1.2 制法

（1）制淀粉浆：将硫脲溶于适量温水中，加入淀粉，搅拌，使淀粉分散成均匀的混悬液，及时加入沸水不断搅拌成糊状（淀粉与总用水量之比约为 1：2）。

（2）混合：将对乙酰氨基酚粉末和干淀粉用等量递增混合法混合均匀，加入热的淀粉浆制成"手握成团，轻压即散"的软材。

（3）制粒：用 16 目尼龙筛制粒。

（4）干燥：将制得的湿颗粒在 60 ℃ 左右鼓风干燥约 4～5 h。

（5）整粒：干燥颗粒用 16 目尼龙筛整粒，与硬脂酸镁混匀。

（6）压片：以 ϕ12 mm 冲模压片，即得。

3.1.3 操作注意

（1）对乙酰氨基酚的结晶不适于直接制粒，往往在压片过程中导致裂片，故必须粉碎成细粉，有利于黏合剂与粉末表面直接接触而制成坚实的颗粒。

（2）根据经验，本品的原料色泽一般是反映本品的稳定性及制粒过程难易的重要因素，凡色泽不洁白，甚至带暗红色的原料，颗粒的机械强度大，压片时易产生斑点及崩解度不合格，露置空气易于变色。

（3）制粒时所用淀粉浆浓度不宜过低，一般应采用 30%～50%。这样高浓度的浆糊不易成熟，特别是在将淀粉分散时要用温水，水温的掌握很重要，夏季约 40 ℃ 左右，冬季 60～70 ℃ 左右。低浓度的淀粉浆制的颗粒压片时易于产生裂片，同时烘干时间要相应延长；在制粒时亦要注意将颗粒制得紧一些。

（4）干燥时颗粒要铺得厚薄均匀，厚度约为 2.5 cm，干燥时中间翻动一次，干燥温度不宜超过 60 ℃，温度过高，对乙酰氨基酚易分解。干粒水分控制在 1%～2% 左右。

（5）压片前以干颗粒总重计算片重。刚压好的药片表面有较多的静电，静电压很高，将此药片置绝缘的盛器中，静电积累高，在空气湿度低时，静电不易消失，肉体接触时，偶有心悸之感，静电使药片表面吸附较多的粉末，放置在空间一天后自行脱落。

（6）处方中硫脲（H_2NCSNH_2）作抗氧剂，一般水溶液中应用浓度为 0.05%～0.1%，硫脲除具有抗氧化剂作用外，还能与金属离子形成加成化合物。

3.2　对乙酰氨基酚栓（肛门栓）

栓剂系指药物与适宜基质制成的具有一定形状和重量以供腔道给药的固体剂型。对于制备栓剂用的固体药物，除另有规定外，应制成全部通过六号筛的粉末。

栓剂的制法有搓捏法、冷压法和热熔法三种。热熔法制备栓剂的工艺流程为：

基质→熔化→混匀→倾入栓模→冷却（完全凝固）→削去溢出部分→脱模→质检→包装
　　水浴↑　　　　 ↑
　　药物粉末　　涂润滑剂

为了使栓剂冷后易从栓模中推出，模型应涂适量润滑剂。水溶性基质涂油性润滑剂，如液状石蜡；油溶性基质涂水性润滑剂如软皂、甘油各 1 份及 90% 乙醇 5 份的混合液。

不同的栓剂处方用同一模型制得的栓剂容积是相同的，但其重量则随基质与药物密度的不同而有差别。为了确定基质用量以保证栓剂剂量的准确，常需预测药物的置换价。置换价（f）定义为主药的重量与同体积基质重量的比值，即药物的密度与基质密度之比值。

$$f = \frac{\text{药物密度}}{\text{基质密度}}$$

当基质和药物的密度未知时，我们可以通过试验来计算 f，再通过 f 进一步求得每粒栓剂中应加多少基质（E）。

首先，用栓模制备出一枚纯基质栓，称定其重量为 G，如图 4-5-1（a）所示。

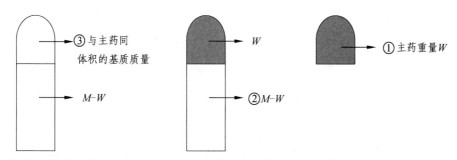

（a）纯基质栓（重量为 G）（b）含药栓（重量为 M）（c）含药栓中的含药量（重量为 W）

图 4-5-1　栓剂模型

然后，用同一栓模制备出一枚含药量为 W [任意选择含药量，已知，即图 4-5-1（c）]的含药栓，其形状、体积等都与纯基质栓完全相同。称定其重量为 M，如图 4-5-1（b）所示。

W 的计算方法为：

$$W = \frac{主药重量}{主药重量 + 基质重量} \times M$$

得到 G、M 和 W 后，就可用下式计算置换价：

$$f = \frac{主药重量}{与主药同体积基质重量} = \frac{W}{G - (M - W)}$$

式中　W——每粒栓剂中主药的含量；

G——每粒纯基质栓剂的重量；

M——每粒含药栓剂的重量。

其中，与主药同体积的基质重量可由图 4-5-1 中所示①→②→③的步骤计算得到。

根据求得的置换价，计算出每粒栓剂中应加的基质量（E）为：

$$E = M - W = G - \frac{W}{f}$$

3.2.1　处　方

对乙酰氨基酚（100 目）3 g，半合成脂肪酸甘油酯适量。制成肛门栓 20 粒。

3.2.2　制　备

（1）置换价的测定

纯基质栓的制备：称取半合成脂肪酸甘油酯 9 g 置蒸发皿中，于水浴上加热熔化后，倾入涂有润滑剂的栓剂模型中，冷却凝固后削去溢出部分，脱模，得完整的纯基质栓数粒，称重，每粒栓剂的平均重量为 G。

含药栓的制备：称取半合成脂肪酸甘油酯 6 g 置蒸发皿中，于水浴上加热，等到 2/3 基质熔化时停止加热，搅拌使全熔，加入研细的对乙酰氨基酚粉末（100 目）4 g，混匀（必要时可稍加研磨）后，立即倾入涂有润滑剂的栓剂模型中，冷却固化后，削去溢出部分，脱模，得完整的含药栓数粒，称重，每粒平均重量为 M（g），含药量 $W = M \cdot x\%$，$x\%$ 为含药百分量。

置换价的计算：将上述得到的 G、M、W 代入 $f = \dfrac{W}{G-(M-W)}$ 可求得乙酰水杨酸的半合成脂肪酸甘油酯的置换价。

（2）对乙酰氨基酚栓的制备

基质用量的计算：根据上述实验得到的对乙酰氨基酚的半合成脂肪酸甘油酯的置换价，再按 $E = G - \dfrac{W}{f}$ 计算每粒栓剂需加的基质量及 20 粒栓剂需用的基质量。

栓剂的制备：称取计算量的半合成脂肪酸甘油酯置蒸发皿中，于水浴上加热，等到 2/3 基质熔化时停止加热，搅拌使全熔，加入研细的对乙酰氨基酚粉末（100 目）3 g，以下按上述含药栓的制备项下操作，得到栓剂数粒。

3.2.3 操作注意

灌模时应注意混合物的温度，温度太高混合物稠度小，栓剂易发生中空和顶端凹陷，故最好在混合物稠度较大时灌模，灌至模口稍有溢出为度，且要一次完成。灌好的模型应置适宜的温度下冷却一定时间，冷却的温度不足或时间短，常发生黏模；相反，冷却温度过低或时间过长，则又可产生栓剂破碎。

3.3 对乙酰氨基酚明胶微球的制备

微球系高分子材料制成 1 ~ 300 μm 的球状实体，也有小于 1 μm 的毫微球。药物微球系高分子材料为骨架，药物进入骨架的孔隙中镶嵌而成。药物进入骨架的方法，可用药物与高分子材料一起制成，也可先制成微球，再将药物浸入微球中。

控制微球的大小，可使微球具有物理栓塞性、肺靶向性以及淋巴指向性，能改善药物在体内的吸收与分布，还可达到缓释作用，减少给药剂量。

制备微球的方法很多，如交联固化法、热固化法以及溶剂挥发法等。本实验采用交联固化法制备对乙酰氨基酚缓释明胶微球。

3.3.1 处　方

对乙酰氨基酚 0.45 g，明胶 0.6 g，油酸山梨坦 0.075 mL，液状石蜡 7.5 mL，异丙醇 50 mL，36% 甲醛 4.5 mL，20% 氢氧化钠适量。

3.3.2 制　法

取对乙酰氨基酚混悬于 6 mL 注射用水中，加入明胶，60 ℃ 水浴溶胀 15 min，成透明溶液后，慢速滴加入含 1% 油酸山梨坦的液状石蜡中，900 r/min 搅拌 20 min，在显微镜下检视形成大小均匀的 W/O 型乳剂后，冰水浴迅速冷却到 5 ℃ 以下，继续搅拌 30 min，加入异丙醇 50 mL，搅拌脱水 5 min，抽滤，滴加甲醛 4.5 mL 搅拌 15 min，用 20% 氢氧化钠调节 pH 至 8～9，继续搅拌固化 2 h，抽滤，用少量异丙醇洗去甲醛，pH 呈近中性，微球置于 60 ℃ 烘箱中干燥即得。

4. 对乙酰氨基酚制剂的质量检查

4.1 对乙酰氨基酚片的质量检查

4.1.1 性　状

本品为白色片。

4.1.2 鉴　别

取本品的细粉适量（约相当于对乙酰氨基酚 0.5 g），用乙醇 20 mL 分次研磨使对乙酰氨基酚溶解，滤过，合并滤液，蒸干，残渣按照对乙酰氨基酚的鉴别 A、B 项试验，显相同的反应。

4.1.3 检　查

（1）溶出度：取本品，按照溶出度测定法 [《中国药典》（2010 年版）二部附录 X C 第一法]，以稀盐酸 24 mL 加水至 1 000 mL 为溶出介质，转速为 100 r/min，依法操作，经 30 min 时，取溶液 5 mL，滤过，精密量取续滤液 1 mL，加 0.04% 氢氧化钠溶液稀释至 50 mL，摇匀，照紫外-可见分光光度法 [《中国药典》（2010 年版）二部附录 Ⅳ A]，在 257 nm 的波长处测定吸光度，按 $C_8H_9NO_2$ 的吸收系数（$E_{1cm}^{1\%}$）为 715 计算每片的溶出量。限度为标示量的 80%，应符合规定。

（2）其他：应符合片剂项下有关的各项规定 [《中国药典》（2010 年版）二部附录 Ⅰ A]。

4.1.4 含量测定

方法一：取本品 10 片，精密称定，研细，精密称取适量（约相当于对乙酰氨基酚 40 mg），置 250 mL 量瓶中，加 0.4% 氢氧化钠溶液 50 mL 与水 50 mL，振摇 15 min，加水至刻度，摇匀，滤过，精密量取续滤液 5 mL，照对乙酰氨基酚项下的方法，自"置 100 mL 量瓶中"起，依法测定，即得。

方法二：按照高效液相色谱法测定 [《中国药典》（2010 年版）二部附录 Ⅴ D]。

（1）色谱条件及系统适应性试验：色谱柱为 C_{18} 柱（4.6 mm × 250 mm，5 μm）；流动相为磷酸盐缓冲液（pH 4.5，取磷酸二氢钠二水合物 15.04 g、磷酸氢二钠 0.062 7 g，加水溶解并稀释至 1 000 mL，调节 pH 值至 4.5）-甲醇（80∶20），流速为 1.0 mL/min，检测波长为 254 nm，柱温为 30 ℃。

（2）测定法：取对乙酰氨基酚片 10 片，精密称定，研细。精密称取适量（约相当于对乙酰氨基酚 25 mg），置 50 mL 量瓶中，用流动相溶解并稀释至刻度，滤过，精密量取续滤液 5 mL，置 25 mL 量瓶中，用流动相稀释至刻度，摇匀，作为供试品溶液；精密称取对乙酰氨基酚对照品 50 mg，置 100 mL 量瓶中，用流动相溶解并稀释至刻度，摇匀，精密量取适量，加流动相，制成每 1 mL 含对乙酰氨基酚 0.1 mg 的溶液，作为对照品溶液。精密量取供试品溶液与对照品溶液各 10 μL，分别注入液相色谱仪，记录色谱图。按外标法以峰面积计算，即得。

本品含对乙酰氨基酚（$C_8H_9NO_2$）应为标示量的 95.0% ~ 105.0%。

4.2 对乙酰氨基酚栓（肛门栓）的质量检查

4.2.1 性 状

本品为乳白色至微黄色栓。

4.2.2 鉴 别

（1）取本品适量（约相当于对乙酰氨基酚 0.3 g），加水 20 mL，置 60 ℃ 水浴内加热使完全融化，振摇 5 min，置冰浴中冷却，滤过，取滤液 5 mL，加三氯化铁试液 1 滴，即显蓝紫色。

（2）取鉴别（1）项下的滤液 5 mL，加稀盐酸 5 mL，置水浴上加热 30 min，冷却，滴加亚硝酸钠试液数滴与碱性 β-萘酚试液数滴，产生由橙黄至猩红色沉淀。

（3）取鉴别（1）项下的滤液 3 mL，加盐酸 1.5 mL，煮沸 3 min，加水至约 10 mL，放冷，应无沉淀析出；加 0.016 67 mol/L 重铬酸钾溶液 1 滴，渐显紫色，不变红色。

4.2.3 检 查

应符合栓剂项下有关的各项规定 [《中国药典》（2010 年版）二部附录 I D]。

4.2.4 含量测定

取本品 10 粒，精密称定，切成小片，混匀，精密称取适量（约相当于对乙酰氨基酚 0.25 g），置 250 mL 量瓶中，加约 60 ℃ 的 0.01 mol/L 氢氧化钠溶液 80 mL，振摇 10 min，放冷至室温，用 0.01 mol/L 氢氧化钠溶液稀释至刻度，置冷水浴中冷却 1 h，滤过，待续滤液达室温后，精密量取续滤液 10 mL，置 100 mL 量瓶中，加 0.01 mol/L 氢氧化钠溶液稀释至刻度，摇匀，精密量取 5 mL，置 50 mL 量瓶中，加 0.01 mol/L 氢氧化钠溶液稀释至刻度，摇匀。照紫外-可见光光度法 [《中国药典》（2010 年版）二部附录 IV A]，在 257 nm 的波长处测定吸光度，按 $C_8H_9NO_2$ 的吸收系数（$E_{1cm}^{1\%}$）为 715 计算，即得。

本品含对乙酰氨基酚（$C_8H_9NO_2$）应为标示量的 90.0% ~ 110.0%。

5. 对乙酰氨基酚制剂的药效学评价

5.1　对乙酰胺基酚制剂的解热作用评价

【实验原理】

发热反应常常是由于各种致热因子（如内毒素、炎症因子等）作用于机体，产生和释放出内热原，进而影响下丘脑体温调节中枢，使机体体温调定点增高引起机体发热和体温升高。细菌或细菌产物、化学药物、刺激丘脑体温调节中枢及暴露于高热环境等可引起实验动物发热。内毒素是最重要的致热原，致热原进入机体后，可激活单核巨噬细胞产生内生致热原（EP），EP 经血液进入大脑，于下丘脑前部引起体温调节中枢环核苷酸系统改变，前列腺素合成增加，体温调定点升高，机体产热增加，散热减少，引起发热。解热试验可作为评价和筛选解热药物的依据。

【实验材料】

实验动物：家兔 3 只，体重 1.5 ~ 2.5 kg，雌雄均可。

实验器材：婴儿秤、注射器、体温计、凡士林或石蜡油、开口器、导尿管、烧杯。

药品与试剂：对乙酰氨基酚制剂、对乙酰氨基酚原料药、内毒素（大肠杆菌 $O_{111}B_4$ 内毒素，最低发热剂量 ≤ 10 ng/kg）、蒸馏水、注射用生理盐水。

【实验步骤】

（1）实验前 3 d 开始每天测家兔肛温。测量方法为：将体温计涂上凡士林，使其润滑后插入家兔肛门约 3 ~ 4 cm，放置 3 ~ 5 min 后取出读数。选择体温在 38.5 ~ 39.5 ℃ 且体温波动在 0.3 ℃ 以内的家兔供实验用。

（2）内毒素溶液配制：取定量内毒素标准管 1 支，或用精密天平称取内毒素若干，用注射用生理盐水溶解稀释为 10 ~ 100 个最低发热剂量浓度，动物注射参考浓度为 250 ng/（mL·kg）

（3）实验药品配制：用加热后的蒸馏水配制 10% 的对乙酰氨基酚溶液，对乙酰氨基酚制剂（仅限于普通剂型）也以加热后的蒸馏水配制成相当于含 10% 对乙酰氨基酚的溶液。

（4）选取基础体温接近的 3 只家兔，实验当天再测一次体温，每只家兔均取 3 d 所测体温的均值作为基础体温值，3 只家兔分别经耳缘静脉注射大肠杆菌内毒素 250 ng/kg（1 mL/kg），注射 0.5 h 后，各组家兔给予处理前先记录一次体温，后分别给予处理，1 号家兔按 200 mg/kg 灌胃给予对乙酰氨基酚制剂溶液，2 号家兔按 200 mg/kg 剂量灌胃给予对乙酰氨基酚原料药，3 号家兔灌胃等容量蒸馏水。给药后第 30 min、60 min、90 min、120 min、150 min、180 min、210 min、240 min 时记录家兔体温。

【统计与处理】

实验结束后，汇集全实验室的结果，计算各测定点家兔体温的变化 ΔT °C，以各测定点体温变化作检验。

【注意事项】

（1）家兔所用体温计事先最好进行校正，各兔所用体温计最好能固定。

（2）温度计插入肛门前，应先用手挤出肛门内的粪便，插入温度计时动作需轻柔，插入深度应一致，可用胶布在体温计上绕几圈作为插入深度的标记。测量过程中，体温上升不动时，可轻轻转动体温计改变体位，观察体温是否还会继续上升，但注意不要改变插入的深度，一般测体温时间需要在 3 min 以上。

（3）实验过程中避免家兔过度活动造成体温异常升高，影响实验结果的准确性。

（4）如果实验所用对乙酰基酚制剂为缓控释制剂等特殊剂型，进入体内前，不能改变药物性状时，则只适宜选择大动物如家兔等进行实验，而不适宜选择小动物。

【思考题】

发热模型除了上述实验所用内毒素致热模型外，还有哪些模型可用？

5.2 对乙酰氨基酚制剂的镇痛作用（小鼠扭体法）

【实验原理】

将一定容积和浓度的某种化学物质经腹腔注射小鼠后，刺激腹膜引起深部较大面积较长时间的炎性疼痛，致使小鼠出现腹部收缩内陷，躯干与后肢伸张，躯体扭曲等行为反应，称为"扭体反应"。该反应在注射化学刺激物后 15 min 内出现频率较高，因此，以注射后 15 min 内发生扭体反应次数或发生反应的鼠数为疼痛定量指标，评价药物的镇痛活性。

【实验材料】

实验动物：昆明种小鼠 3 只。

实验器材：电子秤、注射器、小鼠灌胃针、小鼠笼。

药品与试剂：对乙酰氨基酚制剂、0.1% 盐酸吗啡溶液、0.6% 冰醋酸溶液或 0.05% 酒石酸锑钾溶液、0.9% 生理盐水、苦味酸溶液。

【实验步骤】

取小鼠 3 只，称重后，用苦味酸标记。1 号鼠灌胃对乙酰氨基酚（参考剂量为 200 mg/kg），

2 号鼠灌胃等容量生理盐水溶液，3 号鼠按 0.15 mg/10 g 剂量皮下注射盐酸吗啡，0.5 h 后，各鼠分别腹腔注射 0.6% 冰醋酸溶液 0.1 mL/10 g（或 0.05% 酒石酸锑钾溶液 0.1 mL/10 g），记录 20 min 内小鼠扭体次数，扭体反应的表现为腹部收缩，躯体扭曲，后肢伸展及蠕动等。

【统计与处理】

汇集全实验室的结果，按下列公式计算药物对扭体反应的抑制率作为评判其镇痛效果的指标。

$$\text{扭体次数抑制率} = \frac{\text{生理盐水组扭体均数} - \text{给药组扭体均数}}{\text{生理盐水组扭体均数}} \times 100\%$$

【注意事项】

（1）酒石酸锑钾宜临用前现配，放置过久，可使效用减弱。

（2）本实验宜在室温 20 ℃ 左右的环境中进行，温度较低或高温时，小鼠扭体次数减少或甚至不产生扭体反应。

（3）给药组的扭体发生率减少 50% 以上时，才能认为药物有镇痛作用。

（4）实验结果可采用扭体次数，也可采用"扭体"或"不扭体"动物数进行统计。但全实验室应采用统一的指标。

5.3 对乙酰氨基酚的镇痛作用（小鼠热板法）

【实验原理】

利用一定强度的温热刺激，促使动物躯体某一部位产生疼痛反应，通常热刺激强度应让皮肤温度升高至 45 ~ 50 ℃，低于此范围时常不能产生明显的疼痛反应。以刺激开始至出现反应的时间为潜伏期作为评价药物的镇痛活性的定量指标。

【实验材料】

实验动物：雌性昆明种小鼠 3 只。

实验器材：电子秤、电热板、注射器、小鼠笼、秒表。

药品与试剂：对乙酰氨基酚制剂、0.1% 盐酸吗啡溶液、0.9% 生理盐水、苦味酸溶液。

【实验步骤】

（1）动物选择：将热板温度调节至（50±0.5）℃，（也可用恒温水浴器的金属底板作为热板），将小鼠置于热板上，用秒表记录自投入热板到小鼠出现舔后足或抬后足并回头的潜伏时间作为该小鼠的痛阈值，共测 3 次，每次间隔 5 min，取 3 次测定结果的平均值，将痛阈值小于 5 s 或大于 30 s 的小鼠剔除，共选出 3 只小鼠。

（2）选出的 3 只小鼠称重标记，每只小鼠分别测定痛反应时间，每只小鼠测 2 次，每次间隔 5 min，取其平均值作为各鼠用药前的痛阈值。

（3）给药 1 号鼠腹腔注射盐酸吗啡 0.15 mg/10 g（0.1% 溶液 0.15 mL/10 g），2 号鼠腹腔注射对乙酰氨基酚（参考剂量为 200 mg/kg），3 号鼠腹腔注射生理盐水 0.15 mL/10 g。

（4）给药后 15 min、30 min、45 min、60 min 时分别测定各鼠的痛反应潜伏时间，作为给药后的痛阈值，为防止小鼠足部烫伤，如小鼠在热板上 60 s 仍无痛反应，即停止测试而按 60 s 计。

【统计与处理】

按下列公式计算痛阈提高百分率。

$$痛阈提高百分率 = \frac{用药后痛反应潜伏时间 - 用药前痛反应潜伏时间}{用药前痛反应潜伏时间} \times 100\%$$

注：如果用药后痛反应时间减去用药前痛反应时间得到负数，则以零计算。

【注意事项】

（1）雄鼠受热后阴囊下坠，阴囊皮肤对热刺激敏感，因此，本实验不能使用雄性小鼠。

（2）测定痛反应潜伏时间时，一旦小鼠出现了典型的痛反应即应移开热板，如超过 60 s 仍未观察到痛反应也应立即移开热板，以免造成烫伤。

（3）不同个体对热板刺激反应可能有不同表现，多数为舔足，因此，常采用舔足为痛反应指标，有的动物反应易跳跃而不舔足，而有的动物可能只在热板上迅速走动而不出现舔足反应，舔足反应为保护性反应，跳跃为逃避反应，实验中只宜取其一作为指标，而将好发生其他反应的小鼠剔除。

（4）室温对本实验有一定影响，以 15～20 ℃ 较适宜，温度过低时小鼠反应迟钝，室温过高时则较敏感，易引起跳跃。

参考文献

[1] 国家药典委员会. 中国药典[M]. 北京：中国医药科技出版社，2010.
[2] 顾学裘. 药物制剂注解[M]. 2 版. 北京：人民卫生出版社，1981.
[3] 陆彬. 药剂学实验[M]. 北京：人民卫生出版社，1994.
[4] 梁秉文，黄胜炎，叶祖光. 新型药物制剂处方与工艺[M]. 北京：化学工业出版社，2008.

［5］ 苏小妹，杨志文，付达华. 对乙酰氨基酚明胶微球的制备及缓释效果研究[J]. 江西医学院学报，2005，45（6）：43.

［6］ 颜光美. 药理学[M]. 北京：高等教育出版社，2009.

［7］ 徐叔云，卞如濂，陈修. 药理实验方法学[M]. 北京：人民卫生出版社，2002.

［8］ 李仪奎. 中药药理实验方法学[M]. 上海：上海科学技术出版社，2002.

［9］ 章元沛. 药理学实验[M]. 北京：人民卫生出版社，1996.

［10］ 李巧云. 对乙酰氨基酚口服滴剂解热镇痛作用观察[J]. 四川卫生干部管理学院学报，1994，13（1）：23-25.

［11］ 陈奇. 中药药理研究方法学[M]. 北京：人民卫生出版社，1993.

实验 4-6　维生素 K₃ 的药物合成与质量评价的综合性实验

▰ 实验目的

（1）掌握维生素 K_3 的合成及质量检查的方法。
（2）熟悉维生素 K_3 的药效学评价方法。

▰ 实验概述

维生素 K_3 为促凝血药，临床用作维生素营养补充剂，并可参与凝血因子Ⅶ、Ⅸ和Ⅹ的合成，具有利尿、增强肝脏解毒、降低血压的功能。

维生素 K_3 的有效成分为甲萘醌，化学结构式为：

维生素 K_3 为白色或类白色结晶粉末，吸湿后结块。易溶于水和热乙醇，难溶于冰乙醇，不溶于苯和乙醚。水溶液 pH 为 4.7～7。常温下稳定，遇光易分解。熔点为 105～107 ℃。

▰ 实验内容

1. 维生素 K₃ 的合成

【实验原理】

β-甲基萘因 2 位甲基的超共轭效应，使甲基所在环的电子云密度较高，在温和条件下，可被铬酸氧化，形成甲萘醌。2，3 位双键再与亚硫酸氢钠加成得维生素 K_3。

【实验材料】

β-甲基萘、重铬酸钾、亚硫酸氢钠、丙酮、浓硫酸、95% 乙醇、活性炭、碳酸钠、磷酸、硼酸、醋酸、氢氧化钠、甲基绿、胺菊酯、异丙醇。

【实验内容】

1.1 甲萘醌的制备

在 250 mL 三颈瓶中，投入 β-甲基萘 14 g、丙酮 36.7 mL，搅拌至溶解。将重铬酸钾 70 g 溶于 150 mL 热水中，加入浓硫酸 84 g，混合后，于 38～40 ℃ 慢慢滴加到三颈瓶中，40 ℃ 反应 30 min，60 ℃ 再反应 1 h。趁热将反应物倒入大量水中，甲萘醌即析出，过滤，结晶用水洗 3 次，抽干。

1.2 维生素 K_3 的制备

在 100 mL 三颈瓶中，加入甲萘醌、亚硫酸氢钠 8.7 g，溶于 13 mL 水中，于 38～40 ℃ 搅拌均匀，再加入 95% 乙醇 22 mL，搅拌 30 min。将反应液倒入烧杯中，冷却至 10 ℃，使结晶析出，过滤，结晶用少量冷乙醇洗涤，抽干，得维生素 K_3 粗品。

1.3 维生素 K_3 的精制

维生素 K_3 粗品放入锥形瓶中，加 4 倍量 95% 乙醇和 0.5 g 亚硫酸氢钠，70 ℃ 以下溶解。加入相当于粗品量 1.5% 的活性炭，68～70 ℃ 保温脱色 15 min，趁热过滤，滤液冷至 10 ℃ 以下，使析出结晶，过滤，结晶用少量冷乙醇洗涤，抽干，干燥，得维生素 K_3 纯品。

2. 维生素 K_3 的质量检查

2.1 鉴别

外观呈白色或灰黄褐色晶体粉末。取样品 0.1 g，加水 10 mL 溶解，加碳酸钠溶液 3 mL，有鲜黄色沉淀生成。

2.2 熔点

按《中国药典》（2010 年版）二部附录 IV A 测定熔点第一法，测定维生素 K_3 的熔点为 105～107 ℃。

2.3　含量测定

2.3.1　紫外分光光度法

以 0.04 mol/L 的 H_3PO_4、H_3BO_4 和 HAc 的混合三酸溶液与 0.2 mol/L 的 NaOH 溶液按一定比例混合，配制 pH 为 1.8～12 的缓冲溶液，并用酸度计校正 pH 值，即得 Britton-Robinson 广泛缓冲溶液（简称 BR 缓冲溶液）。在 10 mL 比色管中，依次加入 pH 为 9.0 的 BR 缓冲溶液 1.0 mL、2.5×10^{-4} mol/L 的甲基绿溶液 2.0 mL 和 5.0×10^{-5} mol/L 的维生素 K_3 标准溶液一定量，用水稀释至刻度，摇匀，在 630 nm 处测定吸光度，以试剂空白为参照，其中试剂空白的吸光度为 A_0，含有维生素 K_3 的溶液的吸光度为 A，计算 $\Delta A = A - A_0$。以 ΔA 对维生素 K_3 的浓度计算标准曲线。取制得的维生素 K_3 纯品，按上述方法测定 ΔA，带入标准曲线计算含量。

2.3.2　气相色谱法

精密称取胺菊酯 20 mg，置于 100 mL 量瓶中，用异丙醇溶解并稀释至刻度，摇匀，作为内标溶液。准确称取维生素 K_3 标准品 10.0 mg，用异丙醇溶解并定容至 10 mL，摇匀，精密量取上述溶液 0.05 mL、0.1 mL、0.3 mL、1.0 mL、2.0 mL，置棕色量瓶中，加入内标溶液 1 mL，用异丙醇定容至 10 mL，摇匀，得维生素 K_3 标准溶液。取制得的维生素 K_3 纯品一定量，置 25 mL 棕色量瓶中，加入内标溶液 2.5 mL，用异丙醇定容至刻度，摇匀，得维生素 K_3 供试溶液。0.5 m × 3.2 mm 玻璃填充柱，FID 检测器，气化温度为 250 ℃，检测器温度为 260 ℃，柱温为 110 ℃（6 min）→240 ℃（10 min），以 30 ℃/min 升温，氮气、氢气、空气流速分别为 40 mL/min、40 mL/min、400 mL/min，进样量 2 μL。以维生素 K_3 标准溶液作标准曲线，计算维生素 K_3 的含量。

【注意事项】

（1）氧化剂混合时，需将浓硫酸缓缓加入到重铬酸钾水溶液中。
（2）加入乙醇可增加甲萘醌的溶解度，以利于反应进行。

【思考题】

（1）氧化反应中为何要控制反应温度？温度高了对产品有何影响？
（2）本反应中硫酸与重铬酸钾属哪种类型的氧化剂？药物合成中常用的氧化剂有哪些？

3．维生素 K_3 的药效学评价

维生素 K_3 是人工合成的水溶性维生素 K 类药物。临床上常将其制成注射液，供肌肉注射用。根据国家新药开发的指导原则，肌肉注射剂一般应进行血管刺激性实验、肌肉刺激性实验、溶血性实验，以检测和评价其安全性。

【实验原理】

一般供皮下或肌肉注射的注射剂均应进行刺激性试验，以评价其毒性和局部刺激性，为临床选择合理的给药方法提供参考。

当受试药物与局部组织接触时，若具有刺激性，则可引起局部组织出现红肿、充血、出血、变性甚至坏死等反应。其局部反应的程度与其局部刺激性的大小具有相关性，故可通过局部反应的程度来估计药物制剂的局部刺激性强度。

3.1 家兔股四头肌法

本法主要适用于检测供肌肉注射用制剂的刺激性。

【实验材料】

器材：1 mL 注射器 5 支。
药品：维生素 K_3 注射液、生理盐水。
动物：2.0~2.2 kg 家兔 4 只，雌雄各半。

【实验方法】

取家兔 4 只，每只家兔一侧股四头肌内注射维生素 K_3 注射液 1 mL，另一侧注射同体积生理盐水。注射后观察注射部位肌肉有无充血、水肿等反应，注射后 48 h 后用空气栓塞法处死动物，解剖取出股四头肌，纵向切开，观察注射部位肌肉的刺激反应，按肌肉刺激反应分级标准计算相应的反应级，并进行局部组织病理学检查，提供病理照片。

【实验结果与讨论】

表 4-6-1　家兔肌肉刺激反应分级结果

编号	股四头肌	反应级	反应级求和
	L		
	R		
	L		
	R		
	L		
	R		
	L		
	R		

表 4-6-2　肌肉刺激反应分级标准

刺激反应	反应级
无明显变化	0
轻度充血，范围在 0.5 cm×1.0 cm 以下	1
中度充血，范围在 0.5 cm×1.0 cm 以上	2
重度充血，伴有肌肉变性	3
出现坏死，有褐色变性	4
出现广泛性坏死	5

3.2　家兔耳壳法

家兔耳壳法是评价注射剂刺激性初试的一种方法。因家兔耳壳较薄，将药物注射于耳壳皮下后，其刺激性反应易于在透光检查中发现，而不需处死动物，试验成本相对较低。

【实验材料】

器材：注射器 1 mL 5 支。
药品：维生素 K_3 注射液、生理盐水。
动物：2.0～2.2 kg 家兔 4 只，雌雄各半。

【实验方法】

取家兔 4 只，每只家兔一侧耳缘静脉内注射维生素 K_3 注射液 1 mL，另一侧注射同体积生理盐水。注射 48～96 h 后观察注射部位肌肉有无充血、水肿等反应，观察结束后用空气栓塞法处死动物，进行给药部位组织病理学检查，并提供病理照片。

【结果与讨论】

根据肉眼观察和组织病理学检查的结果进行综合判断。

参考文献

[1]　国家药典委员会. 中国药典[M]. 北京：中国医药科技出版社，2010.
[2]　曹晓群. 维生素 K_3 的合成[J]. 中国饲料，2006，（16）：27-28.

实验 4-7 苯妥英钠的药物合成与质量评价的综合性实验

实验目的

（1）掌握苯妥英钠的合成、质量检查的方法。
（2）熟悉苯妥英钠制剂的制备和药效学评价方法。

实验概述

苯妥英钠（Phenytoinum natricum）又称二苯乙内酰脲钠（Diphenylhy-dantoinum natricum），商品名"大伦丁钠"（Dilantinum natricum），为抗癫痫药和抗心律失常药，用于癫痫大发作和精神运动性发作，也用于心律失常，如过早搏动、室上性异位搏动及锑剂中毒性心律失常等。

苯妥英钠为白色结晶性粉末，无臭，味苦，熔点 222～227 ℃。易溶于水，露置空气中，微有引湿性，并渐渐吸收二氧化碳，析出苯妥英结晶，其化学反应如下：

实验内容

1. 苯妥英钠的合成

【合成路线】

【实验材料】

盐酸硫胺、乙醇、氢氧化钠、苯甲醛、三氯化铁、冰醋酸、尿素、盐酸、活性炭、白陶土、溴酚蓝、三乙胺、甲醇。

【实验步骤】

1.1   二苯乙醇酮的制备

在 100 mL 圆底烧瓶中,加入盐酸硫胺 3.4 g,加水 7 mL 溶解,再加入 95% 乙醇 30 mL,在冰浴冷却下缓慢滴加 3 mol/L 氢氧化钠溶液约 8 mL,至呈深黄色。加入新蒸馏的苯甲醛 20.8 g,于 60 ~ 70 ℃ 水浴中加热回流 90 min,冷却至室温,放置一段时间至析晶完全,抽滤,用 100 mL 水多次洗涤,抽干后得粗品。再用 95% 乙醇重结晶,干燥,计算收率。

1.2   二苯乙二酮的制备

在 100 mL 圆底烧瓶中依次加入三氯化铁 9 g、冰醋酸 10 mL 和水 5 mL,搅拌均匀,装上回流装置,加热至沸,再加入二苯乙醇酮 2.12 g,继续加热回流 50 min,冷却,加水 40 mL,煮沸,冷却,析出黄色固体,抽滤,得粗品。用 95% 乙醇约 70 mL 重结晶,趁热过滤,滤液冷却后析出淡黄色长针状结晶,抽滤,结晶自然风干。用 95% 乙醇再次重结晶,得精品,计算收率。

1.3   苯妥英的合成

在 60 mL 圆底烧瓶中,依次加入二苯乙二酮 4 g、50% 的乙醇 20 mL、尿素 1.4 g 及 15% 的氢氧化钠溶液 13 mL,水溶加热回流至二苯乙二酮几近消失,将其倾入 500 mL 烧杯中,加水 250 mL。用玻璃棒搅拌,冷至室温,滤去黄色副产物。滤液滴加 15% 盐酸调 pH 为 4 ~ 5,析出白色沉淀。抽滤,干燥,计算收率。

1.4   苯妥英钠的合成

将苯妥英转入 50 mL 烧杯中,每克加水 5 mL。边搅拌边滴加 30% 氢氧化钠溶液至恰好溶解,活性炭脱色,冷至室温,抽滤,滤液放冷,析出苯妥英钠,用少量冰水洗涤,抽干,于 60 ℃ 以下真空干燥,得精品,计算收率。

【注意事项】

(1)苯甲醛不能含有苯甲酸,长期放置的苯甲醛使用前应重新蒸馏。
(2)盐酸硫胺、苯甲醛易被氧化,取用及操作时应注意。

（3）盐酸硫胺加水后应使其完全溶解，否则会影响盐酸硫胺的催化能力，并影响下一步的操作。

（4）放置析晶时应注意用橡胶塞密封并避光。

（5）盐酸调 pH 时，应注意搅拌，不可调过，否则在强酸、强碱条件下会破坏结构。

（6）制备钠盐时，水量稍多可明显影响其收率。因此，应严格按比例加水，且洗涤时要少用溶剂，洗涤后要尽量抽干。

【思考题】

（1）试述盐酸硫胺在二苯乙醇酮的制备反应中的作用（催化机理）。

（2）三氯化铁催化二苯乙醇酮氧化的机理是什么？

（3）制备苯妥英为什么在碱性条件下进行？

（4）苯妥英钠精制的原理是什么？

2. 苯妥英钠的质量检查

2.1 澄明度检查

取本品 1 g，置 50 mL 纳氏比色管中，加新鲜煮沸并放冷至室温的纯化水 20 mL 溶解，准确加入 0.1 mol/L NaOH 标准液 4 mL，用纯化水调节体积至 25 mL 刻度处，溶液应澄明。若溶液浑浊，则与标准液（0.24 mg 白陶土在 24 mL 水中）比较，不得更浑。

2.2 熔点

按《中国药典》（2010 年版）二部附录 VI C 熔点测定法第一法，测定苯妥英钠的熔点为 222～227 ℃。

2.3 含量测定

（1）滴定法：取本品约 0.3 g，置具塞 250 mL 锥形瓶中，加水 30 mL，振摇使溶解，再加入乙醇 60 mL、溴酚蓝指示剂 10 滴，用盐酸滴定液（0.1 mol/L）滴定至溶液显淡绿色。每 1 mL 盐酸滴定液（0.1 mol/L）相当于 27.42 mg 的苯妥英钠。

（2）重量法：取本品约 0.3 g，精密称定，加水 50 mL 溶解后，加稀盐酸 10 mL，摇匀，用乙醚振摇提取 5 次，第一次 100 mL，以后每次各 25 mL，合并乙醚液，用水洗涤 2 次，每次 5 mL，合并洗液，用乙醚 10 mL 振摇提取，合并前后两次得到的乙醚液，置 105 ℃ 恒重的蒸发皿中，低温蒸去乙醚，并在 105 ℃ 干燥至恒重，精密称定，所得残渣重量与 1.087 相乘，即得供试量中含有 $C_{15}H_{11}N_2NaO_2$ 的重量。

（3）高效液相色谱法：取苯妥英钠对照品适量，精密称定，加 0.03% 三乙胺溶液溶解并稀释，制成每 1 mL 含 30 g 的溶液，作为对照品溶液。精密称定苯妥英钠 25 mg，置 50 mL 量瓶中，加 0.03% 三乙胺溶液适量，充分振摇，使苯妥英钠溶解，用同一溶剂稀释至刻度，摇匀，滤过，精密量取续滤液 3 mL。置 50 mL 量瓶中，用 0.03% 三乙胺溶液稀释至刻度，作为供试品溶液。色谱柱 C18 柱（4.6 mm×150 mm，5 μm），流动相甲醇-水（60∶40）；流速 1.0 mL/min；检测波长 220 nm；进样量 20 μL。分别精密吸取对照品溶液和供试品溶液，进样测定，按外标法以峰面积计算苯妥英钠的含量。

3. 苯妥英钠制剂的制备

3.1 苯妥英钠（薄膜衣）片的制备

3.1.1 处　方

苯妥英钠 50 g，糊精 7 g，滑石粉 7 g，硬脂酸镁 0.6 g，羟丙甲纤维素 3.7 g，氧化钛 1 g，聚乙二醇 6000 0.3 g。共制 1 000 片。

3.1.2 制　法

（1）片芯的制备：先将糊精和滑石粉混匀，再取苯妥英钠，用等量递增混合法与上述粉末混匀，用水作润湿剂制软材，16 目筛制湿颗粒，先低温（约 55 ℃）干燥 2 h 后升温至 80 ℃ 进行干燥，干颗粒以 16 目筛整粒，加入硬脂酸镁混匀后，以 φ5 mm 冲模压片，即得。

（2）包薄膜衣：将羟丙甲纤维素、氧化钛、聚乙二醇 6000 用 12 倍量的水溶解制成混悬包衣液，将片芯进行包衣，即得。

（3）操作注意：由于苯妥英钠微有引湿性，并渐渐吸收空气中的二氧化碳，析出苯妥英结晶，故本品制备时操作应迅速，压片结束后，应立即包衣，以免变质。

（4）制剂注解：本品口服后消化道吸收缓慢，约 12 h 始达最高峰，在体内代谢而变成 5—（对羟苯基）—5—苯基乙内酰脲而丧失作用。

相同用量的不同辅料对苯妥英钠的释放性能有影响，如以乳糖为辅料的苯妥英钠血药浓度可比以硫酸钙为辅料者高 2 倍以上。

3.2 苯妥英钠注射剂的制备

3.2.1 处　方

苯妥英钠 50 g，NaOH 适量，甘露醇 25 g，右旋糖苷 40 25 g。注射用水加至 1 000 mL。

3.2.2 制　法

取苯妥英钠、甘露醇和右旋糖酐 40，加适量新鲜煮沸并放冷的注射用水使溶解，用氢氧化钠液调节 pH 至 12 左右，再加新鲜煮沸并放冷的注射用水至全量，用 G4 垂熔玻璃漏斗滤清，100 ℃ 流通蒸气灭菌 30 min，冷却后分装至西林瓶中，2 mL/瓶。在 −45 ℃ 预冻 120 min 后，置冻干机中冻干 24 h，即得。

3.2.3　操作注意

（1）由于苯妥英钠可吸收空气中的二氧化碳，水解析出苯妥英结晶，故本品操作过程中尽量避免与二氧化碳接触，并采用新鲜煮沸且放冷的注射用水溶解。液面接触的空气应先通过氢氧化钠溶液（10%～20%）洗涤，以除去二氧化碳。

（2）苯妥英钠水溶液的 pH 值如在 11.7 以下极易水解，故本品配制时注射用水应预先加适量氢氧化钠溶液调节其碱度，配制的溶液 pH 以调至 12 左右为宜。故本品采用的西林瓶应通过耐碱检查。

（3）苯妥英钠原料有引湿性，并吸收二氧化碳，在称量过程中很易析出苯妥英，且使称量不准确。如采用精制的苯妥英，加入计算量的氢氧化钠溶液临时配成苯妥英钠溶液，则含量更为准确。

4. 苯妥英钠制剂的质量检查

4.1　苯妥英钠（薄膜衣）片的质量检查

4.1.1　性　状

本品为白色片或薄膜衣片。

4.1.2　鉴　别

取本品的细粉适量（约相当于苯妥英钠 1 g），加水 20 mL，浸渍使苯妥英钠溶解，滤过；滤液进行如下鉴别：

（1）加氯化汞试液数滴，即生成白色沉淀；在氨试液中不溶。

（2）加高锰酸钾 10 mg、氢氧化钠 0.25 g 与水 10 mL，小火加热 5 min，放冷，取上清液 5 mL，加正庚烷 20 mL，振摇提取，静置分层后，取正庚烷提取液，按照紫外-可见分光光度法测定，在 248 nm 的波长处有最大吸收。

另取部分滤液，蒸干，残渣显钠盐的火焰反应。取铂丝，用盐酸湿润后，蘸取本品，在无色火焰中燃烧，火焰即显鲜黄色。

4.1.3　检　查

（1）溶出度：取本品，按照溶出度测定法 [《中国药典》（2010 年版）二部附录 X C 第二法]，以水 500 mL 为溶出介质，转速为 100 r/min，依法操作，经 45 min 时，取溶液滤过，取续滤液照紫外-可见分光光度法 [《中国药典》（2010 年版）二部附录 Ⅳ A]，在 258 nm 的波长处测定吸光度。另取苯妥英钠对照品适量，精密称定，用水溶解并定量稀释制成每 1 mL 中含约 0.2 mg 的溶液，同法测定，计算每片的溶出量。限度为标示量的 75%，应符合规定。

（2）其他：应符合片剂项下有关的各项规定 [《中国药典》（2010 年版）二部附录 I A]。

4.1.4 含量测定

取本品 20 片，精密称定，研细，精密称取适量（相当于本妥英钠 0.3 g），置分液漏斗中，加水 25 mL，振摇使苯妥英钠溶解，加乙醚 50 mL 振摇，加溴酚蓝指示液 10 滴，用盐酸滴定液（0.1 mol/L）滴定，边滴定边用强力振摇，至水层显蓝灰色，分取水层，置具塞锥形瓶中，乙醚层用水 5 mL 洗涤，洗液并入锥形瓶中，加乙醚 20 mL，继续用盐酸滴定液（0.1 mol/L）滴定，边滴定边用强力振摇，至水层显淡绿色。每 1 mL 盐酸滴定液（0.1 mol/L）相当于 27.43 mg 的 $C_{15}H_{11}N_2NaO_2$。

本品含苯妥英钠（$C_{15}H_{11}N_2NaO_2$）应为标示量的 93.0% ~ 107.0%。

4.2 苯妥英钠注射剂的质量检查

4.2.1 性 状

本品为白色粉末。

4.2.2 鉴 别

（1）取本品适量（约相当于苯妥英钠 10 mg），加高锰酸钾 10 mg、氢氧化钠 0.25 g 与水 10 mL，小火加热 5 min，放冷，取上清液 5 mL，加正庚烷 20 mL，振摇提取，静置分层后，取正庚烷提取液，按照紫外-可见分光光度法测定，在 248 nm 的波长处有最大吸收。

（2）本品显钠盐的火焰反应。取铂丝，用盐酸湿润后，蘸取本品，在无色火焰中燃烧，火焰即显鲜黄色。

4.2.3 检 查

（1）碱度：取本品 0.4 g，加水 10 mL 溶解后，依法测定 [《中国药典》（2010 年版）二部附录 VI H]，pH 值应为 9.5 ~ 11.5。

（2）干燥失重：取本品，在 105 °C 干燥至恒重，减失重量不得过 2.5% [《中国药典》（2010 年版）二部附录 VIII L]。

（3）无菌：取本品，分别加灭菌水制成苯妥英钠含量 25 mg/mL 的溶液，依法检查 [《中国药典》（2010 年版）二部附录 XI H]，应符合规定。

（4）其他：应符合注射剂项下有关的各项规定 [《中国药典》（2010 年版）二部附录 I B]。

4.2.4 含量测定

取装量差异项下的内容物，混合均匀，精密称取适量（约相当于苯妥英钠 0.3 g），按照苯妥英钠含量测定项下的重量法，自"加水 50 mL 溶解后"起，依法测定，根据每瓶的平均装量计算，即得。

本品按平均装量计算，含苯妥英钠应为标示量的 93.0% ~ 107.0%。

5. 苯妥英钠药效学评价

癫痫发作时的临床表现与惊厥相似，故药物的抗癫痫作用可通过观察药物的抗惊厥作用来评价。常用的抗惊厥实验方法有电惊厥法和化学致惊厥法两大类。

电惊厥法中目前最常用的是最大电休克发作实验（Macximal Electroshock Seizure test, MES），MES 是较为公认的癫痫大发作的实验模型，若受试药能明显对抗 MES，则可认为此受试物可能发展成为临床上有价值的治疗癫痫大发作药物。

许多化学物质，如戊四氮、士的宁、印防己毒素、3-巯基丙酸、荷包牡丹碱、喹啉酸、海人藻酸等均可诱发实验性癫痫（惊厥）模型。但不同药物诱发的癫痫（惊厥）其机制和表现形式可不一样。因此，观察药物对抗不同化学物质引起的惊厥模型的作用，可为阐明抗癫痫药物的作用机制提供线索。

5.1 电惊厥法

【实验材料】

动物：小白鼠，雄性，20 ~ 25 g。实验前 12 h 禁食，不禁水。
药品：苯妥英钠，生理盐水。
器材：药理生理实验多用仪，注射器等。

【实验步骤】

（1）调机：将药理生理多用仪面板上的刺激方式旋钮置于"单次"位置，"A"频率置于"8 Hz"，后面板上的开关拨向"电惊厥"，电压调至 80 V。

（2）选鼠：将输出线前端的两鳄鱼夹用生理盐水浸湿，分别夹在小鼠两耳上。接通电源，按"启动"按钮，若小鼠产生典型的强直惊厥（前肢屈曲，后股伸直），即为合格鼠，记录其致惊厥的电参数（电压、频率）；若未出现典型强直惊厥，则等 10 min 后，把"A"频率调至"4 Hz"，再试，若仍未出现，则再等 10 min 后，再将电压调至 100 V，再试，若仍不出现，则弃之。直至选够实验所需的 6 只小鼠为止。

（3）给药：将选出的 6 只符合要求的小鼠分别称重并标记。然后随机分成给药和对照两组。给药组各鼠分别腹腔注射 0.5% 苯妥英钠 0.15 mL/10 g（0.75 mg/10 g）；对照组各鼠分别腹腔注射生理盐水 0.15 mL/10 g。

（4）观察结果：给药 40 min 后再以各鼠的原惊厥阈值给予刺激，观察并记录各鼠是否出现挣扎反应或强直惊厥。

【实验结果】

表 4-7-1　电惊厥法实验结果记录表

鼠号	体重（g）	给药剂量	致惊厥电流	通电后反应	
				给药前	给药后

【注意事项】

（1）实验前要选择动物，电刺激后不产生后肢强直者不用于实验。

（2）如 8 Hz 未产生强直惊厥，可将"频率"旋钮拨到"4 Hz"试之，否则另换小鼠。

（3）输出导线前端的两个鳄鱼夹要用生理盐水浸湿。

5.2　化学致惊厥法

5.2.1　3-巯基丙酸癫痫模型法

【实验材料】

实验动物：18~22 g 昆明种小白鼠，雌雄兼用。

器材：天平、鼠笼注射器。

药品：0.5% 苯妥英钠溶液、0.6% 3-巯基丙酸（3-mercaptopropionic acid，3-MP）溶液、生理盐水等。

【实验方法】

取小鼠 10 只，称重标记，按体重随机分为两组。分别腹腔注射苯妥英钠 75 mg/kg（0.5% 溶液，0.15 mL/10 g），生理盐水 0.15 mL/10 g，置于鼠笼中 10 min 后，各组小鼠均皮下注射 3-MP 60 mg/kg（0.6% 溶液，0.1 mL/10 g）。观察并记录小鼠惊厥的潜伏期、阵挛性惊厥发作出现的时间、死亡时间。

【实验结果】

表 4-7-2　3-巯基丙酸癫痫模型法实验结果记录表

组别	药物剂量	潜伏期	阵挛性惊厥发作出现的时间	死亡时间
生理盐水				
苯妥英钠				

【注意事项】

（1）实验中记录发作的潜伏期是指给予 3-MP 开始至出现第一次阵挛性惊厥发作的时间。

（2）阵挛性惊厥发作一般以前肢阵挛为指标，而强直性惊厥发作则以后肢强直为发作标准。

（3）实验观察的时间为 30 min。

5.2.2 戊四氮癫痫模型法

【实验材料】

实验动物：18～22 g 昆明种小白鼠，雌雄兼用。
器材：天平、鼠笼、注射器。
药品：0.5% 苯妥英钠溶液、0.6% 戊四氮溶液、生理盐水等。

【实验方法】

取小鼠 10 只，称重标记，按体重随机分为两组。分别腹腔注射苯妥英钠 75 mg/kg（0.5% 溶液，0.15 mL/10 g），生理盐水 0.15 mL/10 g，置于鼠笼中 10 min 后，各组小鼠均皮下注射戊四氮 1.2 mg/10 g（0.6% 戊四氮溶液，0.2 mL/10 g）。观察并记录小鼠惊厥的潜伏期、阵挛性惊厥发作出现的时间、死亡时间。

【实验结果】

表 4-7-3　戊四氮癫痫模型法实验结果记录表

组别	药物剂量	潜伏期	阵挛性惊厥发作出现的时间	死亡时间
生理盐水				
苯妥英钠				

【注意事项】

（1）实验中记录发作的潜伏期是指给予戊四氮开始至出现第一次阵挛性惊厥发作的时间。

（2）阵挛性惊厥发作一般以前肢阵挛为指标，而强直性惊厥发作则以后肢强直为发作标准。

（3）实验观察时间为 30 min。

5.2.3　士的宁癫痫模型法

【实验材料】

动物：18～22 g昆明种小白鼠，雌雄兼用。
器材：天平、鼠笼、注射器。
药品：0.5% 苯妥英钠、0.008% 硝酸士的宁溶液、生理盐水等。

【实验方法】

每组取小鼠10只，称重，标记，按体重随机分为两组。实验组腹腔注射0.15 mL/10 g（0.75 mg/10 g），对照组腹腔注射等容量生理盐水。20 min后依次给每只鼠皮下注射0.008% 硝酸士的宁0.2 mL/10 g。观察30 min，记录动物死亡数。

【实验结果】

汇总结果，进行χ^2检验。

【注意事项】

（1）剂量要准确，时间掌握好。
（2）给药后应保持室内安静，避免刺激实验动物。

参考文献

[1]　国家药典委员会. 中国药典[M]. 北京：中国医药科技出版社，2010.

[2]　顾学裘. 药物制剂注解[M]. 2版. 北京：人民卫生出版社，1981.

[3]　邓晶晶，李婷婷，尤思路. 苯妥英钠的合成路线的改进[J]. 内蒙古中医药，2008，27（5）：46-47.

实验 4-8　氨茶碱的制备及药理学评价

【实验目的】

（1）掌握氨茶碱的合成、质量检查的方法。
（2）熟悉氨茶碱制剂的制备和药效学评价方法。

【实验概述】

氨茶碱（Aminophyllinum）为血管和支气管扩张及利尿药。具有松弛平滑肌、扩张血管、强心、利尿等作用，主用于支气管哮喘，也可用于急性心力衰竭、胆绞痛、心绞痛及利尿。

氨茶碱（$C_7H_8O_2N_4$）C_2H_4（NH_2）$_2$·$2H_2O$ 是茶碱与乙二胺的复盐，并含有 2 分子的结晶水，含无水茶碱（$C_7H_8O_2N_4$）应为 77%~84%，含乙二胺（$C_7H_8N_2$）应为 12.5%~14.0%。为白色或淡黄色的粉末，微带氨嗅。露置空气中即吸收二氧化碳，并析出茶碱。

【实验内容】

1. 氨茶碱的合成

将茶碱投入混合机，搅拌冷却，用压缩空气喷入新蒸馏过的乙二胺和纯化水的混合液，喷毕，继续搅拌 10 min，得氨茶碱。

2. 氨茶碱的质量检查

2.1 鉴　别

（1）取本品约 0.2 g，加水 10 mL 溶解后，不断搅拌，滴加稀盐酸 1 mL 使茶碱析出，过滤；滤渣用少量水洗涤后，在 105 °C 干燥 1 h，熔点为 269~274 °C；剩余的滤渣照茶碱项下的鉴别试验，显相同的反应。

（2）取本品约 30 mg，加水 1 mL 溶解后，加 1% 硫酸铜溶液 2~3 滴，振摇，溶液初显紫色；继续滴加硫酸铜溶液，渐变蓝紫色，最后成深蓝色。

2.2 溶液的澄清度与颜色

取本品 0.5 g，加新沸放冷至室温的水 10 mL，微热使溶解，溶液应澄清无色，如显色，依法检查 [《中国药典》(2010 版) 二部附录Ⅸ A 第一法]，与黄绿色 2 号标准比色液比较，不得更深。

2.3 有关物质

取本品 0.2 g，加水 2 mL，微热使溶解，放冷，用甲醇稀释至 10 mL，作为供试品溶液，精密量取 1 mL，用甲醇稀释至 200 mL，作为对照溶液。按照薄层色谱法 [《中国药典》(2010 版) 二部附录Ⅴ B] 试验，吸取上述两种溶液各 10 μL，分别点于同一硅胶 GF$_{254}$ 薄层板上，以正丁醇-丙酮-三氯甲烷-浓氨溶液（40：30：30：10）为展开剂，展开后晾干，置紫外光灯（254 nm）下检视。供试品溶液如显杂质斑点，与对照溶液的主斑点比较，不得更深。

2.4 水 分

取本品，按照水分测定法 [《中国药典》(2010 版) 二部附录Ⅷ M 第一法 A] 测定，含水分不得过 8.0%。

2.5 炽灼残渣

不得过 0.1% [《中国药典》(2010 版) 二部附录Ⅷ N]。

2.6 含量测定

2.6.1 乙二胺

取本品约 0.25 g，精密称定，加水 25 mL 使溶解，加茜素磺酸钠指示液 8 滴，用硫酸滴定液（0.05 mol/L）滴定至溶液显黄色。每 1 mL 硫酸滴定液（0.05 mol/L）相当于 3.005 mg 的 $C_2H_8N_2$。

2.6.2 无水茶碱

取上述滴定后的溶液，加硝酸银滴定液（0.1 mol/L）20 mL，振摇，迅速用氢氧化钠滴定液（0.1 mol/L）滴定至溶液显红色。每 1 mL 氢氧化钠滴定液（0.1 mol/L）相当于 18.02 mg 的 $C_7H_8N_4O_2$。

3．氨茶碱制剂的制备

3.1 氨茶碱片的制备

3.1.1 处 方

氨茶碱 100 g，淀粉 10 g，磷酸氢二钠 3.5 g，硬脂酸镁 1.5 g，10% 淀粉浆适量。共制 1 000 片。

3.1.2 制 法

取氨茶碱过 80 目筛，淀粉过 120 目筛，二者用等量递增混合法混匀。取磷酸氢二钠研细，加入 10% 淀粉浆中，混匀，加入上述粉末中制软材，14 或 16 目尼龙筛制粒，40～50 ℃ 干燥。干颗粒以 14 目筛整粒，加硬脂酸镁混匀后，以 $\phi 6$ mm 冲模压片，即得。

3.1.3 操作注意

（1）本品用湿制颗粒法制备氨茶碱容易发生分解。成品储藏几个月甚至几星期后，即发生不同程度的变色，先变成淡黄色，渐变为棕色，并放出强烈的氨嗅。此种变色也可能由于空气的氧化或与某些金属如铜铁接触所引起的，故在制备颗粒时应采用尼龙筛，避免与金属接触，引起变色。配制淀粉浆应用纯化水。

（2）为了避免氨茶碱分解变色，在处方中加入 3%～5% 磷酸氢二钠作稳定剂，以 10% 淀粉浆作黏合剂湿法制粒，干燥温度控制在 50 ℃ 以下，成品可储藏一年多不变色。

（3）为了使成品在储存过程中比较稳定，也可采用空白颗粒法、干法制粒压片法或直接压片法制备。

（4）糖能与乙二胺反应而变色，故不能作为本品的辅料。

（5）乙二胺极易挥发，故干燥温度一般不应超过 60 ℃。

3.2 氨茶碱注射液的制备

3.2.1 处 方

氨茶碱 125 g，乙二胺适量（约 7.2 mL），苯甲醇 20 mL，活性炭适量。注射用水加至 1 000 mL。

3.2.2 制 法

取注射用水适量，加热至 60～70 ℃，加入氨茶碱、部分乙二胺和苯甲醇，搅拌溶解后，加注射用水至全量。用剩余的乙二胺调 pH 为 9.3～9.5，加活性炭，搅拌 5 min 后，过滤，灌封，用 100 ℃ 流通蒸气灭菌 30 min，即得。

3.2.3 操作注意

（1）由于氨茶碱的水溶液露置空气中即吸收二氧化碳而析出茶碱，使溶液浑浊，为了使注射液稳定，可另添加乙二胺，每 1 g 的氨茶碱添加 60 mg 以下的乙二胺，以增加氨茶碱的溶解度，但 pH 不得过 9.6。

（2）为避免药液吸收二氧化碳和冷却时析出结晶，药液可适当保温，但温度不宜过高（50 ℃ 以下），以免乙二胺挥发过多而影响 pH 及澄明度。

（3）制备本品所用容器与工具不得"露铁"、"露铜"，否则使药液变色。

（4）本品灌封后，安瓿颈部易有小白点，但若加热后如能溶解时，可视为正常现象。灌封后安瓿先倒置再翻正。

3.2.4　制剂注解

（1）本品如专供肌肉注射，可加入苯甲醇作为局部止痛剂，但供静注用的不得加入苯甲醇。

（2）茶碱在水中的溶解度约为 1:120，欲制成较高的利尿剂，除与乙二胺结合外，也可于茶碱的化学结构中导入亲水的多羟基团，以增加其溶解度。

与上列基团（R）结合的茶碱复盐，不仅增加溶解度，而且其水溶液的 pH 值接近中性，性质稳定，毒性小，与茶碱比较，利尿作用也较强。其他助溶剂，可用氨基乙酸（Glycine），系取茶碱 1 分子，氢氧化钠 1 分子及氨基乙酸 2 分子混合，茶碱的溶解度可增至 17.6%，10% 的水溶液的 pH 值为 9.0。

4. 氨茶碱制剂的质量检查

4.1　氨茶碱片的质量检查

4.1.1　性　状

本品为白色至微黄色片。

4.1.2　鉴　别

取本品的细粉适量（约相当于氨茶碱 0.5 g），加水 20 mL，研磨浸渍后，过滤，滤液显碱性反应；取续滤液按照氨茶碱质量检查项下的鉴别试验，显相同的结果。

4.1.3　检　查

（1）溶出度：取本品，按照溶出度测定法 [《中国药典》（2010 年版）二部附录 X C 第一法]，以水 800 mL 为溶出介质，转速为 100 r/min，依法操作，经 10 min 时，取溶液

10 mL，滤过，精密量取续滤液适量，加 0.01 mol/L 氢氧化钠溶液定量稀释制成每毫升中约含 10 μg 的溶液，按照紫外-可见分光光度法 [《中国药典》（2010 年版）二部附录 IV A]，在 275 nm 的波长处测定吸光度，按 $C_7H_8N_4O_2$ 的吸收系数（$E_{1cm}^{1\%}$）为 650 计算每片的溶出量。限度为标示量的 60%，应符合规定。

（2）其他：应符合片剂项下有关的各项规定 [《中国药典》（2010 年版）二部附录 I A]。

4.1.4 含量测定

（1）无水茶碱：取本品 20 片，精密称定，研细，精密称取适量（约相当于氨茶碱 100 mg），置 200 mL 量瓶中，加 0.1 mol/L 氢氧化钠溶液 20 mL 与水 60 mL，振摇 10 min 使氨茶碱溶解，用水稀释至刻度，摇匀，滤过，精密量取续滤液 5 mL，置 250 mL 量瓶中，加 0.01 mol/L 氢氧化钠溶液稀释至刻度，摇匀，按照紫外-可见分光光度法 [《中国药典》（2010 年版）二部附录 IV A]，在 275 nm 的波长处测定吸光度，按无水茶碱的吸收系数（$E_{1cm}^{1\%}$）为 650 计算，即得。

（2）乙二胺：精密称取上述研细的粉末适量（约相当于氨茶碱 0.5 g），加水 50 mL，微温使溶解，放冷，加茜素磺酸钠指示液 8 滴，用盐酸滴定液（0.1 mol/L）滴定至溶液显黄色。每 1 mL 盐酸滴定液（0.1 mol/L）相当于 3.005 mg 的 $C_2H_8N_2$。

本品含无水茶碱应为氨茶碱标示量的 74.0% ~ 84.0%，含乙二胺不得少于氨茶碱标示量的 11.25%。

4.2 氨茶碱注射液的制备

4.2.1 性　状

本品为无色至微黄色的澄明液体。

4.2.2 鉴　别

取本品适量，按照氨茶碱质量检查项下的鉴别试验，显相同的结果。

4.2.3 检　查

（1）pH 值：pH 值不得过 9.6 [《中国药典》（2010 年版）二部附录 VI H]。

（2）颜色：取本品，若显色，用水稀释成 12.5% 氨茶碱溶液后，与黄色或黄绿色 4 号标准比色液 [《中国药典》（2010 年版）二部附录 IX A 第一法] 比较，不得更深。

（3）其他：应符合注射剂项下有关的各项规定 [《中国药典》（2010 年版）二部附录 I B]。

4.2.4 含量测定

精密量取本品适量，加 0.01 mol/L 氢氧化钠溶液定量稀释制成每 1 mL 中约含氨茶碱 10 μg 的溶液，按照紫外-可见分光光度法 [《中国药典》（2010 年版）二部附录 IV A]，在

275 nm 的波长处测定吸光度，按 $C_7H_8N_4O_2$ 的吸收系数（ $E_{1cm}^{1\%}$ ）为 650 计算，即得。

本品含无水茶碱应为氨茶碱标示量的 74.0% ~ 84.0%。

5. 氨茶碱药效学评价

5.1 氨茶碱半数致死量（LD_{50}）的测定

【实验概述】

急性毒性实验是指动物一日内单次或多次给药后，在 7 d 或 14 d 中连续观察动物所产生的毒性反应及死亡情况。其观察应从定性和定量两方面进行。

定性观察主要观察给药后动物有哪些中毒表现（如是否耸毛、蜷卧、耳壳苍白或充血、突眼、步履蹒跚、瘫痪、昏迷、抽搐、惊厥、呼吸困难、大小便失禁等），毒性反应出现和消失的速度，涉及哪些组织和器官，器官损伤程度及可逆程度如何，中毒死亡过程中的特征，可能的死亡原因等。

定性观察就是观察药物毒性反应与剂量的关系。任何一个药物当剂量足够时均可引起实验动物死亡，但因个体差异的存在，同一剂量可能只引起部分动物死亡。若以死亡为指标做出的量效曲线是质反应量效曲线，该曲线以对数剂量为横坐标，反应率为纵坐标，得到的是一条对称的 S 形曲线，S 形曲线的两端较平，而在 50% 质反应处的斜率最大，即所谓半数致死量（LD_{50}）。因此，这里的药物剂量稍有变动，则动物的死或活的反应出现明显差异，所以测定半数致死量能比较准确的反应药物毒性的大小。LD_{50} 数字越小，药物毒性越大。故在药物的急性毒性试验中，一般均应测定药物的 LD_{50}，并以此作为评价其毒性的重要指标。由于在实验条件下难以找出恰好使一半的实验动物死亡的剂量，因此实验中将动物分成若干组，每组给予不同的剂量（按等比级数），使其产生不同的死亡百分率，再以统计方法求出 LD_{50} 及其相关的统计量。

测定药物 LD_{50} 的方法很多，而较常用的有改良寇氏法和 Bliss 法。

【实验材料】

实验动物：体重 18 ~ 22 g 小鼠 100 只，雌雄各半，禁食 3 h。
实验器材：电子天平、鼠笼、1 mL 注射器 5 支。
实验药品：20 g/L 氨茶碱溶液、苦味酸。

【实验内容】

（1）探索剂量范围：取小鼠 12 只，以 3 只为一组，随机分成 4 组，选择剂量间距较大的一系列剂量，分别给各组按 0.2 mL/10 g 给药容量腹腔注射氨茶碱溶液，观察并记录给药

2 h 内出现的症状和死亡数。找出引起 0% 和 100% 死亡率剂量的所在范围（致死量约在 100～150 mg/kg 范围内）。本步骤由实验室预先进行。

（2）正式实验：在预实验所获得的 0% 和 100% 致死量的范围内，选用 5 个剂量（组间剂量比为 1∶0.8），各剂量组动物数为 10 只（雌雄各半），分别用苦味酸标记，根据剂量按 0.2 mL/10g 给药容量腹腔注射给药。

实验以全班为一个单位，可以一个组观察一个剂量组（10 只小鼠），或每组各做每一剂量组的 2 只小鼠。用药量务求准确，注射方法规范，以减少操作误差，避免非药物所致的死亡，得到较理想的效果。

（3）观察纪录的项目。

① 给药后观察 2 h，记录给药后各种指标，包括：潜伏期，动物中毒的反应，开始出现死亡的时间，末只死亡的时间，死前的现象，各组死亡的只数等，并填入表 4-8-1。

表 4-8-1　氨茶碱 LD$_{50}$ 的正式实验结果

组别	动物数（只）	剂量（mg/kg）	对数剂量	动物死亡数（只）	死亡率（%）
1					
2					
3					
4					
5					

② 尸解及病理切片：对死亡的小鼠及时进行尸解，观察内脏的变化（心、肝、脾、肺、肾），记录病变情况。观察结束时对全部存活动物称体重，尸解，同样观察内脏病变与中毒死亡鼠比较。

（4）用改良寇氏法计算 LD$_{50}$ 及其 95% 可信限。

根据正式实验各组死亡率按下列公式求出氨茶碱腹腔注射的 LD$_{50}$ 及其 95% 可信限。

$$LD_{50} = \lg^{-1}[X_{\max} - i(\sum P - 0.5)]$$

式中　$X_{\max}$——最大剂量之对数值；

　　　P——动物死亡百分数，用小数表示（如死亡率为 80% 应写成 0.80）；

　　　i——相邻对数剂量之差。

$$LD_{50} \text{ 的 } 95\% \text{ 可信限} = \lg^{-1}(X_{50} \pm 1.96 S_{X50})$$

$$S_{X50} = i\sqrt{\frac{\sum P - \sum P^2}{n-1}}$$

$$X_{50} = \lg LD_{50}$$

【注意事项】

（1）动物分组要按照体重和性别分层随机分配。

（2）配制药物时应先配最高浓度，然后按比值依次稀释得到系列药物。

（3）给药后均应观察 2 h。

【思考题】

（1）测定 LD_{50} 时为什么要记录各种中毒现象及时间过程，而不能只记录死亡只数？

（2）计算 LD_{50} 的可信限的意义是什么？

5.2　氨茶碱血药浓度的测定

【实验概述】

药物体内过程可用血药浓度随时间的变化表示这一动态过程。多数药物在体内按一级动力学的规律消除，静脉注射给药后，测定不同时间的血浆药物浓度，并以血浆药物浓度的对数值为纵坐标，时间为横坐标，绘制血药浓度-时间曲线，简称药-时曲线，其时量关系常呈直线。该直线的方程式为：

$$\log C_t = \log C_0 - k/2.303 \cdot t$$

在药动学参数中，反映药物消除规律的重要参数为半衰期（$t_{1/2}$），半衰期一般是指血药浓度下降一半所需要的时间，它反映药物消除快慢的程度，对合理地设计给药间隔时间有重要的参考价值。

$$t_{1/2} = \frac{0.693}{k} \quad （\text{以 h 或 min 计}）$$

表观分布容积（V_d），指药物在体内分布达到动态平衡时，体内药量与血药浓度的比值。它并非指药物在体内占有的真实体液容积。通过此数值可以了解药物在体内组织中分布范围的大小和结合程度的高低。

$$V_d = D/C$$

式中，D 为给药剂量，C 为血药浓度。单位是 L 或 L/kg。

氨茶碱在体液中可分离出茶碱，在酸性条件下，可用有机溶剂从血清中提出茶碱，同时沉淀血清蛋白，再用碱液将茶碱从有机溶剂中提出，然后进行紫外双波长测定，在波长 274 nm 和波长 298 nm 处测定碱性抽提液的吸光度 A，A_{298} 为本底（溶剂、血清）的吸光度，A_{274} 为茶碱和本底的吸光度。茶碱吸光度为 $\Delta A = A_{274} - A_{298}$。

【实验材料】

实验动物：家兔 1 只/组，体重 2 ~ 2.5 kg。

实验器材：兔盒、手术刀片、抗凝试管、试管、试管架、2 mL 移液管、洗耳球、1 mL

微量加样器、5 mL注射器、6号针头、手术灯、动脉夹、擦镜纸、棉球、台式离心机、紫外分光光度计、婴儿磅秤。

实验试剂：0.1 mol/L HCl，0.1 mol/L NaOH，75%乙醇，氨茶碱标准品，三氯甲烷：异丙醇抽提液（95：5），生理盐水。

【实验内容】

（1）氨茶碱标准曲线的绘制：取氨茶碱标准品，精确称量，以0.1 mol/L NaOH溶液配成0.5 mg/mL的标准液。取试管5只，依次加入上述标准液4.0 μL、8.0 μL、12 μL、16 μL、20 μL，各加入0.1 mol/L NaOH溶液至4.0 mL，分别得浓度为0.5 μg/mL、1.0 μg/mL、1.5 μg/mL、2.0 μg/mL、2.5 μg/mL的标准液。测定各管在波长274 nm及波长298 nm处的吸收度，计算ΔA。将氨茶碱的不同标准浓度与其相应的吸光度作直线回归，可得标准曲线的直线回归方程：

$$\Delta A = a + bC$$

式中，C为氨茶碱的标准浓度。

（2）给药后不同时间血液中氨茶碱的浓度测定。

① 取健康家兔一只，称重，放入兔盒内。从一侧耳缘静脉取血1 mL置于干燥的含肝素的试管中，振摇，供空白对照。然后从同侧耳缘静脉注射氨茶碱15 mg/kg。给药后5 min、10 min、20 min、30 min和60 min分别从另一侧耳缘静脉取血1 mL，置于含肝素的试管中，振摇，转速为2 500 r/min离心10 min。

② 血药浓度的测定：取上层血清液0.3 mL置试管中，加0.1 mol/L盐酸溶液0.12 mL，5%异丙醇三氯甲烷液3 mL，振摇混合，2 500 r/min离心10 min。吸取三氯甲烷液（下层）2.4 mL置于另一试管中，加入0.1 mol/L NaOH溶液2.4 mL，混匀，离心转速2 500 r/min离心10 min，吸取碱液（上层）3～3.5 mL，以0.1 mol/L NaOH作参比，用紫外分光光度计，测定碱液在波长274 nm和波长298 nm处的吸收度，计算ΔA。

③ 利用标准曲线的直线回归方程求出不同时间家兔体内氨茶碱的血药浓度。

【实验结果】

（1）绘制标准曲线。

将实验结果获取的数据填入表4-8-2中。

表4-8-2　氨茶碱标准溶液光密度表

	0.5 μg/mL	1.0 μg/mL	1.5 μg/mL	2.0 μg/mL	2.5 μg/mL
A_{274}					
A_{298}					
ΔA					

将氨茶碱的不同标准浓度与其相应的吸光度作直线回归，得到标准曲线的直线回归方程。

（2）根据回归方程，计算样品的血药浓度，将结果填入表 4-8-3 中。

表 4-8-3　氨茶碱血药浓度表

t	5 min	10 min	20 min	30 min	60 min
A_{274}					
A_{298}					
ΔA					
C_t					

（3）根据一级消除动力学公式，求回归方程的斜率和截距。

$$\log C_t = \log C_0 - k/2.303 \cdot t$$

式中，C_t 为任意时间血药浓度，C_0 为初始血药浓度，k 为消除速率常数。

将给药时间 t 与已求得的氨茶碱血药浓度的对数值 $\log C_t$ 作线性回归，即可得该回归方程的斜率（$-k/2.303$）和截距（$\log C_0$）。

将 k 和 C_0 代入公式 $t_{1/2} = 0.693/k$ 和 $V_d = D/C_0$，便可求得 $t_{1/2}$ 和 V_d。

【注意事项】

（1）取血前，应除去兔耳取血部位的兔毛，以免凝血。在实验过程中并应尽量避免样品溶血。

（2）取血前应使兔耳耳缘静脉充分扩张和充盈以便于取血，每次取血前，应先取血 0.1 ~ 0.2 mL 并弃去。

（3）本实验系定量比较，故每次抽取血样或试液的容量必须准确。

（4）禁止用手触摸比色皿的光面，若溶液流出，只能用擦镜纸擦拭，以免损坏光面。

（5）顺利地采集足够量的血液是保证实验成功的关键，应具备娴熟的取血技术。

【思考题】

（1）测定血药浓度的临床意义是什么？

（2）影响血药浓度测定结果的因素有哪些？

（3）知道药物的半衰期有何临床意义？

5.3　离体气管螺旋条法

【实验原理】

氨茶碱药理作用广泛，其解除支气管痉挛的作用已为临床公认，也是氨茶碱主要的药理作用之一。

豚鼠的气管剪成螺旋条后，放入克氏营养液中，并加以一定的负荷，通过肌张力换能器将药物对气管条的作用所产生的张力的变化转化成电信号，经放大后可以由相应的记录仪记录其收缩曲线，可以评价其对支气管平滑肌的作用。

【实验材料】

实验动物：200～400 g 豚鼠 1 只。

器材：电子秤、麦氏浴槽和恒温水浴（或离体器官恒温浴槽）、L 形通气管、供氧装置（球胆或氧气瓶）、硅胶管若干、BL-410 生物机能实验系统（或生理多道仪）、张力换能器、棉线、铁架台、双凹夹、粗剪、眼科剪、止血钳 2 个、培养皿、注射器、烧杯。

药品：氨茶碱制剂、磷酸组胺溶液、改良的克氏（Kreb）液。

【实验步骤】

（1）取豚鼠 1 只，用木槌猛击豚鼠头部处死，立即剖开颈部皮肤，剥离肌层，暴露气管，从甲状软骨以下至气管分叉处，剪下整条气管，立即将气管置于有克氏液的培养皿中，剥离外周组织后，将气管由一端向另一端螺旋形剪成条状，每 2～3 个软骨环剪一个螺旋，剪成的整个螺旋条可从中分开做成 2 个实验标本。

（2）将螺旋条两端用棉线系上，一端固定于 L 形通气玻钩下端，迅速置于装有 37 ℃克氏营养液的恒温麦氏浴槽中，立即向浴槽中通入空气。将气管螺旋条的另一端的棉线连于张力换能器上，并通过张力换能器与记录装置（BL-410 生物机能系统或生理多道仪）相连。调节换能器的初始张力，将初始负荷调节至 2～5 g。

（3）待气管螺旋条在浴槽中平衡约 1 h 左右（1 h 内换液 3～4 次）再进行实验，每次加药间隔 15 min 以上。观察气管平滑肌收缩反应的变化。

（4）记录一段正常曲线，加入 0.1% 磷酸组胺 0.2 mL，当支气管平滑肌张力升高到最高点时，再加入氨茶碱制剂所配制的溶液（浓度约为 2%）0.2 mL，记录下加药后 3 min 曲线下降的幅度。更换营养液 3 次，最后 1 次更换营养液后平衡约 30 min，再加入 0.1% 磷酸组胺 0.2 mL，当支气管平滑肌张力升高到最高点时，再加入生理盐水溶液 0.2 mL，记录下加药后 3 min 曲线下降的幅度。

【统计与处理】

按下式计算药物的解痉百分率。

$$解痉百分率 = \frac{给药前曲线高度 - 给药后曲线高度}{给药前曲线高度} \times 100\%$$

【注意事项】

（1）气管平滑肌比较脆弱，在整个实验过程中避免过度牵扯。

（2）气管平滑肌在加药前并无自发节律性收缩。

（3）改良的 Krebs 液的配制[g/L（mV）]：NaCl 7.5（128），KCl 0.35（4.7），CaCl$_2$ 0.24（2.2），MgCl$_2$ 0.05（0.6），NaH$_2$PO$_4$ 0.1（0.8），NaHCO$_3$ 1.0～1.25（12～15），Glucose 1.0（5.6）。

（4）营养液在实验前需充分通氧饱和。

（5）制备气管螺旋条时，不可使标本暴露于空气中过久，暂时不用的气管条应浸泡在通氧的冷营养液中。

（6）除了气管螺旋条法外，还有气管片、气管环、气管连环等方法，主要区别在于气管的剪切方法不同，气管平滑肌有环形、斜形和纵形三种排列方式，气管剪成螺旋条后，任何一种纤维收缩，均可使螺旋条缩短，因此，较其他几种方法灵敏，且制作方法简单，可避免气管标本长时间暴露于空气中，影响其活性。

5.4　整体动物喷雾致喘法

【实验原理】

不少药物当以气雾法给予豚鼠后可引起支气管痉挛、窒息、甚至导致动物抽搐而跌倒，此种模型可以用于观察药物的支气管平滑肌松弛作用。常用组胺和乙酰胆碱的混合溶液引喘。

【实验材料】

实验动物：200 g 左右豚鼠 3 只。

器材：电子秤、喷雾装置、空气压缩机、注射器、秒表。

药品：12.5% 氨茶碱溶液、0.2% 沙丁胺醇气雾剂、生理盐水、2% 氯化乙酰胆碱、0.4% 磷酸组胺溶液。

【实验步骤】

（1）实验前一天，预选体重 150～200 g 左右的幼年豚鼠若干只，分别装于喷雾箱内，以 400～500 mmHg 压力喷入 2% 氯化乙酰胆碱和 0.4% 磷酸组胺（2∶1）的混合溶液 8～15 s，密切注意豚鼠的反应，并记录下引喘的潜伏期（从喷雾开始到抽搐跌倒的时间），通常情况下，豚鼠吸入上述混合液后不久即会产生哮喘反应，哮喘反应按其程序大致可分为：Ⅰ级呼吸加快，Ⅱ级呼吸困难，Ⅲ级抽搐，Ⅳ级跌倒，大多数动物在 90 s 内可出现Ⅲ级或Ⅳ级反应，一般不超过 150 s，如果超过 150 s 仍未出现明显反应，则可认为不敏感，不予选用。

（2）次日，从预选过合格的豚鼠中选择 3 只豚鼠，1 号豚鼠腹腔注射氨茶碱 125 mg/kg

（12.5% 溶液 1 mL/kg），给药 30 min 后，测定其引喘潜伏期，并与前一天比较；2 号豚鼠先放入 1 个容积大约为 2 L 的玻璃钟罩内，喷入沙丁胺醇 0.1 mg，并让豚鼠在钟罩内停留 3 min，再将其转移置引喘喷雾箱内，测定其引喘潜伏期，并与前一天的值相比较；3 号豚鼠腹腔注射与氨茶碱组等体积的生理盐水溶液，注射后 30 min，同法测定其引喘潜伏期，与前一天的基础值相比较。

【统计与处理】

以引喘潜伏期延长 1 倍认为有效，实验结束后，汇集全实验室的结果，以有效率为指标可以进行组间比较。

$$有效率 = \frac{每组总有效豚鼠数}{每组豚鼠的总数} \times 100\%$$

【注意事项】

（1）豚鼠体重以不超过 250 g，引喘潜伏期不超过 150 s 为宜，幼年豚鼠对于引喘物质表现比较敏感。

（2）IV 级指标虽较明确，但一旦出现，豚鼠较易因严重窒息而发生死亡，因此，一旦观察到豚鼠出现了跌倒现象，应立即将其取出，以免引起动物死亡。

（3）每只豚鼠每天只能进行一次引喘潜伏期的测定，如果 1 d 内多次测定，会影响实验结果的准确性。

（4）判断药物平喘作用的指标：① 用药后引喘潜伏期明显延长，通常情况延长 1 倍可认为有效，② 用药后豚鼠不会出现呼吸困难，窒息而跌倒。通常观察 6 min，超过这一时间段仍不跌倒者，以引喘潜伏期为 360 s 计。

（5）本实验结果受药液浓度、喷雾压力、喷雾头结构、吸入时间长短、动物个体差异以及喷雾颗粒大小等因素的影响，如喷雾颗粒直径小于 5 μm 者能吸入肺泡。稍大者在支气管吸收，更大者在器官和上呼吸道凝集，作用出现慢而效力弱。虽然影响因素较多，但本方法较简便直观，仍不失为平喘药物药效评价的常用实验方法之一。

【思考题】

（1）评价药物平喘作用的实验方法还有哪些？

（2）为什么平喘实验比较适宜选择豚鼠作为实验动物？

参考文献

[1] 国家药典委员会. 中国药典[M]. 北京：中国医药科技出版社，2010.

[2] 顾学裘. 药物制剂注解[M]. 2 版. 北京：人民卫生出版社，1981.

实验 4-9 胆红素的提取分离及分析测定

实验目的

（1）掌握胆红素的提取分离纯化方法。

（2）熟悉胆红素的质量检查方法。

实验概述

胆红素（Bilirubin）是一种直链吡咯化合物，属于二烯胆素类，分子式为 $C_{33}H_{36}N_4O_6$，主要存在于动物的胆和肝脏中，是人胆汁中的主要色素，呈橙黄色。它是体内铁卟啉化合物的主要代谢产物，有毒性，可对大脑和神经系统引起不可逆的损害，但也有抗氧化剂功能，可以抑制亚油酸和磷脂的氧化。

胆红素是临床上判定黄疸的重要依据，也是肝功能的重要指标。胆红素是由 2 个次甲基桥和 1 个亚甲基桥连接的链状四吡咯化合物，含有 4 个吡咯环。虽然胆红素含有 2 个羟基或酮基、4 个亚氨基和 2 个羧基这些亲水基团，结构也与同为胆色素的胆绿素相差无几，但胆红素在水中的溶解性却比胆绿素要差很多。主要原因是胆红素的亲水基团在分子内部形成 6 个分子内氢键，将整个分子卷为脊瓦状的刚性折叠结构，极性基团隐藏于分子内部，无法与水分子形成氢键而溶于水中。因此，胆红素是非极性的脂溶性物质，难溶于水，但对血浆清蛋白具有很高的亲和力。胆红素在离开单核吞噬细胞之后，在血液中主要是与清蛋白结合而运输。

胆红素是一种内源性的抗氧化剂，能清除自由基，抑制脂质过氧化，改变某些酶的活性，阻断 DNA 分子，减轻氧化损伤，提高总抗氧化能力。胆红素是分析化学和生化研究的重要试剂，也是一种贵重的生化药品，是合成人工牛黄的主要原料，具有解热、祛痰、镇静、抗惊、抑菌、降压、促进红血球再生的功效，对乙型脑炎病毒和 W256 癌细胞有抑制作用。胆红素主要是从猪、牛、羊等动物的胆汁或医院引流出来的人体胆汁中提取。根据胆汁以及胆红素的物化性质，有许多提取途径，如无醇法、集中法、色层法、树脂法、一步法、中和法等等。实验室中采用直接快速提取法，此方法简单易行。

实验内容

1. 胆红素的提取分离纯化

（1）过滤与皂化：取新鲜的猪胆，用不锈钢剪刀剪破，双层砂布过滤胆汁，除去油脂及杂质，稳重后移入反应锅中。在搅拌下加热到 60～70 ℃，用 8% 的氢氧化钠溶液缓慢调

pH 到 10.5~11.5，然后继续搅拌加热到 90 ℃，保温 10 min（小心勿使泡沫溢出）。停止加热，取下冷却至 50 ℃（夏季冷却至 30 ℃ 左右）。

（2）酸化抽提：量取上述皂化液体积 30% 的三氯甲烷放入到反应锅中，搅拌混合均匀，用稀释好的稀盐酸边加边搅拌调节 pH 至 3.8~4.1（滴加盐酸要慢）。在分液漏斗中静置 20~30 min，即分为两层，上层为胆酸和水溶液，下层为黄色的三氯甲烷抽提液。小心分下层三氯甲烷抽提液，上层再用 20% 体积的三氯甲烷再抽提两次，合并有机层。

（3）蒸馏干燥：将三氯甲烷抽提液放入蒸馏瓶中，放置旋转蒸发器上减压蒸馏（开始温度不可过高），当瓶中体积很少时，可适当提高温度以除尽三氯甲烷。当瓶口几乎没有三氯甲烷味时，加入 95% 乙醇适量，继续蒸馏确保三氯甲烷被蒸馏干净，此时停止蒸馏趁热过滤，用 65 ℃ 的 95% 乙醇小心冲洗滤饼一次，取出滤饼，干燥，得粗品胆红素，称重，置棕色瓶中保存待测。

2. 胆红素的质量检查

（1）重氮化试剂的配制。

溶液 A：对氨基苯磺酸 1 g，加浓盐酸 15 mL，加水 985 mL。

溶液 B：0.5% 亚硝酸钠溶液。

临用时，取 10 mL A 溶液加入 0.5 mL B 溶液混匀放置暗处备用。

（2）含量测定：精确称取标准胆红素 0.01 g，上述试样胆红素 0.02 g，分别以三氯甲烷溶入 50 mL 棕色瓶中，加入三氯甲烷至刻度，各取 10 mL 于 50 mL 棕色量瓶中，以 95% 乙醇稀释至刻度。标准溶液胆红素为 0.000 04 g/L。

（3）标准曲线的绘制：精确量取胆红素标准溶液 0 mL，1 mL，2 mL，3 mL，4 mL，5 mL 置于带色试管中，分别加入 95% 乙醇 9 mL，8 mL，7 mL，6 mL，5 mL，4 mL，使每个试管中的体积均为 9 mL，再分别加入 11mL 重氮化试剂，混合均匀，在 20 ℃ 暗处静置 1 h，在波长 520 nm 处测光吸收值，并以光吸收值为纵坐标，各管所含胆红素浓度为横坐标，画出标准曲线。

（4）样品的测定：取样品液 3 mL，加 95% 乙醇 6 mL，重氮化试剂 1 mL，混合均匀，在暗处 20 ℃ 静置 1 h，在波长 520 nm 处测定光吸收值，由标准曲线上查胆红素的含量，然后按下式计算样品中胆红素的含量：

$$样品胆红素的含量 = (标准曲线查得胆红素的浓度 \times 500 \times 3/0.02) \times 100\%$$

参考文献

[1] 王巧玲，辜红英. 胆红素快速提取新法[J]. 重庆师范学院学报，1995，12（1）：82-83.

[2] 刘荣健，刘淑英，刘跃民. 胆红素提取方法的新探索[J]. 河北师范大学学报（自然科学版），2002，12（1）：78-80.

[3] 韩伟，庄桂东，迟玉森. 超临界 CO_2 和醋酸乙酯提取胆红素[J]. 精细化工，2006，29（11）：1072-1076.

实验 4-10　盐酸普鲁卡因的合成及其制剂的综合性实验

实验目的

（1）掌握盐酸普鲁卡因合成的原理及方法；盐酸普鲁卡因制剂的制备方法。
（2）熟悉盐酸普鲁卡因的化学性质。

实验概述

盐酸普鲁卡因为白色细微的针状结晶或白色结晶性粉末，无嗅，味苦，对舌有咸麻感。熔点 153～157 ℃。1 g 能溶于水 1 mL、乙醇 15 mL、无水乙醇 30 mL 中，微溶于三氯甲烷，难溶于乙醚中。本品为局部麻醉药，用于封闭疗法、浸润麻醉、传导麻醉及腰椎麻醉。

盐酸普鲁卡因的结构式如下：

$$H_2N- \bigⓒ -COOCH_2CH_2N(C_2H_5)_2 \cdot HCl$$

【合成路线】

1. 盐酸普鲁卡因的合成

1.1 对—硝基苯甲酸—β—二乙胺基乙醇（俗称硝基卡因）的制备

在装有温度计、分水器及回流冷凝器的 500 mL 三颈瓶中，投入对-硝基苯甲酸 20 g、β—二乙胺基乙醇 14.7 g、二甲苯 150 mL 及止爆剂，油浴加热至回流（注意控制温度，油浴温度约 180 °C，内温约 145 °C），共沸 6 h。撤去油浴，稍冷，将反应液倒入 250 mL 锥形瓶中，放置冷却，析出固体。将上清液用倾泻法转移至减压蒸馏烧瓶中，水泵减压蒸除二甲苯，残留物以 3% 盐酸 140 mL 溶解，并与锥形瓶中的固体合并，过滤，除去未反应的对—硝基苯甲酸，滤液（含硝基卡因）备用。

注释：① 羧酸和醇的酯化反应是一个可逆反应。反应达到平衡时，生成酯的量比较少（约 65.2%），为使平衡向右移动，需向反应体系中不断加入反应原料或不断除去生成物。本反应利用二甲苯和水形成共沸混合物的原理，将生成的水不断除去，从而打破平衡，使酯化反应趋于完全。由于水的存在对反应产生不利的影响，故实验中使用的药品和仪器应事先干燥。② 考虑到教学实验的需要和可能，将分水反应时间定 6 h，若延长反应时间，收率尚可提高。③ 也可不经放冷，直接蒸去二甲苯，但蒸馏至后期，固体增多，毛细管堵塞操作不方便。回收的二甲苯可以套用。④ 对—硝基苯甲酸应除尽，否则影响产品质量，回收的对—硝基苯甲酸经处理后可以套用。

1.2 对—氨基苯甲酸—β—二乙胺基乙醇酯的制备

将上步得到的滤液转移至装有搅拌器、温度计的 500 mL 三颈瓶中，搅拌下用 20% 氢氧化钠调 pH 4.0 ~ 4.2。充分搅拌下，于 25 °C 分次加入经活化的铁粉，反应温度自动上升，注意控制温度不超过 70 °C（必要时可冷却），待铁粉加毕，于 40 ~ 45 °C 保温反应 2 h。抽滤，滤渣以少量水洗涤两次，滤液以稀盐酸酸化至 pH 值为 5。滴加饱和硫化钠溶液调 pH 至 7.8 ~ 8.0，沉淀反应液中的铁盐，抽滤，滤渣以少量水洗涤两次，滤液用稀盐酸酸化至 pH 6。加少量活性炭，于 50 ~ 60 °C 保温反应 10 min，抽滤，滤渣用少量水洗涤一次，将滤液冷却至 10 °C 以下，用 20% 氢氧化钠碱化至普鲁卡因全部析出（pH 为 9.5 ~ 10.5），过滤，得普鲁卡因，备用。

注释：① 铁粉活化的目的是除去其表面的铁锈，方法是：取铁粉 47 g，加水 100 mL，浓盐酸 0.7 mL，加热至微沸，用水倾泻法洗至近中性，置水中保存待用。② 该反应为放热反应，铁粉应分次加入，以免反应过于激烈，加入铁粉后温度自然上升。铁粉加毕，待其温度降至 45 °C 进行保温反应。在反应过程中铁粉参加反应后，生成绿色沉淀 $Fe(OH)_2$，接着变成棕色 $Fe(OH)_3$，然后转变成棕黑色的 Fe_3O_4。因此，在反应过程中应经历绿色、棕色、棕黑色的颜色变化。若不转变为棕黑色，可能反应尚未完全。可补加适量铁粉，继续反应一段时间。③ 除铁时，因溶液中有过量的硫化钠存在，加酸后可使其形成胶体硫，加活性炭后过滤，便可使其除去。

1.3 盐酸普鲁卡因的制备

（1）成盐：将普鲁卡因置于烧杯中，慢慢滴加浓盐酸至 pH 值为 5.5，加热至 60 ℃，加精制食盐至饱和，升温至 60 ℃，加入适量保险粉，再加热至 65～70 ℃，趁热过滤，滤液冷却结晶，待冷至 10 ℃ 以下，过滤，即得盐酸普鲁卡因粗品。

（2）精制：将粗品置烧杯中，滴加纯化水至维持在 70 ℃ 时恰好溶解。加入适量的保险粉，于 70 ℃ 保温反应 10 min，趁热过滤，滤液自然冷却，当有结晶析出时，外用冰浴冷却，使结晶析出完全。过滤，滤饼用少量冷乙醇洗涤 2 次，干燥，得盐酸普鲁卡因，以对一硝基苯甲酸计算总收率。

注释：① 盐酸普鲁卡因在水中易溶，所用仪器必须干燥，用水量需严格控制，否则影响收率。② 严格掌握 pH 为 5.5，以免芳胺基成盐。③ 保险粉为强还原剂，可防止芳胺基氧化，同时可除去有色杂质，以保证产品色泽洁白，若用量过多，则成品含硫量不合格。

2. 盐酸普鲁卡因的质量检查

2.1 性　状

本品为白色结晶或结晶性粉末；无嗅，味微苦，随后有麻痹感。本品在水中易溶，在乙醇中略溶，在三氯甲烷中微溶，在乙醚中几乎不溶。本品的熔点为 154～157 ℃。

2.2 鉴　别

（1）取本品约 0.1 g，加水 2 mL 溶解后，加 10% 氢氧化钠溶液 1 mL，即生成白色沉淀；加热，变为油状物；继续加热，发生的蒸气能使湿润的红色石蕊试纸变为蓝色；热至油状物消失后，放冷，加盐酸酸化，即析出白色沉淀。

（2）本品的红外光吸收谱图应与对照的谱图（光谱集 397 图）一致。

（3）本品的水溶液显氯化物的鉴别反应 [《中国药典》（2010 年版）二部附录 III]。

（4）本品显芳香第一胺类的鉴别反应 [《中国药典》（2010 年版）二部附录 III]。

2.3 检　查

（1）酸度：取本品 0.40 g，加水 10 mL 溶解后，加甲基红指示液 1 滴，如显红色，加 0.02 mol/L 氢氧化钠滴定液 0.20 mL，应变为橙色。溶液的澄清度取本品 2.0 g，加水 10 mL 溶解后，溶液应澄清。干燥失重 取本品，在 105 ℃ 干燥至恒重，减失重量不得过 0.5%。

（2）炽灼残渣：取本品 1.0 g，依法检查，遗留残渣不得过 0.1%。铁盐取炽灼残渣项下遗留的残渣，加盐酸 2 mL，置水浴上蒸干，再加稀盐酸 4 mL，微温溶解后，加水 30 mL

与过硫酸铵 50 mg，依法检查，与标准铁溶液 1.0 mL 制成的对照液比较，不得更深（0.001%）。重金属取本品 2.0 g，加水 15 mL 溶解后，加醋酸盐缓冲液（pH 3.5）2 mL 与水适量使成 25 mL，依法检查，含重金属不得过百万分之十。

2.4 含量测定

取本品约 0.6 g，精密称定，按照永停滴定法，在 15～25 ℃，用亚硝酸钠滴定液（0.1 mol/L）滴定。每 1 mL 亚硝酸钠滴定液（0.1 mol/L）相当于 27.28 mg 的 $C_{13}H_{20}N_2O_2 \cdot HCl$。

3. 盐酸普鲁卡因注射液的制备

3.1 处　方

盐酸普鲁卡因注射液的常用规格有：0.25%、0.5%、1%、2%，处方分别为：

浓度	0.25%	0.5%	1%	2%
盐酸普鲁卡因	2.5 g	5 g	10 g	20 g
氯化钠	8.0 g	7.5 g	6.4 g	4.3 g
注射用水	加至 1 000 mL	1 000 mL	1 000 mL	1 000 mL

3.2 制　法

取处方量盐酸普鲁卡因和氯化钠溶于约 900 mL 注射用水中，以 0.1 mol/L 盐酸调节 pH 为 4.2～4.4，加注射用水至全量，搅匀，过滤，灌封，100 ℃ 流通蒸气灭菌 30 min，即得。

3.3 操作注意及制剂注解

本品 5.05% 的水溶液为等渗液，低于该浓度均为低渗溶液，需加入相应的氯化钠作为等渗调节剂。虽然临床上常将盐酸普鲁卡因（浓度 0.25～1%）与葡萄糖（5%）一起合用，以强化外科手术的麻醉效果，用于静脉封闭疗法治疗过敏性疾患，但却不宜以葡萄糖作为本品的等渗调节剂使用。因二者在注射液灭菌的高温下可形成盐酸普鲁卡因葡萄糖苷，从而使本品麻醉效力降低。该苷的结构为：

这种苷不具有麻醉作用，但水解后游离出盐酸普鲁卡因仍有麻醉作用。加热能促进苷的形成。除葡萄糖外，乳糖、半乳糖、麦芽糖、链霉素等分子内的醛基也能与盐酸普鲁卡因形成苷。目前，临床上也是将盐酸普鲁卡因、葡萄糖分别配制注射液，使用前混合。

盐酸普鲁卡因水溶液不稳定，易发生水解，其反应如下：

$$H_2N-\underset{}{\bigcirc}-COOCH_2CH_2N(C_2H_5)_2 \cdot HCl + H_2O \longrightarrow$$

$$H_2N-\underset{}{\bigcirc}-COOH + HOCH_2CH_2N(C_2H_5)_2 \cdot HCl$$

该水解反应受溶液 pH 值影响很大，属于酸碱催化反应，在 pH2.3 以上为 OH^- 催化，pH2.3 以下为 H^+ 催化。据化学动力学研究证明，盐酸普鲁卡因水溶液最稳定 pH 为 3.4。在生产上盐酸普鲁卡因注射液控制 pH4.2～4.4，灭菌后由于水解产生对氨基苯甲酸，使溶液 pH 值下降，但不应低于 3.4。盐酸普鲁卡因注射液 pH 值，各国药典有不同的规定，但其低限都在 3.4 左右。

除 pH 值外，加热亦能促进盐酸普鲁卡因的水解。研究表明，盐酸普鲁卡因水溶液在 20～70 ℃ 时，温度每升高 10 ℃，水解速度增加 3.1 倍。

盐酸普鲁卡因注射液通常用 100 ℃ 30 min 灭菌，温度增高或灭菌时间延长，都会引起注射液变黄。这是由于盐酸普鲁卡因分子结构中含有伯胺基，水解后产生对氨基苯甲酸，在酸性溶液中加热脱羧生成苯胺，苯胺氧化而生成有色物质：

$$H_2N-\underset{}{\bigcirc}-COOH \xrightarrow{-CO_2} H_2N-\underset{}{\bigcirc} \xrightarrow{[O]} O=\underset{}{\bigcirc}=O$$

对氨基苯甲酸在 pH 为 6 时脱羧最快，故本品 pH 不能超过 6。光线以及铜、铁、镉、钴等金属离子能促进其氧化。

盐酸普鲁卡因注射液可用几种方法灭菌，最常用的是加热灭菌，如 100 ℃ 灭菌 30 min。但有人认为 120 ℃ 短时间加热灭菌效果较 100 ℃ 长时间加热灭菌效果好。也有人用过滤灭菌法灭菌和 γ-射线辐射灭菌，但 γ-射线辐射灭菌后溶液常具淡黄色，不过未测出有分解产物产生，与对照品比较也无任何差别。

4. 盐酸普鲁卡因注射液的质量检查

4.1 性 状

本品为无色的澄明液体。

4.2 鉴　别

取本品，按照盐酸普鲁卡因项下的鉴别 2.2 项下的（3）、（4）项试验，显相同的反应。

4.3 检　查

（1）pH 值：应为 3.5～5.0 [《中国药典》（2010 年版）二部附录 Ⅵ H]。

（2）对氨基苯甲酸：精密量取本品，加乙醇稀释制成每 1 mL 中含盐酸普鲁卡因 2.5 mL 的溶液，作为供试品溶液。另取对氨基苯甲酸对照品，加乙醇制成每 1 mL 中含 30 μg 的溶液，作为对照品溶液。照薄层色谱法 [《中国药典》（2010 年版）二部附录 Ⅴ B] 试验，吸取上述两种溶液各 10 μL，分别点于含有羧甲基纤维素钠为黏合剂的硅胶 H 薄层板上，用苯-冰醋酸-丙酮-甲醇（14：1：1：4）为展开剂，展开，晾干，用对二甲氨基苯甲醛溶液（2% 对二甲氨基苯甲醛乙醇溶液 100 mL，加冰醋酸 5 mL 制成）显色，供试品溶液如显与对照品溶液相应的杂质斑点，其颜色与对照品溶液的主斑点比较，不得更深。

（3）其他：应符合注射剂项下有关的各项规定 [《中国药典》（2010 年版）二部附录 Ⅰ B]。

4.4 含量测定

精密量取本品适量（约相当于盐酸普鲁卡因 0.1 g），照永停滴定法 [《中国药典》（2010 年版）二部附录 Ⅶ A]，在 15～20 ℃，用亚硝酸钠滴定液（0.05 mol/L）滴定。每 1 mL 亚硝酸钠滴定液（0.05 mol/L）相当于 13.64 mg 的 $C_{13}H_{20}N_2O_2 \cdot HCl$。

本品含盐酸普鲁卡因（$C_{13}H_{20}N_2O_2 \cdot HCl$）应为标示量的 95.0%～105.0%。

附：永停滴定法的原理、仪器装置及操作

原理：永停滴定法采用 2 支相同的铂电极，当在电极间加一低电压（例如 50 mV）时，若电极在溶液中极化，则在未到滴定终点时，仅有很小或无电流通过；但当到达终点时，滴定液略有过剩，使电极去极化，溶液中即有电流通过，电流计指针突然偏转，不再回复。反之，若电极由去极化变为极化，则电流计指针从有偏转回到零点，也不再变动。

仪器装置：永停滴定可用永停滴定仪或按图 4-10-1 装置。

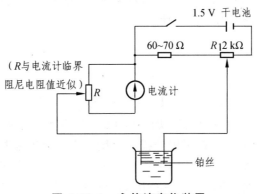

图 4-10-1　永停滴定仪装置

操作：用作重氮化法的终点指示时，调节 R<[1]>使加于电极上的电压约为 50 mV。取供试品适量，精密称定，置烧杯中，除另有规定外，可加水 40 mL 与盐酸溶液 15 mL，而后置电磁搅拌器上，搅拌使溶解，再加溴化钾 2 g，插入铂－铂电极后，将滴定管的尖端插入液面下约 2/3 处，用亚硝酸钠滴定液（0.1 mol/L 或 0.05 mol/L）迅速滴定，随滴随搅拌，至近终点时，将滴定管的尖端提出液面，用少量水淋洗尖端，洗液并入溶液中，继续缓缓滴定，至电流计指针突然偏转，并不再回复，即为滴定终点。

用作水分测定的终点指示时，可调节 R<[1]>使电流计的初始电流为 5～10 μA，待滴定到电流突增至 50～150 μA，并持续数分钟不退回，即为滴定终点。

5. 普鲁卡因的局部麻醉作用

【实验原理】

药物的局部麻醉作用是通过抑制神经动作电位的产生与传导（抑制 Na^+ 通道，阻断 Na^+ 内流，从而抑制神经纤维去极化使兴奋性丧失，神经冲动传导被阻断）而产生的，因此可用记录与观察动作电位的方法来观察药物的局部麻醉作用。神经反射依靠反射弧的完整性，一旦反射弧的任一环节被破坏或麻醉，均可使反射活动减弱或消失。因此，也可通过观察反射活动的方法来观察药物的局部麻醉作用。外周神经干常为混合神经，当其被麻醉时，也会导致动物运动障碍，故也可通过观察动物的姿势、活动以及动作的协调性等方法来观察药物的局部麻醉作用。

5.1 动作电位观察法

【实验材料】

实验动物：蟾蜍 1 只。
实验器材：BL 生物信息采集系统、方波刺激器 1 个、神经屏蔽盒 1 个、蛙手术器械 1 套、培养皿 1 个、烧杯（250 mL）1 个、滴管 2 支、棉球若干。
药品与试剂：2% 普鲁卡因溶液、任氏液。

【方法与步骤】

（1）制备坐骨神经标本：取蟾蜍 1 只，用探针破坏脑和脊髓。在骶髂关节水平以上 1 cm 处剪断脊柱，沿两侧剪除其头胸部及一切内脏组织（注意不要伤及坐骨神经），保留腰部以下的脊柱及后肢。将蟾蜍下半身标本置蛙板上，用手术剪分离皮肤，直至踝关节，剪掉皮肤与足趾，用任氏液冲洗标本，其他手术器械亦用任氏液擦洗。用镊子夹住脊柱，剪去向上突出的骶骨（勿伤及坐骨神经），再沿正中线将脊柱剪成两半，并从耻骨联合中线剪开双腿。将腿置盛有任氏液的培养皿中备用。

取一腿仰放蛙板上，用玻璃分针轻轻钩起坐骨神经的腹腔段，剪去周围的结缔组织及神经小分支，用任氏液浸湿的棉线于近脊柱处结扎神经。然后将标本翻成俯位，沿大腿半膜肌与股二头肌之间的裂缝分离骨神经下段直至膝关节（如需较长的神经，尚可继续向下分离）。在腓肠肌两侧沟内分离出胫神经或腓神经，剪掉神经周围的结缔组织和血管等，可得长达 10 cm 左右的坐骨神经标本。将神经标本浸在 10 ~ 15 ℃ 的任氏液中，经 0.5 h 左右，神经的兴奋性稳定后再进行实验。

（2）观察神经动作电位：将 BL 生物信息采集系统、刺激器等连接好，灵敏度调至 0.5 ~ 1.0 mV/cm，时间常数调至 0.01 ~ 0.1 s。用浸有任氏液的棉球揩拭神经屏蔽盒中所有电极，取含水的滤纸放于盒内，以保持湿度。用镊子夹取已准备好的神经标本结扎线，将神经标本置于电极上（标本的近中端置刺激电极上，远中端置记录电极上）。调节刺激器的输出脉冲（波宽 0.1 ~ 0.2 ms，电压以能观察到动作电位为度）。先观察正常情况下给予单刺激时动作电位的波形与振幅，然后在刺激电极与记录电极之间的神经干上放置含 2% 普鲁卡因的棉球。此后，每隔 10 s 以相同条件给予刺激一次，观察动作电位的变化，记录动作电位完全消失的时间。

【统计与处理】

记录给药前动作电位振幅_____cm，给药后____min 动作电位振幅_____cm，_____min 动作电位消失，综合全室统计平均值。

【注意事项】

制作坐骨神经标本动作要轻柔，对神经刺激不要太强，以免恢复期太长。

【思考题】

如何测试药物阻断神经传导的潜伏期？

5.2 缩腿反射观察法

【实验材料】

实验动物：蟾蜍 1 只。
药品与试剂：1% 普鲁卡因溶液，0.1 mol/L 盐酸溶液。

【实验方法】

（1）取蟾蜍 1 只，用蛙探针毁脑（或用剪刀沿其口角剪去上颌以去大脑）后，用回形针中部拉直后一端穿于蛙的下颌，一端悬于铁架台上。

（2）检查正常缩腿反射时间：先静置片刻以待脊髓休克恢复后，将蟾蜍两只后足分别浸入 0.1 mol/L 盐酸中，测定从后足浸入盐酸溶液至出现缩腿反射的时间。每次浸入面积必须保持一致，时间不超过 30 s。测定后立即放入清水中洗去盐酸并擦拭干净。

（3）麻醉坐骨神经干：于左、右两大腿内侧上 1/3 处，剪开皮肤，小心分离腿部肌肉，找出并分离坐骨神经干，在其下穿一线备用。左侧用浸有生理盐水的棉球包裹，右侧用浸有 1% 普鲁卡因的棉球包裹。

（4）10 min 再次检测两侧的缩腿反射时间，并作记录，将结果填入表 4-10-1 中。

【统计与处理】

表 4-10-1　药物对蛙坐骨神经干的麻醉作用

坐骨神经	给药	缩腿反射时间（s）	
		给药前	给药后
左侧	生理盐水		
右侧	1% 普鲁卡因		

【注意事项】

（1）实验对蛙的大脑毁坏要彻底，但不可损伤脊髓。

（2）保证后足浸入盐酸溶液的深度、面积前后一致，超过 30 s 无缩腿反射，则以 30 s 计，并立即脱离盐酸，以防因浸泡时间过长损伤蛙足皮肤，同时洗去蛙足上的盐酸，以防盐酸对蛙足继续产生刺激。

【思考题】

本实验中为什么不能破坏蟾蜍的脊髓？

5.3　抓握反射观察法

【实验材料】

实验动物：昆明种小鼠，雄，体重（20±2）g，2 只。
实验器材：注射器，铁笼，计时器等。
药品与试剂：1% 普鲁卡因溶液，生理盐水。

【实验方法】

取小鼠 2 只，于小鼠单侧后腿内侧膝关节上 2 cm 处（坐骨神经干周围），分别注射普鲁卡因、生理盐水 0.05 mL，然后将鼠置于 40 cm×20 cm×10 cm 铁笼内，并于给药后 30 s 开始，每隔 10 s 翻转一次铁笼，以注射药物后腿足趾首次不能抓住鼠笼铁丝作为局部麻醉起效阳性指标，以注射药物后腿足趾再次能抓住鼠笼铁丝作为麻醉作用终止阳性指标。分别记录各组小鼠的麻醉持续时间。

【统计与处理】

综合全室结果，采用单因素方差分析进行统计，比较给药组和对照组小鼠麻醉持续时间。

【注意事项】

（1）注射药物的位置应准确，以免影响麻醉效果。
（2）一定要以注射小鼠后腿足趾为观察对象。

【思考题】

实验过程中为什么要每隔 10 s 翻转鼠笼？

参考文献

[1] 国家药典委员会. 中国药典[M]. 北京：中国医药科技出版社，2010.
[2] 李正化. 药物化学[M]. 北京：人民卫生出版社，1987.
[3] 顾学裘. 药物制剂注解[M]. 2 版. 北京：人民卫生出版社，1981.

实验 4-11　二甲双胍缓释片制备及其生物利用度评价研究

实验目的

（1）掌握二甲双胍缓释片的缓释机理、制备方法、生物利用度评价方法和质量检查方法。

（2）熟悉二甲双胍缓释片的药效学评价方法。

实验概述

盐酸二甲双胍，其化学名称为 1，1-二甲基双胍盐酸盐，分子式 $C_4H_{11}N_5 \cdot HCl$。盐酸二甲双胍为双胍类降糖药，其降糖机制为通过增加周围组织对葡萄糖的摄取和利用，来减少肝糖异生和肠道葡萄糖吸收，并通过增加外周组织对葡萄糖的摄取和利用从而增加胰岛素的敏感性。又因其不刺激 β-细胞分泌胰岛素，对正常人无降血糖作用，也不会导致高胰岛素血症。由于其不良反应较小，广泛应用于 II 型糖尿病的治疗，成为双胍类药物的典型代表。

盐酸二甲双胍主要由小肠吸收，吸收半衰期为 0.9~2.6 h，但胃肠道吸收不完全，空腹绝对生物利用度为 50%~60%，胃肠道壁内集聚较高水平盐酸二甲双胍，为血浆浓度的 10~100 倍。肾、肝的唾液内含量约为血浆浓度的 2 倍多。盐酸二甲双胍结构稳定，不与血浆蛋白结合，不经肝脏代谢，也不经胆汁排泄，以原形随尿液排出，清除迅速，血浆半衰期为 1.7~4.5 h，12 h 内 90% 被清除。盐酸二甲双胍一部分可由肾小管分泌，故肾清除率大于肾小球滤过率，由于盐酸二甲双胍主要以原形由肾脏排泄，故在肾功能减退时用本品可在体内大量积聚，引起高乳酸血症或乳酸性酸中毒。

盐酸二甲双胍普通片为口服一日 2~3 次，缓释片则可达到口服一日 1 次，既可达到药物作用持久以减少每天服用次数的目的，又可有效地控制药物的释放速率，降低局部血药浓度过高引起的不良反应和毒副作用，同时能显著提高药物的利用率。

实验内容

1. 盐酸二甲双胍缓释片的缓释机理和制备

1.1 盐酸二甲双胍骨架缓释片（处方 I）

1.1.1 处 方

盐酸二甲双胍 500 g，羟丙甲纤维素 105 g，微粉乙基纤维素（黏度 9.0～11.0 cp，乙氧基含量 48.0%～49.5%，平均粒径 3～15 μm）110 g，乙基纤维素（黏度 10 cp）7 g，硬脂酸镁 2 g，滑石粉 5 g。共制 1 000 片。

1.1.2 制 法

将盐酸二甲双胍（100 目）与羟丙甲纤维素混匀，加 10% 乙基纤维素（85% 乙醇为溶剂）为黏合剂制成软材，用 16 目筛制粒，50 ℃ 干燥 2 h，取出，用 16 目筛整粒。再将微粉乙基纤维素干粉、滑石粉和硬脂酸镁加入上述整粒后的干燥颗粒中，混匀，以 ϕ12 mm 冲模压片，即得。

1.1.3 制剂注解

本处方中采用了微粉乙基纤维素。

普通级的乙基纤维素粒径一般为 150～500 μm，如果直接将普通级乙基纤维素、羟丙甲纤维素与药物混合，制粒压片，则所压片松散或释放速度太快，无法起到缓释作用。如要达到合适的药物释放速度，则乙基纤维素的用量太大，片重不合要求。如果将普通乙基纤维素用有机溶剂配成溶液，以黏合剂制粒，则需要大量的有机溶剂，不符合环保要求，同时采用这种工艺所制成的颗粒太硬，压成的片剂表面粗糙，不符合片剂的质量要求。而微粉乙基纤维素平均粒径为 3～15 μm，可将干粉直接加入颗粒中混合压片，工艺简单，操作方便，可减少羟丙甲纤维素和乙基纤维素的用量，其总用量减少，就可达到控制药物以一定速率平稳释放的目的。

1.2 盐酸二甲双胍骨架缓释片（处方 II）

1.2.1 处 方

盐酸二甲双胍 500 g，羟丙甲纤维素 450 g，聚维酮 20 g，硬脂酸镁 30 g，90% 乙醇适量。共制 1 000 片。

1.2.2 制 法

将原、辅料先于 50 ℃ 干燥 6 h，均粉碎后过 100 目筛备用。取盐酸二甲双胍、羟丙甲纤维素、聚维酮按等量递增法充分混匀后，加入适量 1% 羟丙甲纤维素 90% 乙醇溶液，制成软材，用 16 目筛制粒，50 ℃ 干燥 2 h，取出，用 16 目筛整粒，加入硬脂酸镁混匀，以 $\phi 12$ mm 冲模压片，即得。

1.3 胃内漂浮型缓释片

1.3.1 处 方

盐酸二甲双胍 500 g，卡波姆 971PNF 200 g，碳酸氢钠 100 g，乳糖 190 g，硬脂酸镁 10 g，乙醇适量。共制 1 000 片。

1.3.2 制 法

将盐酸二甲双胍（100 目）与卡波姆 971PNF、碳酸氢钠和乳糖充分混匀后，用乙醇制软材，用 16 目筛制粒，50~60 ℃ 烘干，16 目筛整粒，加入硬脂酸镁，混匀，以 $\phi 12$ mm 冲模压片，即得。

1.3.3 制剂注解

① 盐酸二甲双胍的主要吸收部位为小肠，结肠处的吸收能力很弱，而普通缓释制剂主要在结肠释药，因此利用率低。二甲双胍胃漂浮缓释制剂可以有效地控制药物的释放速率，避免局部血药浓度过高引起的不良反应，同时能显著提高药物的利用率。② 处方中卡波姆 971PNF 含量在 20% 左右时，对盐酸二甲双胍有明显的缓释作用，碳酸氢钠对释放速率影响不明显。盐酸二甲双胍溶于水，在凝胶型骨架片中主要通过扩散释放，释放数据符合 Higuchi 方程。卡波姆 971PNF 及碳酸氢钠均对漂浮性能有影响，而硬度对漂浮性能影响小。

2. 盐酸二甲双胍缓释片的生物利用度评价方法

考察雄犬单次交叉给予盐酸二甲双胍缓释片和盐酸二甲双胍普通片后的药动学特征，评价该制剂与参比制剂的生物等效性。

2.1 受试者及给药方法

选择 6 条健康成年雄性犬，体重（15±5）kg，实验前随机编号并分成 A 和 B 两组，采用双周期交叉实验设计，禁食 12 h 后，空腹单剂量给药盐酸二甲双胍 500 mg，两次实验间隔为 1 w，实验期间禁服其他药物。

实验前，先对家犬进行手术，在其后肢小影静脉处安置一滞留针，然后将自制盐酸二甲双胍缓释片和市售普通片（500 mg）以完整片剂直接塞入会厌部，使家犬自动吞咽并注入 20 mL 清水送下，给药 0 h，0.5 h，1 h，2 h，3 h，4 h，5 h，6 h，8 h，10 h，12 h，14 h，16 h，20 h，24 h 取后肢静脉血 2~3 mL，并立即移入肝素化试管中，离心，分离血浆，于 -20 ℃ 冰箱保存，待分析。

2.2 血样的测定

2.2.1 色谱条件的建立

流动相：甲醇-0.01 mol/L 磷酸二氢钾溶液（0.005 mol/L 十二烷基磺酸钠，0.1 mol/L 盐酸调至 pH 为 3.2）（70：30）；检测波长：233 nm；流速：1 mL/min；柱温：30 ℃。

2.2.2 血浆样品的处理

精密量取血浆样品 0.5 mL 于离心管中，加入（10%，V/V）高氯酸 0.2 mL，涡旋 3 min，于 16 000 r/min 离心 5 min；以外标法定量。

2.2.3 标准曲线的制备

取空白血浆加入二甲双胍标准甲醇液适量，使成为 4 000 ng/mL、2 000 ng/mL、1 000 ng/mL、500 ng/mL、250 ng/mL、100 ng/mL、50 ng/mL、25 ng/mL 系列的浓度，按样品处理方法处理后进样测定。

2.2.4 回收率和精密度试验

取空白血浆加入二甲双胍标准甲醇液适量，使成为高、中、低 3 种不同浓度（3 000 ng/mL、500 ng/mL、50 ng/mL），按样品处理方法处理后进样测定，计算其回收率和日内及日间精密度。

2.2.5 样品稳定性考察

考察二甲双胍在血浆中的室温放置 0 h、6 h、12 h 稳定性；在 -20 ℃ 冰箱中的冻融稳定性；-20 ℃ 冰箱保存 0 w、1 w、2 w 及 1 月后的稳定性；样品处理后在高效自动进样架上的稳定性。高低两个浓度（3 000 ng/mL、50 ng/mL）血样品，按"血浆样品的处理"项下进行处理并进样。

2.2.6 数据处理

测得的血药浓度-时间数据采用 DAS 药动学程序进行拟合，获得受试制剂和参比制剂的药动学参数，并进行方差分析和双单侧 t 检验，计算二甲双胍缓释片绝对生物利用度，判断缓释片与普通片是否生物等效。

3．盐酸二甲双胍缓释片的质量检查

3.1 性　状

本品为白色或类白色片。

3.2 鉴　别

（1）取本品细粉适量（约相当于盐酸二甲双胍 50 mg），加水 10 mL 使盐酸二甲双胍溶解，滤过，加 10% 亚硝基铁氰化钠溶液-铁氰化钾试液－10% 氢氧化钠溶液（等体积混合，放置 20 min 使用）10 mL，3 min 内溶液显红色。

（2）取本品细粉适量（约相当于盐酸二甲双胍 50 mg），加水 10 mL 使盐酸二甲双胍溶解，滤过，滤液显氯化物的鉴别反应 [《中国药典》（2010 年版）二部附录Ⅲ]。

（3）取含量测定项下的溶液，照紫外-可见分光光度法 [《中国药典》（2010 年版）二部附录Ⅳ A] 测定，在 333 nm 的波长处有最大吸收。

3.3 检　查

取本品，按照释放度测定法 [《中国药典》（2010 年版）二部附录 X D 第一法] 的装置，以 1 000 mL pH 6.8 的磷酸盐缓冲液为释放介质，转速为 100 r/min，依法操作，经 1 h、3 h、10 h 分别取溶液 5 mL 滤过，并及时在操作容器中补充相同数量的空白介质；取续滤液 1 mL 置 50 mL 量瓶中，加水稀释至刻度，摇匀，作为供试液；另精密称取对照品适量，用 pH 为 6.8 的磷酸盐缓冲液制成每 1 mL 约含盐酸二甲双胍 5 μg 的对照品溶液。取上述两种溶液，照紫外-可见分光光度法 [《中国药典》（2010 年版）二部附录Ⅳ A]，在 333 nm 的波长处测定吸收度，计算每片的累积释放度。本品每片在 1 h、3 h、10 h 的释放量应分别为标示量的 20%～45%、45%～75% 和 75% 以上，均应符合规定。

3.4 有关物质

称取本品粉末适量，加流动相溶解并制成浓度为 5 mg/mL 的盐酸二甲双胍溶液，滤过作为供试液；取供试液适量，用流动相稀释制成浓度为 5 μg/mL 的溶液作为对照液①；称取二甲双胍 10 mg 置 100 mL 量瓶中，用水溶解并稀释至刻度，取此溶液 1 mL，置 50 mL 量瓶中，用流动相稀释至刻度，作为对照液②。以苯磺酸键合硅胶（SCX）为填充剂，3.4%（W/V）磷酸二氢铵缓冲液（用磷酸 pH 为 3.0）为流动相，流速为 1 mL/min，检测波长为 218 nm。量取对照液①10 mL，注入液相色谱仪，调节仪器检测灵敏度，使其峰高约为满刻度的 50%；量取对照液①、②和供试液 10 μL，注入液相色谱仪，记录色谱图至主峰保留时间的 2 倍，量取峰面积。供试液中若存在二甲双胍峰，其峰面积不得大于对照液②中主峰面积（0.04%），其他单个杂质的峰面积不得大于对照液①中主峰面积（0.1%），总杂质不得大于 0.5%。

其他应符合片剂项下有关的各项规定 [《中国药典》（2010 年版）二部附录 I A]。

3.5 含量测定

方法一：取本品 10 片，精密称定，研细，精密称取适量（约相当于盐酸二甲双胍 10 mg），置 100 mL 量瓶中，加水 75 mL，充分振摇 15 min，使盐酸二甲双胍溶解，加水稀释至刻度，摇匀，用 0.8 μm 微孔滤膜滤过，精密量取续滤液 5 mL，置 100 mL 量瓶中，加水稀释至刻度，摇匀。照紫外-可见分光光度法 [《中国药典》（2010 年版）二部附录 IV A]，在 333 nm 的波长处测定吸收度，按 $C_4H_{11}N_5 \cdot HCl$ 的吸收系数（$E_{1cm}^{1\%}$）为 798 计算含量，即得。

方法二：照高效液相色谱法测定。[《中国药典》（2010 年版）二部附录 V D]。

色谱条件及系统适应性试验：色谱柱为 C18 柱（4.6 mm×250 mm，5 μm）；流动相为 0.01 mol/L 磷酸二氢钾溶液（用磷酸调 pH 至 3.0）-乙腈（75：25）；流速为 1.0 mL/min；检测波长为 218 nm；柱温为室温。

测定法：精密称取盐酸二甲双胍对照品 20 mg，置 100 mL 量瓶中，用水溶解并稀释至刻度，摇匀即得对照品溶液；取盐酸二甲双胍片 20 片，精密称定，研细，精密称取（约相当于盐酸二甲双胍 0.2 g），置 100 mL 量瓶中，加水约 70 mL，超声溶解，并用水稀释至刻度，摇匀，滤过，得供试品溶液。精密量取供试品溶液与对照品溶液各 20 μL，分别注入液相色谱仪，记录色谱图。按外标法以峰面积计算，即得。

本品含盐酸二甲双胍应为标示量的 95.0% ~ 105.0%。

4. 盐酸二甲双胍缓释片的药效学评价

【实验概述】

盐酸二甲双胍是一种降血糖药，具有提高Ⅱ型糖尿病患者的血糖耐受性，降低基础和餐后血糖的作用。盐酸二甲双胍的作用机理不同于其他类型的口服抗血糖药，它可减少肝糖的产生，降低肠对糖的吸收，并且可通过增加外周糖的摄取和利用而提高胰岛素的敏感性。与磺酰脲类药物不同的是，盐酸二甲双胍不会对Ⅱ型糖尿病患者或正常血糖的患者产生低血糖症（特殊情况除外，见注意事项）。盐酸二甲双胍治疗后，胰岛素的分泌保持不变，而降低空腹胰岛素水平及每日血浆胰岛素水平。

Ⅱ型糖尿病病人主要是因为胰岛素分泌相对不足，即胰岛素抵抗。因此，在利用糖尿病动物模型评价药效时，主要以空腹血糖、糖耐量以及胰岛素敏感性为指标。

盐酸二甲双胍缓释片与原料药相比，在药代动力学上存在明显不同，但在药效学评价上，没有根本性差异。鉴于实验设计中动物给缓释片难的问题，本实验对二甲双胍原料药（盐酸二甲双胍片）的降糖药效进行评价。

【实验材料】

昆明种小鼠（体重 20 ~ 25 g 左右，雄性），四氧嘧啶，葡萄糖测定试剂盒，高脂饲料

（基础饲料 55%，猪油 16%，蛋黄粉 2%，绵白糖 27%，总热量为 19.93 kJ/g，脂肪乳（猪油 20 g，甲基硫氧嘧啶 1 g，胆固醇 5 g，谷氨酸钠 1 g，蔗糖 5 g，果糖 5 g，吐温 80 20 mL，丙二醇 30 mL，加水定容至 100 mL，配成脂肪乳），二甲双胍片，生理盐水，葡萄糖注射液。

【实验内容】

4.1　Ⅱ型糖尿病模型的制备

Ⅱ型糖尿病的基本病变是胰岛素分泌相对减少和胰岛素抵抗。给予实验动物少量四氧嘧啶（四氧嘧啶是一种细胞毒剂，通过造成 β 细胞不可逆的损害而诱发高血糖），同时饲以高脂肪饲料造成外周组织对胰岛素不敏感，两者结合可以诱导出接近人类Ⅱ型糖尿病的动物模型。此模型缩短了造模时间，而且表现为明显的多饮、多食、多尿、超重、高血糖、高血脂特点以及高胰岛素症和胰岛素抵抗的特征，其病理生理改变符合人类Ⅱ型糖尿病。

取健康昆明种小鼠 20 只，按照性别体重随机分配到 2 组，模型组和对照组各 10 只。动物自由摄取净水，模型组食物为高脂饲料，每天脂肪乳灌胃，共 10 d。将脂肪乳灌胃 10 d 的小鼠，禁食 16 h 后腹腔注射 100～200 mg/kg 或尾静脉注射 85～100 mg/kg 四氧嘧啶，注射后 72 h 取尾全血测空腹血糖，选取血糖 ≥11.1 mmol/L 的小鼠作为成功制造的糖尿病模型。对照组在禁食 16 h 后仅注射生理盐水。

4.2　有关糖代谢的指标

（1）降血糖作用的量效和时效关系测定：给药后一定时间（不同间隔时间）采血样，测定血糖（常用葡萄糖氧化酶法，也可用血糖试剂盒）。以血糖变化为纵坐标，时间为横坐标绘制时效曲线。量效关系测定可以定量地分析药物剂量与降血糖效应之间的规律。

实验前动物禁食（自由饮水）3～8 h，然后给药，给药后 1～3 h 取血测血清葡萄糖值。给药一般可采用一次性或连续数日给药。给药原则：二甲双胍片 200 mg/（kg·d）；正常对照组给予等剂量容积生理盐水。

在不同间隔时间检测体重、血糖变化，填入表 4-11-1。

表 4-11-1　对糖尿病小鼠体重及糖代谢指标的影响

天数（d）	对照组		药物组	
	体重	血糖	体重	血糖
0				
1				
3				
6				

（2）糖耐量测定：糖耐量包括单糖、双糖、多糖的耐量，根据试药的作用特点，选用合适的动物模型和糖的种类。临床常用糖耐量试验为口服葡萄糖耐量试验，其机理是正常

人服葡萄糖后，几乎全部被胃肠吸收，使血糖迅速上升，并刺激胰岛素分泌，肝糖原合成增加，体内组织对葡萄糖的利用增加，服葡萄糖 30～60 min 后，血浆血糖达到最高峰，以后迅速下降，在 2 h 左右降到接近正常水平，3 h 血糖降至正常。糖尿病时，耐糖功能低下，服糖后血糖峰值超过正常（>200 mg/dL），且高峰延迟，2 h 不能下降到正常。

本实验，给药 12 d 时做糖耐量实验。如取血糖基本恢复正常的小鼠，进行静脉内葡萄糖耐量实验。实验前动物过夜禁食不禁水，先取禁食动物血样为零时，腹腔注射葡萄糖（2 g/kg）或灌胃给葡萄糖（2.5 g/kg），给糖负荷后，采血测定 0 h、0.5 h、1 h、2 h 的血浆葡萄糖浓度，并计算血糖曲线下面积。同时进行正常对照组的测定。连续给药 14 d 并分别于每次给药前测体重、血糖、并于最后一次给药 8 h 后测定血糖、体重。

将实验中所测得的数据填入表 4-11-2。

表 4-11-2　对糖尿病小鼠血糖的影响

组别	剂量（mg/kg）	用药前	用药后
正常对照组	—		
药物组			

（* $P<0.05$ 与用药前比较）

【注意事项】

（1）四氧嘧啶易溶于水，但极不稳定，易分解成四氧嘧啶酸而失效，应用注射用水或者生理盐水新鲜配制，最好是用棕色瓶，现配现用。

（2）部分动物静脉注射四氧嘧啶几小时内会有低血糖反应，甚至死亡，必要时可静脉或者腹腔注射葡萄糖注射液急救。

（3）经 3 次重复实验，给药组动物的血糖值（或糖耐量的曲线下面积）明显低于对照组动物的血糖值（或糖耐量的曲线下面积）（$P<0.05$），则可认为该药有降血糖的作用。

【思考题】

（1）监测本实验中对糖尿病小鼠体重的影响，将数据填入表 4-11-3。

表 4-11-3　对糖尿病小鼠体重的影响

组别	动物数量（只）	剂量（g/kg）	用药前	用药后 14 d
正常对照	10	—		
药物组	10			

（2）血糖测定除了使用血糖仪以外，常用的邻甲苯胺法是如何应用的呢？

（3）测定胰岛素敏感性指标还有哪些研究方法？

参考文献

[1]　国家药典委员会. 中国药典[M]. 北京：中国医药科技出版社，2010.

[2]　何仲贵. 药物制剂注解[M]. 北京：人民卫生出版社，2009.

[3]　张霖泽，温新国，陈卫，等. 盐酸二甲双胍缓释片及其制备方法[P]. CN Pat 1543937A. 2004-11-10.

[4]　李战，晁阳，陈静. 盐酸二甲双胍缓释片及其制备工艺[P]. CN Pat l415288A. 2003-5-7.

[5]　徐刚锋，张文玉. 应用卡波姆971PNF制备胃内漂浮型缓释片及其体外评价[J]. 中国药科大学学报，2003，34（4）：317.

[6]　Vidon N，Chaussade S，Noel M，et al. Metformin in the digestive tract[J]. Diabetes Res Clin，Pract，1988，4：223.

[7]　Marathe PH，We Y，Norton J. Effect of altered gastric emptying and gastrointestinal motility on bioavailability of metformin[C]. AAPS Annual Meeting，New Orleans，LA，1999.

[8]　黄东坡，王远，蒋国强，等. 盐酸二甲双胍胃漂浮缓释制剂的制备与释药过程研究[J]. 精细化工，2002，19（10）：609.

第五章 药学设计性实验

实验 5-1 三颗针小檗碱的提取分离、制剂及药效学评价

■ 实验目的

（1）掌握三颗针小檗碱提取分离纯化的方法；掌握三颗针小檗碱含量测定的方法；掌握小檗碱制剂制备工艺研究及质量标准研究的思路和方法。

（2）熟悉小檗碱制剂的药效学研究的方法。

■ 实验概述

三颗针为小檗科小檗属植物拟豪猪刺 *Berberis soulieana* Schneid.、小黄连刺 *Berberis wilsonae* Hemsl. 及同属数种植物的干燥根及茎。三颗针植物全株几乎均含异喹啉类生物碱，包括季胺型生物碱：小檗碱、巴马汀、药根碱、古伦胺碱等；叔胺型生物碱：小檗胺、异粉防己碱、尖刺碱；阿朴酚型：木兰花碱等。生物碱含量尤以根、茎为高，其中有的种类根皮部位小檗碱含量可高达 10.6%。三颗针在我国西北、西南等地常以皮部代黄连、黄柏使用，其分布广泛、资源丰富，有的种类生物碱含量较高，可作为小檗碱的资源植物。有清热燥湿，泻火解毒的功效。用于治疗细菌性痢疾、肠炎、上呼吸道感染、黄疸等病症。

目前，三颗针类药材的质量控制，主要采用高效液相色谱法测定其中小檗碱、药根碱、巴马汀、小檗胺等 1~4 种生物碱的含量，已有采用薄层色谱法、毛细管电泳法等方法进行分析测试。

小檗碱（Berberine）又称黄连素，为季铵型生物碱，属异喹啉类，分子式 $C_{20}H_{18}NO_4$，存在于小檗科等 4 科 10 属的多种植物中。用不同碱处理，可得到季铵式、醛式和醇式等三种不同形式的小檗碱，其中以季铵式最稳定。小檗碱盐类在水中的溶解度都比较小，如盐酸盐为 1：500，硫酸盐为 1：30，难溶于苯、乙醚和三氯甲烷。

小檗碱   盐酸小檗碱

药效研究表明，小檗碱具有广谱抗菌作用，体外对多种革兰氏阳性菌及阴性菌均具抑菌作用，其中对溶血性链球菌、金黄色葡萄球菌、霍乱弧菌、脑膜炎球菌、志贺痢疾杆菌、伤寒杆菌、白喉杆菌等有较强的抑制作用，低浓度时抑菌，高浓度时杀菌。此外，对螺旋杆菌、流感病毒、阿米巴原虫、钩端螺旋体、某些皮肤真菌也有一定的抑制作用。体外实验证实黄连素能增强白细胞及肝网状内皮系统的吞噬能力。临床已广泛用于治疗胃肠炎、细菌性痢疾等疾病，对肺结核、猩红热、急性扁桃腺炎和呼吸道感染也有一定疗效。药动学研究表明，该成分口服吸收差，注射后迅速进入各器官与组织中，血药浓度维持不久，肌注后的血药浓度低于最低抑菌浓度，药物分布广，以心、骨、肺、肝中为多，在组织中滞留的时间短暂，24 h 后仅剩微量，绝大部分药物在体内代谢清除，48 h 内以原形排出仅占给药量的 5% 以下。以小檗碱为原料，现已开发了片剂、胶囊剂等多种剂型供临床使用，此外还有大量文献报道了对其泡腾片、聚乳酸微球、滴丸、脂质体、纳米粒等剂型的处方及制备方法。

■ 实验内容

1. 小檗碱的提取分离

（1）实验方案设计：通过查阅文献，比较多种提取分离方法的特点，结合本实验特点及实验室设备要求，选择适当的提取分离方法。

（2）实验准备：学生依据实验方案，向药学教学实验中心提交所需试药和实验物品的清单，预订使用实验室和大型仪器的时间，学习开放型实验室的有关管理条例和安全条例。

（3）实验：学生领取试药和实验物品，进入实验室，按照实验方案进行实验，并按要求作原始记录。实验中，应根据实验现象及时、合理地调整、优化方案以获得理想的实验效果。教师鼓励学生自主实验，提出新想法，改进或设计新实验。

（4）分析与总结：实验完成后，学生根据原始记录撰写实验报告。学生依据实验结果对实验方案的合理性、实验操作的正确性与熟练程度等进行自我评价；同一课题的学生相互评价；最后教师组织学生分析、总结，给出评价结果。

【注意事项】

（1）提取分离过程中溶液 pH 值的控制。

（2）精制过程中的操作。

2. 小檗碱的质量检查

（1）实验方案设计：查阅文献，根据小檗碱的化学结构选择适当的分析方法。

（2）实验准备：学生依据实验方案，向药学教学实验中心提交所需试药和实验物品的清单，预订使用实验室和大型仪器的时间，学习开放型实验室的有关管理条例和安全条例。

（3）实验：学生领取试药和实验物品，进入实验室，按照实验方案进行实验，并按要求作原始记录。

3. 小檗碱制剂的制备工艺

本实验要求以小檗碱为原料，针对制剂成型的要求，研究该提取物的理化性质，并结合泡腾片、聚乳酸微球、滴丸、脂质体、纳米粒等的制备工艺和质量评价方法，分别对其制剂处方和制备工艺进行筛选，最终制备得到符合质量要求的小檗碱的上述几种制剂。通过对本实验的设计、实施和结果总结，学习制剂制备工艺研究的思路和方法，为从事同类研究工作打下基础。

（1）实验研究方案的制定：通过查阅整理文献，从制备工艺路线、研究方法、评价方法等方面，自行设计小檗碱的普通片剂、胶囊剂、泡腾片、聚乳酸微球、滴丸、脂质体、纳米粒等的实验研究方案。主要包括如下内容：

① 文献查询整理：从普通片剂、胶囊剂、泡腾片、聚乳酸微球、滴丸、脂质体、纳米粒等剂型中选择一种，查阅相关资料，了解其制剂处方组成、常用辅料、制备方法、相关理化性质、质量要求等方面的知识，参考小檗碱的化学组成、成分性质及分析检测方法等相关资料，为设计该剂型制备工艺方案打下基础。

② 小檗碱的理化性质研究：通过对影响制剂成型相关理化性质因素的分析，选择适宜方法对小檗碱与该剂型成型密切相关的理化性质（如溶解度、吸湿性、密度等）进行测定，为后续成型工艺研究提供依据。

③ 小檗碱制剂制备工艺路线及方法的筛选：根据对制剂成型工艺的认识，结合小檗碱理化性质的研究结果，对其不同制备工艺路线及相应方法进行对比研究，并拟定其评价指标及方法，筛选出该药物的最优制备工艺路线和制备方法。

④ 小檗碱制剂处方的筛选：在了解该剂型的制剂处方组成及相应辅料的基础上，结合小檗碱的理化性质，拟定适宜评价指标及方法，设计实验方案，对影响其制剂成型的主要处方组成进行对比研究，筛选出该药物的最佳制剂处方。

⑤ 制备工艺参数的优化：在制备工艺路线、方法、制剂处方组成的研究基础上，拟定其评价指标及方法，对影响制剂质量的工艺参数进行优化，以最终拟定小檗碱制剂的制备工艺。

⑥ 制剂质量的评价：根据该剂型的质量要求，结合小檗碱理化性质，按筛选拟定的制备工艺方案制备样品，对其质量进行评价，以验证所拟定工艺的科学性、合理性。

将所设计的实验方案（初稿）分小组讨论，形成实验方案（讨论稿）；教师再组织学生对各种方案的科学性、可行性、创新性、经济性、操作难易与操作要点等问题展开讨论；学生对方案进行修订，完成实验方案（修订稿），最终确定实施方案。

（2）实验准备：学生依据实验方案（修订稿），向药学教学实验中心提交所需试药和实验物品的清单，预订使用实验室和大型仪器的时间，学习开放型实验室的有关管理条例和安全条例。

（3）实验：学生领取试药和实验物品，进入实验室，按照实验方案进行实验，并按要求作原始记录。实验中，应根据实验现象及时、合理地调整、优化方案以获得理想的实验效果。教师鼓励学生自主实验，提出新想法，改进或设计新实验。

（4）分析与总结：实验完成后，学生根据原始记录撰写实验报告。学生依据实验结果对实验方案的合理性、实验操作的正确性与熟练程度等进行自我评价；同一课题的学生相互评价；最后教师组织学生分析、总结，给出评价结果。

【注意事项】

（1）所设计的实验方案合理可行，每一步都要有理有据。
（2）注意从制备工艺的诸多影响因素中寻找出关键因素，以提高研究的针对性。

【思考题】

（1）小檗碱的哪些理化性质对其制剂制备工艺有显著影响？
（2）实验研究中哪些因素是影响该剂型制备的关键因素？
（3）制剂处方中哪些辅料对于该剂型制备最为关键？

4. 小檗碱制剂的质量标准

本实验要求根据小檗碱的理化性质，并结合泡腾片、聚乳酸微球、滴丸、脂质体、纳米粒等小檗碱制剂的特点对其制剂进行质量评价。分别对不同制剂的性状、鉴别、检查以及含量测定方法制定质量标准，并对有关内容进行方法学验证。通过对本实验的设计、实施和结果总结，了解质量标准制定和质量评价的思路和方法。

（1）实验研究方案的制定：通过维普、CNKI、Sience Direct 等数据库查阅相关文献或药典。整理有关资料，针对鉴别、检查、含量测定方法等多个内容，制订实验方案，论证方法可行性。主要包括如下内容：

① 文献收集整理：查阅相关资料，了解小檗碱的理化性质和所选制剂的类型。了解小檗碱的结构，如有哪些官能团及其性质，拟采用的分析检测方法，同时要考虑到制剂类型对检测方法的干扰。了解所选制剂处方组成、常用辅料、制备方法、相关理化性质的知识，明确这些制剂的质量要求。

② 小檗碱质量标准的制定：根据文献检索结果，拟定质量评价指标，保证检测指标真实反映小檗碱的质量。对于鉴别项目，首先要考虑小檗碱的理化性质，根据其化学结构和理化特征选择化学法、光谱法和色谱法等方法进行鉴别，鉴别方法要求简单、快速、具有一定的专属性；其次还要考虑制剂本身（如辅料等）是否对鉴别试验产生干扰，综合上述内容制定相应鉴别方法。对于检查项目，要求学生根据小檗碱本身的理化性质和所选制剂的特点，选择一般杂质和特殊杂质的检查项目、有关物质检查项目等。针对不同剂型，制定相关制剂检查项目，如溶出度、含量均匀度等。对于含量测定方法，选择适宜的前处理方法和含量测定方法（如容量法、光谱法、色谱法），同时考虑制剂辅料是否对上述方法存在着干扰。

③ 小檗碱分析方法的验证：对所建立的方法进行验证，以确保方法能够满足检测要求。在了解小檗碱的理化性质、该剂型的制剂处方组成及相应辅料的基础上，拟定适宜验证指标，验证指标主要包括精密度、准确度、检测限、定量限、专属性、线性、耐用性。对不同检测项目设立不同验证指标，如鉴别项目需要验证专属性和耐用性；鉴别项目需要验证精密度、准确度等；而含量测定项目除了检测限、定量限不需要验证外，其他项目均需验证。

（2）实验准备：学生依据实验方案，向药学教学实验中心提交所需试药和实验材料的清单，预订使用实验室和大型仪器的时间，学习开放型实验室的有关管理条例和安全条例。

（3）实验：要求学生实验能够明确实验目的，考虑实验的注意事项及合理安排实验。要认真地学习并掌握有关分析方法的基本技术。细心观察实验现象和仔细记录实验条件和分析测试的原始数据；积极思考，勤于动手，认真操作。实验时应遵守实验室纪律，注意安全，保持整洁。培养良好的实验习惯和科学作风。

（4）分析与总结：要求如实作好实验记录，不弄虚作假，正确处理实验数据，并作出结论。实验报告应格式规范，书写工整，表述科学、简洁。实验结束，同组同学共同讨论实验中出现的问题、需要注意的问题和尚需完善的内容。

【注意事项】

（1）所设计的实验方案合理可行，每一步都要有理有据。
（2）注意制剂处方辅料对检测项目的干扰。
（3）所制定的检测方法要求简单、快速和可行。

【思考题】

（1）小檗碱主要有哪些理化性质？
（2）制剂处方中有哪些辅料对检测项目有干扰，如何排除干扰？

5. 小檗碱制剂的药效学评价

小檗碱是一种常见的异喹啉生物碱,存在于小檗科等4个科10个属的许多植物中。1826年,科学家从 Xanthoxylonclava 树皮中首次获得小檗碱。从乙醚提取液中可析出黄色针状晶体小檗碱;熔点为145 ℃;溶于水,难溶于苯、乙醚和三氯甲烷。其盐类在水中的溶解度都比较小,例如盐酸盐为1:500,硫酸盐为1:30。中医常用黄连、黄柏、三颗针及十大功劳等作清热解毒药物,其中主要有效成分即小檗碱。小檗碱对溶血性链球菌,金黄色葡萄球菌,淋球菌和弗氏、志贺氏痢疾杆菌等均有抗菌作用,并有增强白血球吞噬作用,对结核杆菌、鼠疫菌也有不同程度的抑制作用,对大鼠的阿米巴菌也有抑制效用。小檗碱在动物身上有抗箭毒作用,并具有末梢性的降压及解热功效。小檗碱的盐酸盐(俗称盐酸黄连素)已广泛用于治疗胃肠炎、细菌性痢疾等,对肺结核、猩红热、急性扁桃腺炎和呼吸道感染也有一定疗效。

【实验设计思路】

围绕小檗碱的抗炎作用进行药效学实验设计和药效学评价,具体可从体内与体外两个层面进行设计。体外,可以做药物对不同菌群的 MIC 实验。体内,可以选用正常动物,观察宿主、细菌、小檗碱三者相互作用的动态条件,并可观察药物经机体生化代谢后,其中间或最终产物具有抑菌或杀菌作用;亦可复制感染性疾病动物病理模型,研究小檗碱的抗炎作用。同时还可以观察药物的毒、副作用。可以选用的实验动物有小白鼠、豚鼠、家兔等。

参考文献

[1] 马志刚,马秀英,杨平荣. 我国30年来对小檗属药用植物的研究[J]. 甘肃科学学报,1999,11(1):75-78.

[2] 廖志新,李玉林,纪兰菊,等. 青海产三颗针中盐酸小檗碱的最佳提取工艺研究[J]. 天然产物研究与开发,1997,10(2):62-65.

[3] 杨宏健,肖美凤,袁丽,等. 正交实验优选三颗针中小檗碱的提取工艺[J]. 中国药师,2005,8(8):673-675.

[4] 谢平,罗永明. 天然药物化学实验技术[M]. 南昌:江西科学技术出版社,1993.

实验 5-2　银杏叶提取物的制备、制剂及药效学评价

实验目的

（1）掌握银杏叶提取物（普通提取物/黄酮/酮酯/内酯/内酯 B）的提取分离纯化的方法；掌握银杏叶提取物制剂制备工艺研究的思路和方法；掌握银杏叶提取物制剂质量标准研究的思路和方法。

（2）熟悉银杏叶提取物制剂的质量标准研究和药效学评价方法。

实验概述

银杏叶又名白果叶，为银杏科植物银杏 *Ginkgo biloba* L. 的干燥叶。银杏叶始载于《品汇精要》，味苦、涩，性平，归心、肺经，具有活血止痛，敛肺平喘的功效。银杏叶主要含有黄酮、萜类内酯、儿茶精、生物碱等化合物，其药理作用主要表现在改善脑血液循环障碍，保护血脑屏障，扩展冠脉，保护心肌缺血，降低毛细血管通透性，抗血小板聚集，降血脂等多个方面，可用于治疗胸痹心悸胸痛，肺虚咳喘，高血脂、高血压、脑血管痉挛等多种病症，其中以槲皮素、山奈素、异鼠李素等为代表的黄酮类成分，以白果内酯、银杏内酯 A、银杏内酯 B、银杏内酯 C 等为代表的萜类内酯类成分为其主要药效成分。

将银杏叶以稀乙醇回流提取，再上大孔吸附树脂精制纯化后，即制得银杏叶提取物。银杏叶提取物作为一种常用的制剂原料，已被列入《中国药典》（2005 年版），《中国药典》（2010 年版）一部继续收载了该品种。以该提取物为原料，现已开发了片剂、胶囊剂等多种剂型供临床使用，此外还有大量文献报道了对其缓释微丸、泡腾片、分散片、滴丸等剂型处方及制备方法的研究。

实验内容

1. 银杏叶提取物的提取分离纯化

（1）实验方案设计：通过查阅文献，比较多种提取分离方法的特点，结合本实验特点及实验室设备要求，选择适当的提取分离方法。

（2）实验准备：学生依据实验方案，向药学教学实验中心提交所需试药和实验物品的

清单,预订使用实验室和大型仪器的时间,学习开放型实验室的有关管理条例和安全条例。

（3）实验：学生领取试药和实验物品,进入实验室,按照实验方案进行实验,并按要求作原始记录。实验中,应根据实验现象及时、合理地调整、优化方案以获得理想的实验效果。教师鼓励学生自主实验,提出新想法,改进或设计新实验。

（4）分析与总结：实验完成后,学生根据原始记录撰写实验报告。学生依据实验结果对实验方案的合理性、实验操作的正确性与熟练程度等进行自我评价；同一课题的学生相互评价；最后教师组织学生分析、总结,给出评价结果。

【注意事项】

（1）银杏叶不可粉碎过细以免影响滤过速度。

（2）加硫酸脱铅时,要慢加快搅拌,否则部分黄酮会与硫酸铅一同沉淀,影响收率。

（3）用酸水解时,时间不能过长,时间过长会使部分黄酮破坏。

（4）加入的活性炭量要适量,加入过多影响收率,加入过少影响精制效果。

2. 银杏叶提取物的质量检查

（1）实验方案设计：查阅文献,根据银杏叶提取物中化合物的结构,选择适当的分析方法。

（2）实验准备：学生依据实验方案,向药学教学实验中心提交所需试药和实验物品的清单,预订使用实验室和大型仪器的时间,学习开放型实验室的有关管理条例和安全条例。

（3）实验：学生领取试药和实验物品,进入实验室,按照实验方案进行实验,并按要求作原始记录。

【注意事项】

（1）银杏叶提取物中成分复杂,选择适当的分析指标。

（2）测定中注意考虑各成分对分析结果的影响。

3. 银杏叶提取物制剂的制备工艺

本实验要求以银杏叶提取物为原料,针对制剂成型的要求,研究该提取物的理化性质,并结合普通片剂、胶囊剂、缓释微丸、泡腾片、分散片、滴丸等剂型的制备工艺和质量评价方法,分别对其制剂处方和制备工艺进行筛选,最终制备得到符合质量要求的上述几种银杏叶提取物制剂。通过对本实验的设计、实施和结果总结,学习制剂制备工艺研究的思路和方法,为从事同类研究工作打下基础。

（1）实验研究方案的制定：通过文献查阅整理，针对制得质量符合要求的银杏叶提取物的不同剂型（片剂、胶囊剂、缓释微丸、泡腾片、分散片、滴丸等），从制备工艺路线、研究方法、评价方法等多个角度出发，自行设计实验研究方案。主要包括如下内容：

① 文献查询整理：从普通片剂、胶囊剂、缓释微丸、泡腾片、分散片、滴丸等剂型中选择一种，查阅相关资料，了解其制剂处方组成、常用辅料、制备方法、相关理化性质、质量要求等方面的知识，整理银杏叶提取物的化学组成、成分性质及分析检测方法等相关资料，为设计该剂型制备工艺方案打下基础。

② 银杏叶提取物的理化性质研究：根据对影响制剂成型相关理化性质的认识，选择适宜方法对银杏叶提取物与该剂型成型密切相关的理化性质（如吸湿性、稳定性、密度等）进行测定，为后续成型工艺研究提供依据。

③ 银杏叶提取物制剂制备工艺路线及方法的筛选：根据对制剂成型工艺的认识，结合银杏叶提取物理化性质的研究结果，对其不同制备工艺路线及相应方法进行对比研究，并拟定其评价方法及评价指标，以优选适宜于该药物性质的制备工艺路线和制备方法。

④ 银杏叶提取物制剂处方的筛选：在了解该剂型的制剂处方组成及相应辅料的基础上，结合银杏叶提取物的理化性质，拟定适宜评价方法及评价指标，设计实验方案，对影响其制剂成型的主要处方组成进行对比研究，以优选适宜于该药物性质的最佳制剂处方。

⑤ 制备工艺参数的优化：在前述研究明确制备工艺路线、方法、制剂处方组成的基础上，拟定其评价方法及评价指标，进一步优化工艺参数，以最终拟定银杏叶提取物制剂的制备工艺。

⑥ 制剂质量的评价：根据该剂型的质量要求，结合银杏叶药效成分组成，按筛选拟定的制备工艺方案制备样品，对其质量进行评价，以验证所拟定工艺的科学性和合理性。

将所设计的实验方案（初稿）分小组讨论，形成实验方案（讨论稿）；教师再组织学生对各种方案的科学性、可行性、创新性、经济性、操作难易与操作要点等问题展开讨论；学生对方案进行修订，完成实验方案（修订稿），最终确定实施方案。

（2）实验准备：学生依据实验方案（修订稿），向药学教学实验中心提交所需试药和实验物品的清单，预订使用实验室和大型仪器的时间，学习开放型实验室的有关管理条例和安全条例。

（3）实验：学生领取试药和实验物品，进入实验室，按照实验方案进行实验，并按要求作原始记录。实验中，根据实验现象及时、合理地调整、优化方案，直至获得理想的实验效果。教师鼓励学生自主实验，提出新想法，改进或设计新实验。

（4）分析与总结：实验完成后，学生根据原始记录撰写实验报告。学生依据实验结果对实验方案的合理性、实验操作的正确性与熟练程度等进行自我评价；同一课题的学生相互评价；最后教师组织学生分析、总结，给出评价结果。

【注意事项】

（1）所设计的实验方案合理可行，每一步都要有理有据。

（2）为提高研究的针对性，注意从影响制备工艺的诸多因素中寻找一些关键因素。

【思考题】

（1）银杏叶提取物的哪些理化性质对其制剂制备工艺有显著影响？

（2）实验研究中影响该剂型制备的关键因素是什么？

（3）该剂型制剂处方中哪些辅料对于其制备最为关键？

4. 银杏叶提取物制剂的质量标准

本实验要求以银杏叶提取物的理化性质，并结合普通片剂、胶囊剂、缓释微丸、泡腾片、分散片、滴丸等剂型的制备工艺特点，分别对不同制剂的性状、鉴别、检查以及含量测定方法制定质量标准，并对有关内容进行方法学验证。通过对本实验的设计、实施和结果总结，学习质量标准的制定和质量评价的思路和方法。

（1）实验研究方案的制定：查阅维普、CNKI、Sience Direct 等数据库，收集整理相关文献。针对鉴别、检查、含量测定方法等多方面，制定实验方案，论证方法可行性。主要包括如下内容：

① 文献收集整理：查阅整理有关银杏提取物的理化性质和所选制剂类型的文献。了解银杏提取物有效成分的类型及其性质。考虑制剂类型对检测方法的干扰，选择适宜的检测分析方法。了解所选制剂处方组成、常用辅料、制备方法、相关理化性质对制剂质量的影响。

② 银杏提取物制剂质量标准的制定：根据文献检索结果，拟定质量评价指标，保证检测指标真实反映银杏提取物制剂的质量。对于鉴别项目，首先要考虑选择待检测的有效成分，根据其理化性质，如化学结构和理化特征选择化学法、光谱法、色谱法等进行鉴别，鉴别方法要求简单、快速、具有一定专属性；其次还要考虑制剂本身（如辅料等）是否对鉴别试验产生干扰，综合上述内容制定相应鉴别方法。对于检查项目，首先选择某种或某类有效成分（如总黄酮醇苷、萜类内酯）作为检测对象，根据其理化性质和所选制剂的特点，选择杂质检查项目、有关物质检查项目以及相关制剂检查项目等。对于含量测定方法，也要选择某种或某类有效成分作为检测对象，根据这些有效成分的性质和制剂的特点，选择适宜的前处理方法和含量测定方法（如容量法、光谱法、色谱法）。对于提取物的检查项目，由于其所含成分众多，故在筛选方法时应主要考虑色谱法和光谱法等专属性较强的方法。

③ 银杏提取物制剂分析方法的验证：对所建立的方法进行验证，以确保方法能够满足检测要求。在掌握银杏提取物代表性有效成分的理化性质结合该剂型的制剂处方组成及相应辅料的基础上，拟定适宜验证指标，验证指标主要包括精密度、准确度、检测限、定量限、专属性、线性、耐用性。对不同检测项目设立不同验证指标，如鉴别项目需要验证专属性和耐用性；鉴别项目需要验证精密度、准确度等；而含量测定项目除了检测限、定量限不需要验证外，其他项目均需验证。

（2）实验准备：学生依据实验方案，向药学教学实验中心提交所需试药和实验材料的清单，预订使用实验室和大型仪器的时间，学习开放型实验室的有关管理条例和安全条例。

（3）实验：要求学生实验能够明确实验目的，考虑实验的注意事项及合理安排实验。要掌握有关分析方法的基本技术。细心观察实验现象和仔细记录实验条件和分析测试的原始数据；积极思考，勤于动手，认真操作。实验时应遵守实验室纪律，注意安全，保持整洁。培养良好的实验习惯和科学作风。

（4）分析与总结：要求如实作好实验记录，不弄虚作假，正确处理实验数据，并作出结论。实验报告应格式规范，书写工整，表述科学、简洁。实验结束，同组同学共同讨论实验过程中出现的问题、需要注意的问题和尚需完善的内容。

【注意事项】

（1）所设计的实验方案合理可行，每一步都要有理有据。
（2）注意制剂处方辅料对检测项目的干扰。
（3）所制定的检测方法要求简单、快速和可行。

【思考题】

（1）银杏提取物的主要有效成分及其性质是什么？
（2）制剂处方中的辅料是否对检测项目有干扰？

5. 银杏叶提取物的药效学评价

【实验概述】

银杏叶具有很高的药用价值。现代研究表明：银杏叶中含有丰富的营养成分，其中蛋白质含量为 10.9% ~ 15.5%，总糖为 7.38% ~ 8.69%，还原糖为 4.64% ~ 5.63%，维生素 C 为 66.8 ~ 129.2 mg/100 g，维生素 E 为 6.17 ~ 8.05 mg/100 g；也有丰富的矿物质，其中钙含量高达 1 860 ~ 2 360 mg/100 g，磷为 298 ~ 407 mg/100 g，硼为 30.7 ~ 55.5 μg/100 g，硒为 5.45 ~ 15.4 μg/100 g，还有较丰富的其他人体所需的微量元素铁、氟、铜、锰、锌、铬等。银杏叶中所含主要药理活性成分为银杏黄酮、萜内酯、儿茶素、多酚类等。

银杏黄酮苷和银杏萜内酯是银杏叶的重要活性成分。银杏叶提取物具有多种药理活性，如降低人体血液中胆固醇水平，防止动脉硬化；降低血压；消除血管壁上的沉积成分，改善血液流变性，增进红细胞的变形能力，降低血液黏稠度，预防和治疗脑出血和脑梗塞；降低脂质过氧化水平，减少雀斑，润泽肌肤，美丽容颜；敛肺、平喘；止痛等。但上述作用的作用机制并未完全阐明，还有待深入研究。

【实验要求】

（1）通过文献查询，并结合本校实验条件，选定银杏叶提取物某一药理作用为实验目标。

（2）根据已定实验目标，自己设计实验方案。

（3）在老师的指导下完成相关实验内容和实验报告。

【实验内容】

（1）实验研究方案的制定：通过文献收集整理，了解银杏叶提取物的主要药理作用。结合所学知识及实验条件，自行设计科学可行的实验方案。主要包括如下内容：

① 降血压作用：确定银杏叶提取物有无降血压作用；降血压作用的强度；降血压作用的可能机制。

② 抗动脉粥样硬化作用：银杏叶提取物对血脂的影响；对实验性动脉粥样硬化动物的动脉粥样硬化斑的影响；抗动脉粥样硬化的可能机制。

③ 改善血液流变性作用：银杏叶提取物对血小板、红细胞数量及功能的影响；对血液黏度的影响；对血流速度的影响；对凝血功能的影响；改善血液流变性的可能机制。

④ 平喘作用：银杏叶提取物对呼吸道腺体分泌的影响；对支气管平滑肌的影响；对实验性支气管哮喘动物的平喘作用；对气道炎症的影响，抗过敏作用。

⑤ 止痛作用：银杏叶提取物的止痛作用，止痛作用的强度；止痛作用的可能机制。

⑥ 美容作用：银杏叶提取物的抗氧化作用，抗氧化作用的可能机制；银杏叶提取物对雀斑的改善作用；对皮肤含水量、色泽、光洁度的影响，美容的可能机制。

将所设计的实验方案（初稿）分小组讨论，形成实验方案（讨论稿）；教师再组织学生对各种方案的科学性、可行性、创新性、经济性、操作难易与操作要点等问题展开讨论；学生对方案进行修订，完成实验方案（修订稿），最终确定实施方案。

（2）实验准备：学生依据实验方案（修订稿），向药学教学实验中心提交所需实验用品的清单，预订使用实验室和大型仪器的时间，学习实验室的有关管理条例和安全条例。

学生领取试药和实验物品，进入实验室，按照实验方案进行实验，并按要求作原始记录。

教师指导学生实验，鼓励学生提出新想法，改进或设计新实验。

（3）实验：学生按照实验方案（修订稿）进行实验。实验中，应根据实验现象及时、合理地调整、优化方案以获得理想的实验效果。

（4）分析与总结：实验完成后，学生根据原始记录，按要求完成实验报告。学生依据实验结果对实验方案的合理性、实验操作的正确性与熟练程度等进行自我评价；同一课题的学生相互评价；最后教师组织学生分析、总结，给出评价结果。

【注意事项】

（1）所设计的实验方案需合理可行，每一步都要有理有据。

（2）注意观察实验结果，对实验中出现的各种现象要进行认真分析，给出合理的解释。

（3）实验中发现异常现象须及时报告，妥善处理。

【思考题】

（1）银杏叶提取物有哪些药理作用？

（2）银杏叶提取物的不同药理作用的成分什么？

（3）银杏叶提取物对机体作用的靶点有哪些？

参考文献

[1]　田季雨，刘澎涛，李斌. 银杏叶提取物化学成分及药理活性研究进展[J]. 国外医学中医中药分册，2004，26（3）：142-145.

[2]　杨荣华，徐斌. 银杏叶中有效成分提取最优化生产工艺研究[J]. 中国现代医生，2007，45（3）：20-21.

[3]　陈红斗，孙黎清，董自波. 银杏叶总黄酮苷和萜内酯类化合物最佳提取工艺研究[J]. 中国药业，2007，16（14）：47-48.

[4]　韩振明，葛梅，王建学. 银杏叶提取工艺研究[J]. 山东医药工业，2002，21（4）：6-7.

[5]　裴月湖. 天然药物化学实验[M]. 北京：人民卫生出版社，2005.

实验 5-3　小建中汤新制剂的制备工艺及质量标准

▰ 实验目的

（1）掌握中药复方汤剂改剂的提取工艺研究方法和评价指标筛选原则；掌握中药复方汤剂改剂的成型工艺研究的思路和方法。

（2）熟悉中药复方汤剂改剂的质量标准研究的思路和方法。

▰ 实验概述

小建中汤出自《伤寒论》，为温中祛寒的经典方剂之一，具有温中补虚和里缓急的功效。小建中汤由饴糖、桂枝、芍药、生姜、大枣、炙甘草等 6 味中药组成，用于中焦虚寒，肝脾不和证。本方病证因中焦虚寒，肝脾失和，化源不足所致。中焦虚寒，肝木乘土，故腹中拘急疼痛、喜温喜按。脾胃为气血生化之源，中焦虚寒，化源匮乏，气血俱虚，故见心悸、面色无华、发热、口燥咽干等。症虽不同，病本则一，总由中焦虚寒所致。温中补虚而兼养阴，和里缓急而能止痛。方中重用甘温质润之饴糖为君，温补中焦，缓急止痛。臣以辛温之桂枝温阳气，祛寒邪；酸甘之白芍养营阴，缓肝急，止腹痛。佐以生姜温胃散寒，大枣补脾益气。炙甘草益气和中，调和诸药，是为佐使之用。其中饴糖配桂枝，辛甘化阳，温中焦而补脾虚；芍药配甘草，酸甘化阴，缓肝急而止腹痛。六药合用，温中补虚缓急之中，蕴有柔肝理脾，益阴和阳之意，用之可使中气强健，阴阳气血生化有源，故以"建中"名之。现代常将本方用于治疗胃及十二指肠溃疡、慢性肝炎、慢性胃炎、神经衰弱、再生障碍性贫血、功能性发热等疾病，属中焦虚寒，肝脾不和者。

《伤寒论》中对小建中汤的用法做了表述："上六味，以水七升，煮取三升，去渣，内饴，更上微火消解。温服一升，日三服"。而现代用法为水煎取汁，兑入饴糖，文火加热溶化，分两次温服。现代以该处方为基础，已开发了合剂、颗粒剂、胶囊剂等剂型用于临床，与汤剂相比，储存、使用更为方便，扩大了其临床应用范围。

▰ 实验内容

1. 评价指标的确定和提取工艺的优选

本实验要求通过文献查询，在了解中药复方组成、结构及作用特点，常见提取方法的特点、适用范围的基础上，以小建中汤处方规定的 6 味中药为原料，根据 6 味中药中所含药效成分，结合制剂成型的要求，选择适宜的评价指标，对其提取工艺进行筛选研究，从该方中提取得到符合制剂要求的提取物。通过对本实验的设计、实施和结果总结，学习中药复方提取工艺的思路和方法，为从事相关研究工作打下基础。

（1）实验研究方案的制定：查阅整理文献后，围绕制得药效成分含量高、符合制剂要求的小建中汤提取物，从提取工艺路线、实验研究方法、评价方法等多个角度，自行设计实验研究方案。主要包括如下内容：

① 文献收集整理：系统收集小建中汤主治病症的病理病机、治疗方案及药物，处方中饴糖、桂枝、芍药、生姜、大枣、炙甘草等6味药的药理作用、化学成分及其检测方法等资料，消化吸收文献知识，整理与提取工艺研究相关的信息。

② 评价指标及方法的设计：根据文献研究结果，明确小建中汤中主要药味（君药、臣药）中与该复方主治病症相关的主要化学成分，结合现有对这些成分的定性、定量分析方法，选择适宜的药效组分作为提取工艺研究中的化学指标，同时，结合制剂成型、成本、效率等确定其他方面的相关指标。

③ 小建中汤提取工艺路线及方法的筛选：根据已有对该方中各药味主要药效成分理化性质（溶解性、稳定性）的认识，结合常用提取方法（煎煮、回流、渗滤、浸渍等）的特点及适用范围，以筛选拟定的评价指标，对小建中汤提取工艺路线（针对各药味提取方式，合提或单独提取）及方法进行筛选，以拟定适宜于该方特点，提取效率高、经济、方便的提取工艺路线及方法。

④ 小建中汤提取工艺参数的筛选：在拟定小建中汤提取工艺路线及方法的基础上，根据对拟定提取路线及相应方法的主要影响因素的分析，参考文献或通过预试后，设计实验确定小建中汤提取工艺的主要参数及其水平，并根据因素与水平数，选择适宜的实验设计方法设计方案，按照方案提取制备提取物，以拟定的评价指标为依据，最终优选得到适宜于该方的最佳提取工艺方案。

⑤ 提取工艺的验证：在前期研究结果的基础上，将样本量适当放大，按拟定的提取工艺方案进行提取，并对提取液中各评价指标进行检测，以进一步评价该提供方案的科学性、合理性。

将所设计的实验方案（初稿）分小组讨论，形成实验方案（讨论稿）；教师再组织学生对各种方案的科学性、可行性、创新性、经济性、操作难易与操作要点等问题展开讨论；学生对方案进行修订，完成实验方案（修订稿），最终确定实施方案。

（2）实验准备：学生依据实验方案（修订稿），向药学教学实验中心提交所需试药和实验物品的清单，预订使用实验室和大型仪器的时间，学习开放型实验室的有关管理条例和安全条例。

（3）实验：学生领取试药和实验物品，进入实验室，按照实验方案进行实验，并按要求作原始记录。实验中，应根据实验现象及时、合理地调整、优化方案以获得满意的实验效果。教师鼓励学生自主实验，提出新想法，改进或设计新实验。

（4）分析与总结：实验完成后，学生根据原始记录撰写实验报告。学生依据实验结果对实验方案的合理性、实验操作的正确性与熟练程度等进行自我评价；同一课题的学生相互评价；最后教师组织学生分析、总结，给出评价结果。

【注意事项】

（1）所设计的实验方案合理可行，每一步都要有理有据，并应注意当方案实施中与实际情况存在较大距离时，可考虑适时调整和修正方案，确保实验的顺利完成。

（2）注意根据提取工艺研究的目的，从文献中获得关键信息，并且文献研究应与实验研究交互，并贯穿于整个实验过程。

【思考题】

（1）小建中汤的主治病症有哪些？该方中与其主治病症相关的药效成分有哪些？

（2）应该从哪些方面着手进行中药复方提取工艺的研究？

（3）如何选择中药复方提取工艺研究的评价指标？

2. 成型工艺的研究

本实验要求以小建中汤提取物为原料，针对制剂成型的要求，研究该提取物的理化性质，在颗粒剂、合剂、胶囊剂等剂型的制剂处方组成、常用辅料、制备方法的基础上，结合小建中汤提取物的特点，设计小建中汤颗粒剂、合剂、胶囊剂等剂型的制备工艺研究方案和质量评价方法，最终制备得到符合质量要求的小建中汤新制剂。通过对本实验的设计、实施和结果总结，学习中药复方制剂制备工艺的思路和方法，为从事相关研究工作打下基础。

（1）实验研究方案的制定：为了获得质量符合要求的小建中汤颗粒剂、合剂、胶囊剂等剂型，从制备工艺路线、研究方法、评价方法等多个角度，自行设计实验研究方案。主要包括如下内容：

① 文献收集整理：从颗粒剂、合剂、胶囊剂等剂型中选择一种，查阅相关资料，了解其制剂处方组成、常用辅料、制备方法、相关理化性质、质量要求等方面的知识，整理小建中汤提取物的化学组成、成分性质及分析检测方法等相关资料，为设计该剂型制备工艺方案打下基础。

② 小建中汤提取物的理化性质研究：根据对影响制剂成型相关理化性质的认识，选择适宜方法对小建中汤提取物与该剂型成型密切相关的理化性质（如吸湿性、稳定性、密度等）进行测定，为后续成型工艺研究提供依据。

③ 小建中汤提取物制剂制备工艺路线及方法的筛选：根据对制剂成型工艺的认识，结合小建中汤提取物理化性质的研究结果，对其不同制备工艺路线及相应方法进行对比研究，并拟定其评价方法及评价指标，以优选适宜于该药物性质的制备工艺路线和制备方法。

④ 小建中汤提取物制剂处方的筛选：通过文献查阅，在了解该剂型的制剂处方组成及相应辅料的基础上，结合小建中汤提取物的理化性质，拟定适宜评价方法及评价指标，设

计实验方案，对影响其制剂成型的主要处方组成进行对比研究，以优选适宜于该药物性质的最佳制剂处方。

⑤ 制备工艺参数的优化：在前述研究明确制备工艺路线、方法、制剂处方组成的基础上，拟定其评价指标及方法，对影响制剂质量的工艺参数进行优化，以最终拟定小建中汤新制剂的制备工艺。

⑥ 制剂质量的评价：根据该剂型的质量要求，结合小建中汤药效成分组成，按筛选拟定的制备工艺方案制备样品，对其质量进行评价，以验证所拟定工艺的科学性、合理性。

将所设计的实验方案（初稿）分小组讨论，形成实验方案（讨论稿）；教师再组织学生对各种方案的科学性、可行性、创新性、经济性、操作难易与操作要点等问题展开讨论；学生对方案进行修订，完成实验方案（修订稿），最终确定实施方案。

（2）实验准备：学生依据实验方案（修订稿），向药学教学实验中心提交所需试药和实验物品的清单，预订使用实验室和大型仪器的时间，学习开放型实验室的有关管理条例和安全条例。

（3）实验：学生领取试药和实验物品，进入实验室，按照实验方案进行实验，并按要求作原始记录。实验中，应根据实验现象及时、合理地调整、优化方案以取得满意的实验效果。教师鼓励自主实验，提出新想法，改进或设计新实验。

（4）分析与总结：实验完成后，学生根据原始记录撰写实验报告。学生依据实验结果对实验方案的合理性、实验操作的正确性与熟练程度等进行自我评价；同一课题的学生相互评价；最后教师组织学生分析、总结，给出评价结果。

【注意事项】

小建中汤提取物是由理化性质各不相同成分组成，制剂处方筛选、制备工艺研究应注意紧密结合该特点。

【思考题】

（1）小建中汤提取物中哪些组分的理化性质差异较大，需重点关注？
（2）小建中汤提取物的哪些理化性质对其制剂制备工艺有显著影响？
（3）对中药复方制剂制备工艺研究应关注哪些关键因素？

3. 小建中汤新制剂的质量标准

本实验要求根据小建中汤新制剂的有关性质，并结合颗粒剂、合剂、胶囊剂等剂型制备工艺特点，分别对不同制剂的性状、鉴别、检查以及含量测定方法制定质量标准，并对有关内容进行方法学验证。通过对本实验的设计、实施和结果总结，学习质量标准的制定和质量评价的思路和方法。

（1）实验研究方案的制定：查阅维普、CNKI、Sience Direct 等数据库，收集整理有关资料，主要从鉴别、检查、含量测定方法等多个方面制定实验方案，论证方法可行性。主要包括如下内容：

① 文献收集整理：根据小建中汤处方组成，查阅相关资料，整理有关文献。了解其处方成分中代表性成分的理化性质，根据其性质选择相应的分析方法。同时根据所选制剂的类型，考虑其对检测方法的干扰。了解所选制剂处方组成、常用辅料、制备方法、相关理化性质，知道这些制剂的质量要求。

② 小建中汤新制剂质量标准的制定：根据文献检索结果，拟定质量评价指标，保证检测指标真实反映小建中汤新制剂的质量。对于鉴别项目，首先要确定拟检测的化学成分，根据有效成分本身的理化性质，选择化学法、光谱法、色谱法等进行鉴别，鉴别方法要求简单、快速、具有一定专属性；其次还要考虑制剂本身（如辅料等）是否对鉴别试验产生干扰，综合上述内容制定相应鉴别方法。对于检查项目，首先选择某种或某类有效成分作为检测对象，根据这些有效成分本身的理化性质和所选制剂的特点，选择杂质检查项目、有关物质检查项目以及相关制剂检查项目等。对于含量测定方法，也要选择某种或某类有效成分作为检测对象，根据这些有效成分的性质和制剂的特点，选择适宜的前处理方法和含量测定方法（如容量法、光谱法、色谱法）。由于该制剂成分众多，故在筛选方法时应主要考虑色谱法和光谱法这些专属性较强的方法。

③ 小建中汤新制剂分析方法的验证：对所建立的方法进行验证，以确保方法能够满足检测要求。通过文献查阅，在了解小建中汤新制剂代表性有效成分的理化性质、该剂型的制剂处方组成及相应辅料的基础上，拟定适宜验证指标，验证指标主要包括精密度、准确度、检测限、定量限、专属性、线性、耐用性。对不同检测项目设立不同验证指标，如鉴别项目需要验证专属性和耐用性；鉴别项目需要验证精密度、准确度等；而含量测定项目除了检测限、定量限不需要验证外，其他项目均需验证。

（2）实验准备：学生依据实验方案，向药学教学实验中心提交所需试药和实验材料的清单，预订使用实验室和大型仪器的时间，学习开放型实验室的有关管理条例和安全条例。

（3）实验：要求学生实验能够明确实验目的，考虑实验的注意事项及合理安排实验。掌握有关分析方法的基本技术。细心观察实验现象，仔细记录实验条件和分析测试的原始数据；积极思考、勤于动手，认真操作。实验时应遵守实验室纪律，注意安全，保持整洁。培养良好的实验习惯和科学作风。

（4）分析与总结：要求如实作好实验记录，不弄虚作假，正确处理实验数据，并作出结论。实验报告应格式规范，书写工整，表述科学、简洁。实验结束，同组同学共同讨论实验过程中出现的问题、需要注意的问题和尚需完善的内容。

【注意事项】

（1）所设计的实验方案合理可行，每一步都要有理有据。

（2）注意制剂处方辅料对检测项目的干扰。

（3）所制定的检测方法要求简单、快速和可行。

【思考题】

（1）小建中汤新制剂中哪些成分可以作为检测对象，联系药效学简要说明这些成分对质量控制起何作用？

（2）制剂处方中的辅料是否对检测项目有干扰？

实验 5-4　贝诺酯药物合成、制剂及药效学评价

实验目的

（1）掌握贝诺酯合成路线设计思路和方法；掌握贝诺酯制剂成型工艺研究的思路和方法；掌握贝诺酯制剂质量标准研究的思路和方法。

（2）熟悉贝诺酯制剂的质量标准研究和药效学评价方法。

实验概述

非甾体抗炎、解热镇痛药贝诺酯，又名扑炎痛（Benory late），分子式 $C_{14}H_{15}NO_5$，分子量 313.32，白色结晶性粉末，熔点 175～176 ℃。易溶于热醇，不溶于水。贝诺酯是乙酰水杨酸和对乙酰氨基酚的酯化物，它既保留二者原有的治疗作用，又有协同作用，用于类风湿性关节炎、急慢性风湿性关节炎、风湿痛、感冒发烧、头痛、神经痛及手术后疼痛等的治疗，特别适用于儿童。本品疗效类似于乙酰水杨酸，且能避免其游离羧基对胃肠道的刺激，毒性低，作用时间长，在临床上可供较大剂量较长时间服用，以提高对急慢性风湿病抗炎治疗效果。该药能较好地从胃肠道吸收，进入血液后水解生成水扬酸和对乙酰氨基酚产生疗效。

结构式：

实验内容

1. 贝诺酯的药物合成工艺

（1）合成路线设计：查阅文献，分析化合物的结构，设计出可行的合成路线。

（2）实验准备：学生依据设计的合成路线，计算投料量，确定所需药品和试剂的种类和数量，向药学教学实验中心提交所需试药和实验物品的清单，预订使用实验室和大型仪器的时间。

（3）实验：学生领取试药和实验物品，进入实验室，按照合成路线分步实施，并按要求作原始记录。实验中，根据情况控制反应时间、温度，监测反应进行情况。反应完成后，用适当方法及时处理得到相应的产品。

（4）分析与总结：实验完成后，学生根据原始记录撰写实验报告。学生依据实验结果对实验方案的合理性、实验操作的正确性与熟练程度等进行自我评价；并对实验中出现的问题进行分析讨论，特别对影响收率的因素进行考察。

【注意事项】

（1）确定合适的投料比。
（2）反应终点的控制。

2. 贝诺酯的质量检查

（1）实验方案设计：查阅文献，根据贝诺酯的化学结构，选择适当的分析方法。

（2）实验准备：学生依据实验方案，向药学教学实验中心提交所需试药和实验物品的清单，预订使用实验室和大型仪器的时间，学习开放型实验室的有关管理条例和安全条例。

（3）实验：学生领取试药和实验物品，进入实验室，按照实验方案进行实验，并按要求作原始记录。

3. 贝诺酯制剂的制备工艺

贝诺酯为水不溶性药物（1∶50 000），制备制剂时应重点考虑解决溶出度低的问题；同时其使用剂量大，在制剂成型工艺中应考虑制剂处方设计所选用的辅料种类和用量的合理性。

由于本品特别适用于儿童，设计成儿童使用的剂型，可考虑混悬剂、散剂等剂型。这些剂型既方便儿童等患者服用，又不经过崩解、溶出过程即可直接被人体吸收，生物利用度也较好。鉴于贝诺酯的疏水性，可考虑适当加入表面活性剂帮助成型或溶出。另外，胶囊剂和颗粒剂也可以选择生物利用度较好的剂型。

片剂是使用最广泛的剂型，但由于贝诺酯亲脂性强和使用剂量大，片剂片型大且易松片、裂片，给临床用药带来不便。同时贝诺酯可压性较差，辅料空间较小，通常仅有13%。因此保持好的可压性，同时提高溶出度是贝诺酯制备成片剂时亟待解决的问题，在制剂处方设计时要着重考虑这两方面，即选择既有很好的可压性同时用量又少的辅料，同时也可考虑加入适量的表面活性剂（如十二烷基硫酸钠）以提高溶出速度。另外，分散片、咀嚼片也是提高水溶性差的药物的溶出速度的方法和剂型之一。

由于贝诺酯的半衰期短，吸收后在水解及去乙酰化形成水杨酸及扑热息痛以前，$t_{1/2}$约为 1 h，因此按目前的口服给药方式，血药浓度波动大，易引起不良反应。若将贝诺酯制备成缓释制剂，则可以减慢药物释放的速度，降低血药浓度波动，减少不良反应及用药次数保证用药的安全性、有效性，提高疗效和生物利用度。

贝诺酯通过抑制前列腺素合成酶，从而减少前列腺素合成，并直接作用于受体部位，因阻止了疼痛介质前列腺素的形成，可降低肾血流量和尿量，降低肾盂输尿管内压，缓解治疗肾绞痛。由于贝诺酯抑制前列腺素合成，减弱前列腺素对缓激肽等致炎介质的增敏作用，故可降低炎症组织中血管通透性，消除水肿等。贝诺酯的疗效显著，且具有高效、安全、方便的特点，同时可避免药物对胃肠道的刺激和对肝、肾功能的损坏。

4. 贝诺酯制剂的质量标准

本实验要求以贝诺酯本身理化性质，并结合混悬剂、散剂、胶囊剂、颗粒剂和片剂等贝诺酯制剂的特点进行质量评价。分别对不同制剂的性状、鉴别、检查以及含量测定方法制定质量标准，并对有关内容进行方法学验证。通过对本实验的设计、实施和结果总结，学习质量标准的制定和质量评价的思路与方法。

（1）实验研究方案的制定：查阅维普、CNKI、Sience Direct 等数据库，收集文献或药典。整理有关资料，主要从鉴别、检查、含量测定方法等多个内容，制定实验方案，论证方法可行性。主要包括如下内容：

① 文献收集整理：查阅贝诺酯的理化性质和所选制剂类型的相关资料，了解贝诺酯的官能团结构及其性质，拟采用的分析检测方法，同时要考虑制剂类型对检测方法的干扰。了解所选制剂处方组成、常用辅料、制备方法、相关理化性质的知识，明确这些制剂的质量要求。

② 贝诺酯制剂质量标准的制定：根据文献检索结果，拟定质量评价指标，保证检测指标真实反映贝诺酯的质量。对于鉴别项目，首先要考虑贝诺酯本身的理化性质（如其有潜在芳伯胺基），根据其化学结构和理化特征选择化学法、光谱法、色谱法等进行鉴别，鉴别方法要求简单、快速、具有一定专属性；其次还要考虑制剂本身（如辅料等）是否对鉴别试验产生干扰，综合上述内容制定相应鉴别方法。对于检查项目，要求学生根据贝诺酯本身的理化性质和所选制剂的特点，选择一般杂质和特殊杂质的检查项目、有关物质检查项目等。针对不同剂型，制定相关制剂检查项目，如溶出度、含量均匀度等。对于含量测定方法，选择适宜的前处理方法和含量测定方法（如容量法、光谱法、色谱法），同时考虑制剂辅料是否对上述方法存在干扰。

③ 贝诺酯制剂分析方法的验证：对所建立的方法进行验证，以确保方法能够满足检测要求。通过文献查阅，在掌握贝诺酯的理化性质结合该剂型的制剂处方组成及相应辅料的基础上，拟定适宜验证指标，验证指标主要包括精密度、准确度、检测限、定量限、专属

性、线性、耐用性。对不同检测项目设立不同验证指标，如鉴别项目需要验证专属性和耐用性；鉴别项目需要验证精密度、准确度等；而含量测定项目除了检测限、定量限不需要验证外，其他项目均需验证。

（2）实验准备：学生依据实验方案，向药学教学实验中心提交所需试药和实验材料的清单，预订使用实验室和大型仪器的时间，学习开放型实验室的有关管理条例和安全条例。

（3）实验：要求学生能够明确实验目的，考虑实验的注意事项及合理安排实验。要掌握有关分析方法的基本技术。细心观察实验现象和仔细记录实验条件和分析测试的原始数据；积极思考，勤于动手，认真操作。实验时应遵守实验室纪律，注意安全，保持整洁。培养良好的实验习惯和科学作风。

（4）分析与总结：要求如实作好实验记录，不弄虚作假，正确处理实验数据，并作出结论。实验报告应格式规范，书写工整，表述科学、简洁。实验结束，同组同学共同讨论实验过程中出现的问题、需要注意的问题和尚需完善的内容。

【注意事项】

（1）所设计的实验方案合理可行，每一步都要有理有据。
（2）注意制剂处方辅料对检测项目的干扰。
（3）所制定的检测方法要求简单、快速和可行。

【思考题】

（1）贝诺酯主要有哪些理化性质？
（2）制剂处方中有哪些辅料对检测项目有干扰，如何排除干扰？

5. 贝诺酯制剂的药效学评价

【实验概述】

贝诺酯为对乙酰氨基酚和阿司匹林的酯化物，具有消炎、解热、镇痛及抗风湿作用，其作用机制基本同阿司匹林及对乙酰氨基酚。疗效与阿司匹林相似，但对胃的刺激性较小，毒性低，作用时间长。

【设计提示】

贝诺酯制剂的药效学设计性实验首先应充分考虑选择哪些药效学指标进行评价，考虑贝诺酯不同的药理作用进行设计，实验设计内容可包括贝诺酯的抗炎抗风湿作用、解热作用、镇痛作用等。每项实验设计的内容均应结合实验室的实际情况，充分考虑选择适合的动物模型、评价指标和统计方法，同时，还应考虑如何将贝诺酯制剂配制成可以供实验动物使用的性状，合适的给药剂量和给药途径等细节问题。实验设计的项目主要包括：实验内容、每一项实验内容所采用的实验方法（包括实验动物的选择，给药剂量和给药途径的确定以及采用什么手段得到需要的指标等）及步骤、实验结果评定的方法等。

参考文献

［1］ 陈俊，屠锡德. 贝诺酯片剂的研制及生物利用度研究[J]. 药学学报，1994，29（9）：707-712.

［2］ 沈广志，邹桂华，才玉. 消炎镇痛药贝诺酯的合成[J]. 辽宁化工，2009，38（2）：94-95.

［3］ 徐敏. 贝诺酯的制备及应用[J]. 化学工程与装备，2009，（4）：104-105.

［4］ 滕小波，钱捷. 贝诺酯的合成进展[J]. 山东化工，2009，（8）：23-25.

［5］ 吴汪瞳. 贝诺酯混悬剂的研制[J]. 中国医药工业杂志，1998，29（4）：157-169.

［6］ 程宁，于海春，朱颖. 贝诺酯片剂处方的优化[J]. 中国药业，2008，17（4）：44-45.

［7］ 陈代勇，臧志和，孙西征，等. 均匀设计在贝诺酯缓释片制备中的应用[J]. 医药导报，2003，22（10）：709-710.

［8］ 马尽华，刘昌茂，吴昌富，等. 贝诺酯栓的研制及治疗肾绞痛的临床应用[J]. 湖北省卫生职工医学院学报，2002，15（2）：41-42.

［9］ 徐叔云，卞如濂，陈修. 药理实验方法学[M]. 北京：人民卫生出版社，2002.

［10］ 陈奇. 中药药理研究方法学[M]. 2版. 北京：人民卫生出版社，2006.

［11］ 李仪奎. 中药药理实验方法学[M]. 上海：上海科学技术出版社，2006.

［12］ 彭成. 中医药动物实验方法学[M]. 北京：人民卫生出版社，2008.

实验 5-5 阿昔洛韦的合成、制剂及药效学评价

实验目的

（1）掌握阿昔洛韦合成路线设计思路和方法；掌握阿昔洛韦制剂成型工艺研究的思路和方法。

（2）熟悉阿昔洛韦的质量标准研究和药效学评价方法。

实验概述

阿昔洛韦（Aciclovir），又称无环鸟苷，化学名 9—（（2—羟乙氧基）—甲基）鸟嘌呤，分子式 $C_8H_{11}N_5O_3$，分子量 225.21，熔点 256~257 ℃。本品为一极弱的酸，游离酸为白色结晶性粉末；无臭，微溶于水、乙醇，不溶于三氯甲烷、乙醚，37 ℃ 的钠盐为冻干的白色球状物，易溶于水，5% 溶液酸碱度为 11，酸碱度降低可析出沉淀，相对稳定。

阿昔洛韦是一种鸟嘌呤类似物类的抗病毒药物，是最常用的广谱抗病毒药，体外和体内对人疱疹病毒包括单纯疱疹病毒 hsv-1，hsv-2，水痘-带状疱疹病毒（viv），eb 病毒（ebv），巨细胞病毒（cmv）及乙肝病毒等有抑制作用，但不影响人体和其他哺乳动物正常的细胞活动。可用于带状疱疹、唇疱疹、生殖器疱疹和单纯疱疹角膜炎等的治疗。本品进入疱疹病毒感染的细胞后，与脱氧核苷竞争病毒胸苷激酶或细胞激酶，药物被磷酸化成活化型阿昔洛韦三磷酸酯，然后通过以下 2 种方式抑制病毒复制：

（1）干扰病毒 DNA 聚合酶，抑制病毒的复制；

（2）在 DNA 聚合酶作用下，与增长的 DNA 链结合，引起 DNA 链的延伸中断。

本品对病毒有特殊的亲和力，但对哺乳动物宿主细胞毒性低。体外细胞转化测定有致癌报道，但动物实验未见致癌依据。某些动物实验显示高浓度药物可致突变，但无染色体改变的依据。本品的致癌与致突变作用尚不明确。大剂量注射可致动物睾丸萎缩和精子数减少，药物能通过胎盘，动物实验证实对胚胎无影响。

阿昔洛韦口服吸收差，生物利用度约为 15%~30%。成年人口服本品 800 mg，每 6 h 口服 1 次，连续 5 d，平均稳态峰谷浓度分别为 1.4 μg/mL 和 0.55 μg/mL。进食对血药浓度影响不明显。能广泛分布至各组织与体液中，包括脑、肾、肺、肝、小肠、肌肉、脾、乳汁、子宫、阴道黏膜与分泌物、脑脊液、腹水及疱疹液。在肾、肝和小肠中浓度高，脑脊液中浓度约为血中浓度的 50%。药物可通过胎盘。每 4 h 口服 200 mg 和 400 mg，5 d 后的血药峰浓度分别为 0.6 mg/L 和 1.2 mg/L。本品血浆蛋白结合率低（9%~33%）。在肝内代谢，主要代谢物占给药量的 9%~14%，经尿排泄。正常人血消除半衰期约为 2.5 h，肾功能不足者延长，但无尿者可达 4.5 h。肌酐清除率 50~80 mL/min 和 15~50 mL/min 时，血

消除半衰期（tl/2β）分别为 3.0 h 和 3.5 h。无尿者的血消除半衰期长达 19.5 h，血液透析时降为 5.7 h。本品主要经肾由肾小球滤过和肾小管分泌而排泄，可排出剂量的 62%～94%，其中约 14% 的药物以原形由尿排泄，经粪便排泄率低于 2%，呼出气中含微量药物。血液透析 6 h 约清除血中 60% 的药物。腹膜透析清除量很少。

阿昔洛韦一般耐受性良好，偶有头晕、头痛、关节痛、皮疹、恶心、呕吐、腹泻、胃部不适、食欲减退、口渴、白细胞下降、蛋白尿及尿素氮轻度升高、皮肤瘙痒等症状，长期给药偶见痤疮、失眠、月经紊乱。局部用药有其轻度刺激症状，静脉滴注外渗可引起局部炎症和静脉炎。

■ 实验内容

1. 阿昔洛韦的药物合成工艺

（1）合成路线设计：查阅文献，分析化合物的结构，设计出可行的合成路线。

（2）实验准备：学生依据设计的合成路线，计算各步反应投料量，确定所需药品和试剂的种类和数量，向药学教学实验中心提交所需试药和实验物品的清单，预订使用实验室和大型仪器的时间。

（3）实验：学生领取试药和实验物品，进入实验室，按照合成路线分步实施，并按要求作原始记录。实验中，根据情况控制反应时间、温度及其他条件，监测反应进行情况。反应完成后，用适当方法及时处理得到相应的产品。

（4）分析与总结：实验完成后，学生根据原始记录撰写实验报告。学生依据实验结果对实验方案的合理性、实验操作的正确性与熟练程度等进行自我评价；并对实验中出现的问题进行分析和讨论，特别对影响收率的因素进行考察。

【注意事项】

（1）各步中间体的确证。

（2）反应后处理。

2. 阿昔洛韦的质量检查

（1）实验方案设计：查阅文献，根据阿昔洛韦的化学结构，选择适当的分析方法。

（2）实验准备：学生依据实验方案，向药学教学实验中心提交所需试药和实验物品的清单，预订使用实验室和大型仪器的时间，学习开放型实验室的有关管理条例和安全条例。

（3）实验：学生领取试药和实验物品，进入实验室，按照实验方案进行实验，并按要求作原始记录。

3. 阿昔洛韦制剂的制备工艺

由于阿昔洛韦临床上可被广泛地应用于单纯性疱疹病毒所致的各种感染，可用于初发性或复发性皮肤、黏膜、外生殖器感染以及免疫缺陷者发生的 HSV 感染，为 HSV 脑炎首选药物，还可用于带状疱疹、EB 病毒、乙肝病毒及免疫缺陷者并发水痘等感染。其物理化学性质稳定，因此阿昔洛韦可制备成普通口服液体制剂、固体制剂、注射液、外用制剂等多种剂型使用。但阿昔洛韦脂溶性差，生物利用度低（15%~30%），半衰期短（2.5 h），口服剂量达 1 g/d，是在其制剂制备工艺研究中需着重考虑的问题。

（1）普通片剂（胶囊剂、颗粒剂）：是最常用的剂型，但存在口服吸收差，生物利用度低的缺点，当然也可用制剂学手段来解决以上问题，如可制成咀嚼片、口腔崩解片，甚至分散片来提高生物利用度，也可采用加入适宜辅料促进阿昔洛韦的吸收来提高生物利用度的方法，如壳聚糖可黏附到黏膜的表面，并能打开上皮细胞的紧密联结，因此，壳聚糖可为大分子药物的吸收促进剂以提高其生物利用度，改善阿昔洛韦口服生物利用度低的缺点。

（2）注射液：由于阿昔洛韦水溶性差，故可用其钠盐制备注射液，但由于水溶液 pH>9，具有一定刺激性，可引起静脉炎。另外，可考虑制成注射用阿昔洛韦，以固体的形式储存，以增加其稳定性。

（3）外用制剂：针对皮肤、眼部等局部疱疹病毒感染，口服剂型吸收差，生物利用度低，若体外局部给药，阿昔洛韦在局部的浓度可远远高于口服给药的浓度，减少全身毒副作用，但应考虑促渗剂的选择以帮助药物的吸收。

阿昔洛韦用于眼科治疗单疱病毒性角膜炎，具有疗程短、愈合快、复发率低等特点，作用强于其他抗病毒药。眼部给药后可通过角膜上皮和表浅眼组织迅速吸收，在房水内可达到对抗病毒的浓度。眼部使用时可能有一时性烧灼感，疼痛，皮疹，荨麻疹，偶有在用后立即出现一阵性轻度疼痛者，可出现表浅斑点状角膜病变，不必中止治疗和使用，愈后无明显后遗症。眼部给药可考虑设计的剂型有：滴眼液（溶液型或混悬型）、眼用凝胶剂、眼膏剂、乳膏剂等。其中，眼膏等半固体剂型所含药物浓度较液体剂型高，但白天使用会造成视力模糊；溶液型滴眼液浓度低，但易流失，眼部作用时间短；混悬型滴眼液可兼顾二者优点。

外用乳膏、软膏、凝胶、涂膜剂等可用于皮肤单纯疱疹病毒感染，包括初次及复发性生殖器疱疹及唇疱疹。

（4）缓释制剂：将阿昔洛韦制成缓释制剂，可持续缓慢释药，保持稳定的血药浓度，提高疗效，降低毒副作用。可考虑将阿昔洛韦设计成缓释颗粒、缓释胶囊、缓释片，还可以设计成口腔缓释膜，用于治疗疱疹型口疮。因多数剂型在口腔中停留时间短，难以达到持续有效的浓度，口腔缓释膜能使药物紧紧地黏附在口腔黏膜上，并且使药物在患部持续释药保持持续的有效浓度，提高疗效，减少毒副作用。

（5）其他：可考虑将阿昔洛韦设计成脂质体、药质体、纳米粒等新型给药系统，以改善阿昔洛韦口服生物利用度低的缺点，同时达到缓释、长效、靶向等给药目的。

4. 阿昔洛韦制剂的质量标准

本实验要求以阿昔洛韦的理化性质，并结合普通片剂（胶囊剂、颗粒剂）、注射液、外用制剂、缓释制剂等阿昔洛韦制剂的特点进行质量评价。分别对不同制剂的性状、鉴别、检查以及含量测定方法制定质量标准，并对有关内容进行方法学验证。通过对本实验的设计、实施和结果总结，学习质量标准的制定和质量评价的思路和方法。

（1）实验研究方案的制定：通过查阅维普、CNKI、Sience Direct 等数据库，收集整理有关资料，主要从鉴别、检查、含量测定方法等多方面制定实验方案，论证方法可行性。主要包括如下内容：

① 文献收集整理：查阅收集阿昔洛韦的理化性质和所选制剂类型的相关文献。了解阿昔洛韦的官能团结构及其性质，可以采用什么分析方法进行检测，同时要考虑到制剂类型对检测方法的干扰。了解所选制剂处方组成、常用辅料、制备方法、相关理化性质的知识，知道这些制剂的质量要求。

② 阿昔洛韦制剂质量标准的制定：根据文献检索结果，拟定质量评价指标，保证检测指标真实反映阿昔洛韦的质量。对于鉴别项目，首先要考虑阿昔洛韦的理化性质（如其有潜在芳伯胺基），根据其化学结构和理化特征选择化学法、光谱法、色谱法等进行鉴别，鉴别方法要求简单、快速、具有一定专属性；其次还要考虑制剂本身（如辅料等）是否对鉴别试验产生干扰，综合上述内容制定相应鉴别方法。对于检查项目，要求学生根据阿昔洛韦本身的理化性质和所选制剂的特点，选择一般杂质和特殊杂质的检查项目、有关物质检查项目等。针对不同剂型，制定相关制剂检查项目，如溶出度、含量均匀度等。对于含量测定方法，选择适宜的前处理方法和含量测定方法（如容量法、光谱法、色谱法），同时考虑制剂辅料是否对上述方法存在干扰。

③ 阿昔洛韦制剂分析方法的验证：对所建立的方法进行验证，以确保方法能够满足检测要求。通过文献查阅，在掌握阿昔洛韦的理化性质结合该剂型的制剂处方组成及相应辅料的基础上，拟定适宜验证指标，验证指标主要包括精密度、准确度、检测限、定量限、专属性、线性、耐用性。对不同检测项目设立不同验证指标，如鉴别项目需要验证专属性和耐用性；鉴别项目需要验证精密度、准确度等；而含量测定项目除了检测限、定量限不需要验证外，其他项目均需验证。

（2）实验准备：学生依据实验方案，向药学教学实验中心提交所需试药和实验材料的清单，预订使用实验室和大型仪器的时间，学习开放型实验室的有关管理条例和安全条例。

（3）实验：要求学生实验能够明确实验目的，考虑实验的注意事项及合理安排实验。要认真地学习有关分析方法的基本技术。细心观察实验现象和仔细记录实验条件和分析测试的原始数据；积极思考，勤于动手，认真操作。实验时应遵守实验室纪律，注意安全，保持整洁。培养良好的实验习惯和科学作风。

（4）分析与总结：要求如实作好实验记录，不弄虚作假，正确处理实验数据，并作出结论。实验报告应格式规范，书写工整，表述科学、简洁。实验结束，同组同学共同讨论实验过程中出现的问题、需要注意的问题和尚需完善的内容。

【注意事项】

（1）所设计的实验方案合理可行，每一步都要有理有据。
（2）注意制剂处方辅料对检测项目的干扰。
（3）所制定的检测方法要求简单、快速和可行。

【思考题】

（1）阿昔洛韦主要有哪些理化性质？
（2）制剂处方中有哪些辅料对检测项目有干扰，如何排除干扰？

5. 阿昔洛韦制剂的药效学评价实验

【实验概述】

阿昔洛韦为第二代开环核苷酸类抗病毒药物，能选择性抑制病毒 DNA 聚合酶，阻止病毒 DNA 合成，比阿糖胞苷约强 160 倍，对单纯疱疹病毒Ⅰ、Ⅱ型最强，对水痘、带状疱疹病毒、巨型细胞病毒、E-B 病毒也有抑制作用。用于疱疹性角膜炎、单纯疱疹、疱疹性脑炎、带状疱疹等，用途广泛。阿昔洛韦口服吸收仅 15%～37%，生物利用度较低，静滴后血药浓度可显著增高。血浆蛋白结合率低，易透过生物膜，脑脊液和眼球房水中的浓度可达血浆浓度的 1/3～1/2。部分经肝代谢，主要以原形自肾排出。

本实验目的是采用高效液相色谱法测定大鼠口服阿昔洛韦普通片剂后的血药浓度，对试验数据进行药动学分析。药物浓度对时间数据作房室模型和统计矩解析，并求出相应的药动学参数。

【实验材料】

药品与试剂：阿昔洛韦片剂、甲醇（色谱纯）、高氯酸（分析纯）、肝素钠等试剂（分析纯）。

仪器与色谱条件：离心机、涡旋混合器；高效匀浆机；积分仪；色谱柱：ODS，10 μm，416 cm×15 cm；流动相：7% 甲醇-水，流速：0.7 mL/min，进样量：20 μL，检测波长：UV 254 nm，柱温：40 ℃。

动物：ＳＤ大鼠（Sprague-Dawley大鼠），雌雄兼有，体重（200±10）g，同批动物，3月龄，实验前未用任何药物。

【实验内容】

（1）实验研究方案的制定：

① 试液配制：阿昔洛韦样品贮备液及标准曲线工作溶液配制：取市售阿昔洛韦片剂一定量，精密称定（相当于标示量 2.00 mg）后置于 10 mL 量瓶中，以甲醇溶解并稀释至刻度，摇匀，得浓度为（200 μg/mL）的贮备液；再按倍数依次稀释系列工作溶液，得到浓度分别为 0.4 μg/mL，1 μg/mL，2.5 μg/mL，5 μg/mL，10 μg/mL，50 μg/mL 系列工作溶液，置 0～4 ℃冰箱保存备用。

内标储备液配制：取市售扑热息痛约 2.00 mg（相当于标示量），精密称定后置于 10 mL 量瓶中，用甲醇溶解并稀释至刻度，混匀，得浓度为 200 μg/mL 的扑热息痛储备液，置 0～4 ℃冰箱保存备用。

肝素的配制：精密称定取 100 mg 肝素置于 10 mL 的量瓶中加纯化水定容，制得 1%的肝素溶液。

② 大鼠血浆样品处理与测定：精密量取空白大鼠血浆 0.1 mL 于塑料离心管中，加入内标扑热息痛，涡旋混旋 30 s，加入萃取剂，再涡旋混旋 3 min，置于离心机中，12 000 r/min 离心 5 min，取上层清液于 37 ℃氮气挥干，残渣用 100 μL 甲醇复融，涡旋混旋 30 s，12 000 r/min 离心 5 min，取 70 μL 进样测定。在上述色谱条件下分离测定，记录内标峰面积和阿昔洛韦峰面积，代入标准曲线计算大鼠血浆中阿昔洛韦的浓度。

③ 标准工作曲线制备及最低检测限测定：精密吸取大鼠空白血浆 0.1 mL 于 0.5 mL 离心管中，分别加一定量阿昔洛韦样品贮备液（200 μg/mL），使其浓度依 0.4 μg/mL，1 μg/mL，2.5 μg/mL，5 μg/mL，10 μg/mL，50 μg/mL，按"大鼠血浆样品处理与测定"项下"加入内标扑热息痛"开始处理，以血浓对 HPLC 峰高值进行线性回归，得回归方程。

取市售阿昔洛韦片剂，配制一系列不同浓度的阿昔洛韦溶液，按"大鼠血浆样品处理与测定"项下样品处理方法测定样品峰面积，以 $S/N = 3$ 为最低检测限，$S/N = 10$ 为最低定量限。分别测出阿昔洛韦在血浆样品中的最低定量限和最低检测限。

④ 回收率和精密度试验：精密量取阿昔洛韦样品贮备液各 25 μL 加入 0.1 mL 空白血浆中，配制浓度为一系列的高、中、低 3 个浓度的含药血浆，按标准工作曲线制备方法，从"加入内标扑热息痛"开始操作，以测得值与加入量的比值计算回收率。

⑤ 大鼠体内药动学研究及生物等效性研究：阿昔洛韦供试液：取自制阿昔洛韦片剂一定量，精密称定，先用约乙醇-聚氧乙烯蓖麻油（1∶1）溶解阿昔洛韦，再用生理盐水稀释，得供试液。

⑥ 给药方法：选取健康 SD 大鼠 12 只，随机分成两组，体重（200±20）g，空腹过夜（自由饮水），次日按剂量尾静脉注射（1）下阿昔洛韦样品贮备液和阿昔洛韦供试液，给药前分别取空白血 0.3 mL 于肝素化得塑料离心管中，给药后分别于 5 min、10 min、15 min、

20 min、25 min、30 min、40 min、50 min、60 min、70 min、80 min、90 min、105 min、120 min 断尾取血 0.3 ~ 0.4 mL，分别置 0.5 mL 肝素化塑料离心管中，离心后分离血浆，所得血浆置 – 70 ℃ 保存待测。

⑦ 实验数据处理：SD 大鼠经尾静脉给药后，根据测定结果得血浆中自制阿昔洛韦片剂的时间-药物浓度和药时曲线。将药时曲线数据输入 DAS 2.0 软件，进行室模型拟合。房室模型的选择遵循 Akaike 原则（Akaike criterion），根据拟和残差的大小来选择合适的权重及主要的药动学参数。

以市售阿昔洛韦片剂为标准对照，自制阿昔洛韦片剂的相对生物利用度可按药时曲线下面积对数梯形法求算，计算式如下：

$$Fr = (AUC_{自制片} * D_{市售片} / AUC_{市售片} * D_{自制片}) \times 100\%$$

（2）实验：学生领取试药和实验物品，进入实验室，按照实验方案进行实验，并按要求作原始记录。实验中，应根据实验现象及时、合理地调整以获得理想的实验效果。

（3）分析与总结：实验完成后，学生根据原始记录撰写实验报告。学生依据实验结果对实验方案的合理性、实验操作的正确性与熟练程度等进行自我评价；同一课题的学生相互评价；最后教师组织学生分析、总结，给出评价结果。

【注意事项】

（1）生物样品采集后的处理顺序和储存条件。

（2）每个数据点对应一个确定的样品，并给出以下信息：样品数量、采样时间、离心过滤时间，样品冷冻时间以及分析时间等。从而确定那些可能发生的异常结果是否是由于样品处理错误所引起的。

【思考题】

（1）目前常用的生物样品处理方法有哪些及优缺点？

（2）针对本实验分析是否需要考虑实验过程中的代谢产物？

（3）实验中若发生数据的丢失应该如何处理？

参考文献

[1] 王皆胜，纪秀贞. 抗病毒药阿昔洛韦的合成[J]. 中国医药工业杂志，1992，23（7）：289-290.

[2] 石荣显. 阿昔洛韦合成路线图解[J]. 中国医药工业杂志，1997，28（6）：286-288.

[3] 周元瑶. 药物分析：阿昔洛韦（上）[J]. 中国药师，1998，1（1）：14-14.

[4] 丁立，张钧寿，马丽，等. 阿昔洛韦复乳的研究：大鼠吸收动力学、生物利用度和趋肝性[J]. 药学学报，1999，34（10）：790-794.

[5] 王战国，马国，蒋学华，等. 盐酸伐昔洛韦胶囊的人体生物等效性研究[J]. 中国药学杂志，2009，44（7）：537-540.

[6] 刘宏飞，苏显英，彭博，等. 阿昔洛韦在大鼠胃肠道吸收的研究[J]. 中国新药杂志，2006，15（18）：1561-1564.